U0267094

神经外科全媒体书系·第1辑

丛书主编 ◎ 马廉亭

YANWU XUEGUANBING

WAIKE SHOUSHUXUE

烟雾血管病
外科手术学

主编 ◎ 徐 斌

长江出版传媒

湖北科学技术出版社

图书在版编目(CIP)数据

烟雾血管病外科手术学 / 徐斌主编. —武汉：湖北科学
技术出版社，2022.4（2022.6重印）
（神经外科全媒体书系. 第一辑）
ISBN 978-7-5706-1724-1

Ⅰ.①烟… Ⅱ.①徐… Ⅲ.①脑血管疾病—血管外科手术
Ⅳ.①R651.1

中国版本图书馆 CIP 数据核字（2021）第 234881 号

策　　划：冯友仁
责任编辑：程玉珊　徐　丹　　　　　　　　　　　封面设计：胡　博

出版发行：湖北科学技术出版社　　　　　　　电话：027－87679485
地　　址：武汉市雄楚大街 268 号　　　　　　邮编：430070
　　　　　（湖北出版文化城 B 座 13—14 层）
网　　址：http://www.hbstp.com.cn

印　　刷：湖北金港彩印有限公司　　　　　　邮编：430040

787×1092　　　　　1/16　　　　　14 印张　　　　300 千字
2022 年 4 月第 1 版　　　　　　　　　2022 年 6 月第 2 次印刷
　　　　　　　　　　　　　　　　　　　定价：168.00 元

本书如有印装质量问题　可找本社市场部更换

《烟雾血管病外科手术学》

编 委 会

丛书主编 马廉亭

主　　编 徐　斌

编　　委（按姓氏拼音顺序排列）

车薛华　复旦大学附属华山医院麻醉科

陈　莉　复旦大学附属华山医院超声医学科

何康民　复旦大学附属华山医院神经外科

雷　宇　复旦大学附属华山医院神经外科

梁伟民　复旦大学附属华山医院麻醉科

廖煜君　复旦大学附属华山医院神经外科

刘创宏　江苏省常熟市第一人民医院神经外科

王　涌　复旦大学附属华山医院超声医学科

徐　斌　复旦大学附属华山医院神经外科

前　言

　　本书缘自中国人民解放军中部战区总医院的马廉亭教授。5 年前，马教授介绍我和湖北科学技术出版社的冯友仁主任相识，约我写一本烟雾血管病（也称烟雾病）方面的专著。尽管当时我已在德国柏林的国际烟雾病大会、意大利罗马举办的世界神经外科联合会（WFNS）大会上做过多次报告，但那时的我对出版一本专著的信心并不足。烟雾血管病是极其复杂的一类脑血管病，即便到现在，我也只是像盲人摸象一样，还在不断探索中。

　　我最初的血管搭桥训练来自 1994 年研究生阶段为期一周的显微外科血管吻合培训，当时由华山医院手外科顾玉东院士、徐建光教授等为我们授课。第一天我就在显微镜下缝通了大鼠的颈动脉，第二天又缝通了颈静脉，带教的袁伟老师检查过后十分惊叹，从第 3 天起，我就被擢升为助教。良好的开始是成功的一半，从此以后，我对血管吻合充满了信心。

　　早在 20 世纪八九十年代，神经外科的周良辅院士、陈衔城教授就已经开始做脑血管搭桥手术了。到 2003 年我从美国 UCSF 回来时，周良辅院士已开始带领毛颖教授、宋冬雷教授系统性地开展复杂动脉瘤的搭桥手术治疗，令我觉得十分神奇，就此加入了脑血管病团队，向冷冰教授等学习介入技术，成为既做开颅又做介入的脑血管病医生。介入技术的学习对于我后面逐步认识烟雾血管病的血流动力学特点是十分重要的。我根据国际上的命名规则，首先命名了烟雾血管病的 EDMS 术式。从 2005 年开始，我们的烟雾血管病综合术式得到了全国同行和患者的广泛认同，我受邀在全国 100 多家医院进行手术演示。2017 年，我们的脑血流重建成果获得了国家科技进步二等奖。

　　2005 年，周良辅院士邀请了美国 UCLA 的主任 James Ausman 来讲学，我担任他的翻译。当时他的讲座令我记忆犹新。他介绍了自己 300 多例的搭桥手术经验，并把这些经验引为自己最值得骄傲的成就。他认为搭桥将成为未来神经外科医生的必备技能，并对刚开始涉足搭桥手术的我大大鼓励，令我更加坚定了方向。他是一个极其诚实的医学家，他说动脉瘤手术还有一位芬兰的高手 Juha Hernesniemi 教授比自己做得更好，并当场播放了 Juha 教授的手术录像，大加赞赏，他的宽广胸怀同样震撼了我。2007 年，周良辅院士又把 Juha 教授请到了华山医院神经外科访问，还是由我陪同，为期一周的访问也从此开启了他的中国缘。可以说，他的干净、简洁、快速、尽量保护正常解剖结构的手术理念引起了我深深的共鸣，并将其应用于搭桥技术，创制了"最简化的脑血管搭桥技术"。这一命名来自 Ausman 教授的学生、我的好朋友、伊利诺伊大学神经外科主任 Fady Chabel 教授 。这一技术对年轻医生来说易学好用，采用这一方法不需要牺牲任何受体血管的分支，不需要采用任何额外的硅胶垫等，可以大大减少受体血管的临时阻断时间。

　　2010 年，毛颖教授到赫尔辛基访问，他看了受邀的日本教授进行的直播搭桥手术后直言不讳地跟 Juha 教授推荐了我，于是就有了 2011 年我的赫尔辛基之行。Juha 教授召集了全科室人员来听我的烟雾血管病专题讲座。在以手术快速著称、全世界受访量最大的神外科室展示自己未经剪辑的手术录像，压力可想而知，但 Juha 教授最后给予我极大的肯定，并随即决定派他的博士 Rossana Romani 专程前来华山医院跟我学习搭桥手术。2015 年末华山—天坛国际会议时，大名鼎鼎的 UCSF 的 Lawton 教授特地来华山医院手术室现场观摩了我的烟雾血管病手术，我展示的速度和技术令他感慨不虚此行。

2016 年，同样感谢毛颖教授的推荐，我应亚洲神经外科医师协会（ACNS）主席加藤庸子（Yoko Kato）教授的邀请到日本这个命名了烟雾血管病的国家讲课。这是一个极大的考验，除了 50 分钟的讲课，还有录像展示。我完整展示了一个自己经历过的最困难的烟雾血管病搭桥病例未经剪辑的录像，Kato 教授事后告诉我，正是这段录像，让所有在场的日本专家信服。此后，华山医院神经外科也成为亚洲神经外科医师协会的培训中心。在此感谢 Kato 教授的支持！

2020 年 1 月初，苏黎世大学医学中心主任 Luca Regli 教授为纪念该中心 1968 年由 Yasargil 教授完成了世界第一例脑血管搭桥手术举办了纪念大会，我们中国代表团表现出色。我的意大利学生 Alessia Fratianni 作为唯一的年轻医生代表，介绍了她在我科的学习经历和回去后的成功搭桥经验，她是目前意大利唯一得到协会允许进行搭桥手术的住院医师。时任世界神经外科联合会（WFNS）主席 Franco Servadei 亲自开车数小时，带了 4 位医生前来参会，并告诉我，他已经将我注册为意大利神经外科的海外导师，真是非常感谢！

现在我个人直接主刀的搭桥手术病例数已近 9 000 例，个人最快的纪录为 5 分 40 秒完成一个血管吻合，一天内最多完成 14 台、一周内最多完成了 47 台搭桥手术。我讲课和现场手术的足迹已遍及各大洲（南极洲除外），并受 Lanzino 教授邀请在全球排名第一的梅奥医学中心举办的血管吻合学习班上授课。去年初，由德国的 Peter Vajkoczy 教授主编的烟雾血管病英文专著 Surgical Techniques in Moyamoya Vasculopathy 已由 Thiem 出版社出版，我在其中撰写了最复杂的晚期烟雾血管病治疗的章节。此外，我在由 Kato 教授主编的 Recent progress in the management of cerebralvascular diseases 中撰写了烟雾血管病手术和硬脑膜动静脉瘘的介入治疗部分，已由 Springer 出版社出版。近来，我们又针对早中期烟雾血管病或烟雾综合征的患者开创了微创锁孔的搭桥术式，另外我还为深部和小骨窗搭桥新设计了单杆状血管吻合器械。针对颈内动脉的慢性阻断夹，也进行了全新设计。

近年来，我受邀成为 WFNS 脑血管病诊疗委员会、并发症委员会、教育与培训委员会、伦理委员会委员，担任 ACNS 执委和亚洲—澳洲神经外科医师协会（AASNS）教育培训委员会共同主席。在与世界各地高水平医生的不断交流中，我对烟雾血管病的种种认知也在不断反思和提高，同时我静下心来，认真学习研究了流体力学，进一步解决了既往的一些困惑，尽管仍有种种不足，但现在终于有些信心把我们团队对烟雾血管病的认知整理成书，作为一个阶段小结，欢迎各位读者多多指正。

徐斌

2021 年 3 月

目 录

第一章

初步认识烟雾血管病

第一节 烟雾血管病的定义及历史

一、定义

烟雾血管病（moyamoya disease）是一组病因不明的、以颈内动脉末端和（或）大脑前动脉和（或）大脑中动脉起始部慢性进行性狭窄或闭塞为特征，并继发颅底异常血管网形成的一种脑血管疾病（图 1-1）。典型的烟雾血管病中，上述特征性病变为双侧的且不伴有明确的病因（如放射性损伤、自身免疫性疾病或药物等）；单侧病变者称之为烟雾综合征（moyamoya syndrome）或类烟雾血管病（quasi-moyamoya dsease）。日本厚生省 Willis 环自发性闭塞病理与治疗研究委员会在 2012 年更新的《Willis 环自发性闭塞（烟雾血管病）诊断与治疗指南》中将儿童单侧烟雾血管病确定为明确的烟雾血管病，成人患者的诊断仍应具有双侧病变，但双侧病变程度可不一致。

二、烟雾血管病的历史及命名

该病由日本学者首先发现并命名。1957 年 Takeuchi 和 Shimizu 在日本神经外科年会上第一次报告了一种在脑血管造影上发现的颅内颈内动脉闭塞伴颅底烟雾状血管网的脑血管病。20 世纪 60 年代中期起，欧洲、美国等亦相继出现类似的报告。中国 20 世纪 70 年代起也有不少关于烟雾血管病的临床病例报道。

1969 年 Suzuki 和 Takaku 总结了 20 例这类病例，并把该病命名为"moyamoya disease"。关于这一类疾病的报道中其命名多种多样，其命名除了"moyamoya disease"，尚有脑基底区异常血管网（abnormal vascular network in the cerebral basal region）、Willis 环的自发闭塞（spontaneous occlusion of the circle of Willis）、脑血管烟雾血管病（cerebrovascular moyamoya disease）或脑近端基底毛细血管扩张（cerebral juxabasal telangiectasia）等。这一组病例的特点如下：

1）在血管造影上，它们显示在颈内动脉的远端部分、大脑前动脉和/或大脑中动

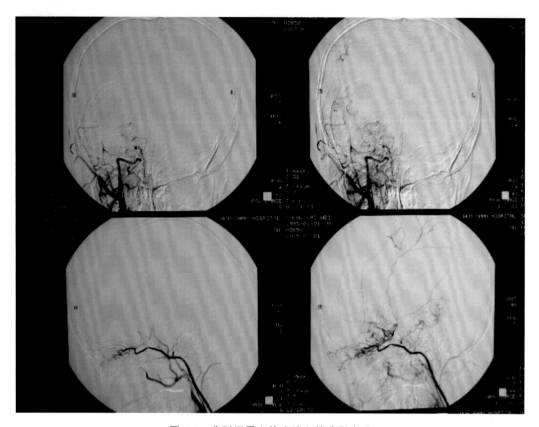

图 1-1　典型烟雾血管病脑血管造影表现

脉的水平部变狭窄，伴有丰富的穿支血管形成，即异常的血管网络。

2）仅凭临床信息就可以进行准确的诊断。

3）原因尚不清楚，因此该组尚未被确认为临床病理实体。如此多种多样的名称似乎给调查人员带来了麻烦，应该使用一个适当的名称。根据日本和其他国家的报告，该疾病的名称可分为以下五类。第一类：从临床症状和体征来看。第二类：从血管造影上仅异常的血管网的观点来看。第三类：从发现动脉狭窄开始。第四类：从血管网络异常和动脉狭窄的两个发现来看。第五类：杂项。日本学者组织了一项关于该疾病各种名称的使用频率的年度变化调查，并揭示了日本与其他国家之间的差异，有关命名的问卷已发送给 306 个调查了案件的调查人员。该调查的结果摘要如下：

（1）大多数人同意确定一个名字。

（2）最喜欢的名字是第二类。这意味着最令人印象深刻的发现不是阻塞，而是血管造影图中显示的血管网络。

（3）"异常血管网络"和"moyamoya"表示相同的现象。尽管对将"moyamoya"作为最终的命名仍有很多争议，如学术准确性不足（不包括动脉阻塞的概念）及外国人难以理解，但是许多研究人员指出"moyamoya"这个名称具有许多优点，如简短幽默、"moyamoya" 在日语中也有不明起源的意思、"moyamoya" 在世界范围内已经非常流行。最终，"moyamoya disease" 被学术界接受作为这一组疾病的正式命名。

经过长达半个世纪的研究，人们对烟雾血管病的认识不断深入。根据其经典临床表现并结合神经影像学检查，特别是全脑血管造影，对烟雾血管病的诊断已无困难。在治疗上，应用各类脑血管重建手术可大大改善脑血管危象，减少脑缺血和脑出血的发生率。

第二节　烟雾血管病的诊断与鉴别诊断

一、概述

最早的烟雾血管病诊治指南为 1997 年日本厚生省 Willis 环自发性闭塞（烟雾血管病）病理与治疗研究委员会制定的《Willis 环自发性闭塞（烟雾血管病）诊断与治疗指南》。该组织在 1997 年版本指南的基础上，结合新的研究进展，于 2012 年在 *Neurol Med Chir（Tokyo）* 杂志上发表了烟雾血管病诊断与治疗新的指南，使得广大的临床工作者可以更加清晰、深入地认识烟雾血管病。我国 2017 年及 2019 年的专家共识也是基于上述指南制定的。烟雾血管病的病因至今尚未阐明，其诊断是一种排他性诊断，即在有典型的烟雾血管病影像学表现基础上，排除了可继发烟雾状血管改变的数十种伴发疾病后方可做出烟雾血管病的确诊诊断。

二、背景和证据

烟雾血管病的临床表现复杂多样。脑缺血最为常见，可表现为短暂性脑缺血发作（transient isehemic attack，TIA）、可逆性缺血性神经功能障碍（reversible ischemic neurological dysfunction，RIND）或脑梗死，其中 TIA 常由情绪紧张、哭泣、剧烈运动或进食热辣食物等诱发。自发性颅内出血多见于成年患者，主要原因是烟雾状血管或合并的微动脉瘤破裂出血，以脑室内出血或脑实质出血破入脑室最为常见，也可表现为基底节区或脑叶血肿，单纯蛛网膜下腔出血较为少见。神经功能障碍与脑缺血或颅内出血部位等相关。其他临床表现还包括认知功能障碍、癫痫、不随意运动或头痛等。

辅助检查对疾病确诊、病情评估和治疗决策具有重要意义。数字减影脑血管造影（DSA）是诊断烟雾血管病的金标准，还可用于疾病分期和手术疗效评价。头颅 CT 和 MRI 可显示脑梗死、颅内出血、脑萎缩、脑室扩大、微出血灶等脑实质损害，有时还可显示颅底异常血管网——出现在基底节区的多发的点状血管流空影。CT 血管成像（CTA）或磁共振血管成像（MRA）可显示与脑血管造影相一致的异常。MRI 平扫结合 MRA 可作为筛选性检查，对无法配合脑血管造影检查者可作为有效的代替手段。脑血流动力学及脑代谢评估可以提供更为客观的指标，作为临床症状和影像资料的重要补充，对手术方案的选择及疗效的评估具有重要的参考价值，常用的方法包括氙 CT（Xe-CT）、单光子发射计算机断层显像术（SPECT）、磁共振灌注成像（MRP）、CT灌注成像（CTP）及正电子发射计算机断层显像术（PET）等，可以较全面地反映患者的血流动力学损害程度。近年来，烟雾血管病患者的认知功能受损受到广泛关注，逐渐成为临床评估的重要内容。烟雾血管病的病变血管处存在特征性的病理变化，有助于诊断和鉴别诊断。

三、诊断依据

1. 数字减影脑血管造影（DSA）影像表现

1）颈内动脉（ICA）末端和（或）大脑前动脉（ACA）和（或）大脑中动脉（MCA）起始段狭窄或闭塞。

2）动脉相出现颅底异常血管网。

3）上述表现为双侧性，但双侧的病变分期可能不同（铃木分期，Suzuki 分期，表 1-1）。

表 1-1　烟雾血管病患者的脑血管造影铃木分期（Suzuki 分期，1969）

Suzuki 分期	脑血管造影表现
Ⅰ	颈内动脉末端狭窄，通常累及双侧
Ⅱ	脑内主要动脉扩张，脑底产生特征性异常血管网（烟雾状血管）
Ⅲ	颈内动脉进一步狭窄或闭塞，逐步累及大脑中动脉及大脑前动脉；烟雾状血管更加明显
Ⅳ	整个 Willis 环甚至大脑后动脉闭塞，颅外侧支循环开始出现；烟雾状血管开始减少
Ⅴ	Ⅳ期的进一步发展
Ⅵ	颈内动脉及其分支完全闭塞，烟雾状血管消失；脑的血供完全依赖于颈外动脉和椎-基底动脉系统的侧支循环

2. MRI 和 MRA 的表现

1）ICA 末端和（或）ACA 和（或）MCA 起始段狭窄或闭塞（图 1-2～图 1-4）。大脑后动脉 MRA 表现如图 1-5 所示。

2）基底节区出现异常血管网（在 1 个扫描层面上发现基底节区有 2 个以上明显的血管流空影时，提示存在异常血管网）。

3）上述表现为双侧性，但双侧的病变分期可能不同（MRA 评分及分期标准，MRA scores/MRA grades，表 1-2、表 1-3）。

表 1-2 烟雾血管病的磁共振血管成像评分表（MRA scores, Houkin, 2005）

磁共振血管成像表现		评分（分）
颈内动脉	正常	0
	C1 段狭窄	1
	C1 段信号中断	2
	颈内动脉消失	3
大脑中动脉	正常	0
	M1 段正常	1
	M1 段信号中断	2
	大脑中动脉消失	3
大脑前动脉	A2 段及其远端正常	0
	A2 段及其远端信号减少	1
	大脑前动脉消失	2
大脑后动脉	P2 段及其远端正常	0
	P2 段及其远端信号减少	1
	大脑后动脉消失	2
总分		0～10 分

注：大脑半球左侧和右侧单独计算总分、独立评价

表 1-3 烟雾血管病的磁共振血管成像评分表（MRA grades, Houkin, 2005）

MRA 评分总分（分）	MRA 分级
0～1	1
2～4	2
5～7	3
8～10	4

注：大脑半球左侧和右侧单独计算总分、独立评价

3. 确诊烟雾血管病需排除的合并疾病

动脉粥样硬化、自身免疫性疾病（如系统性红斑狼疮、抗磷脂抗体综合征、结节性周围动脉炎、干燥综合征）、脑膜炎、多发性神经纤维瘤病、颅内肿瘤、Down 综合征、头部外伤、放射性损伤、甲状腺功能亢进、特纳综合征、Alagille 综合征、Williams 综合征、努南综合征、马方综合征、结节性硬化症、先天性巨结肠、Ⅰ型糖原贮积症、Prader-Willi 综合征、肾母细胞瘤、草酸盐沉积症、镰状细胞性贫血、

Fanconi 贫血、球形细胞增多症、嗜酸细胞肉芽肿、Ⅱ型纤维蛋白原缺乏症、钩端螺旋体病、丙酮酸激酶缺乏症、蛋白质缺乏症、肌纤维发育不良、成骨不全症、多囊肾、口服避孕药及药物中毒（如可卡因）等。

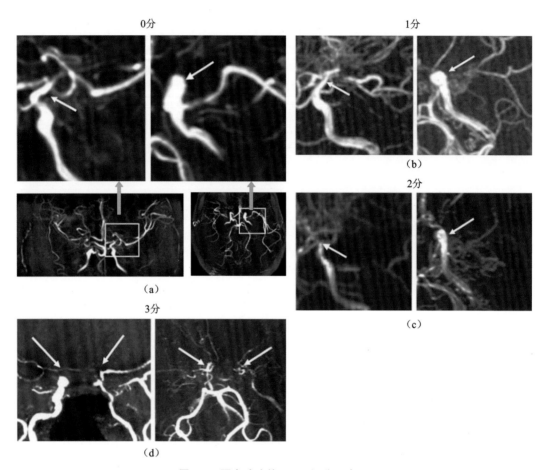

图 1-2　颈内动脉的 MRA 评分示意图

左：MRA 的后－前位视图；右：MRA 的基础视图。白色箭头表示阳性结果。（a）0 分：左 ICA 正常或模棱两可的狭窄变化。（b）1 分：在后交通动脉（C1 部分）远端的左 ICA 出现明显的狭窄变化。（c）2 分：左 C1 部分的信号严重减少或丢失。（d）3 分：ICA 颅内段难以识别

4. 对诊断有指导意义的病理学表现

1）在 ICA 末端及其附近发现内膜增厚并引起管腔狭窄或闭塞，通常双侧均有；增生的内膜内偶见脂质沉积。

2）构成 Willis 动脉环的主要分支血管均可见由内膜增厚所致的程度不等的管腔狭窄或闭塞；内弹力层不规则变厚或变薄断裂及中膜变薄。

3）Willis 动脉环可发现大量的小血管（开放的穿通支及自发吻合血管）。

4）软脑膜处可发现小血管网状聚集。

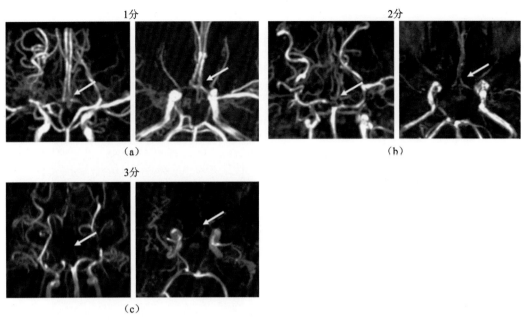

图 1-3 大脑前动脉的 MRA 评分示意图

（a）0分：远端 ACA（A2 部分）的正常或模糊的狭窄变化。（b）1分：A2 及其远端分支的信号均减弱。（c）2分：ACA 的两个远端都难以识别

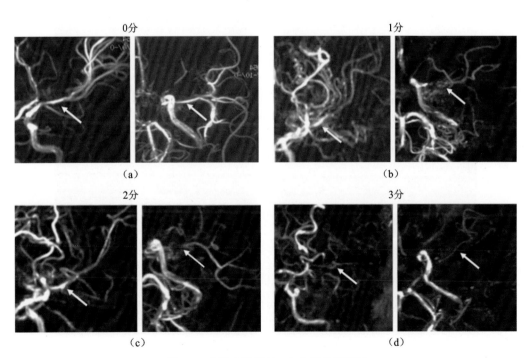

图 1-4 大脑中动脉的 MRA 评分示意图

（a）0分：左侧 M1 部分的正常或模糊的狭窄变化。（b）1分：左 MCA（M1）的水平部分有中等程度的狭窄变化。（c）2分：左 M1 部分及其远端分支的信号严重减少或丢失。（d）3分：左 M1 部分及其远端分支难以识别

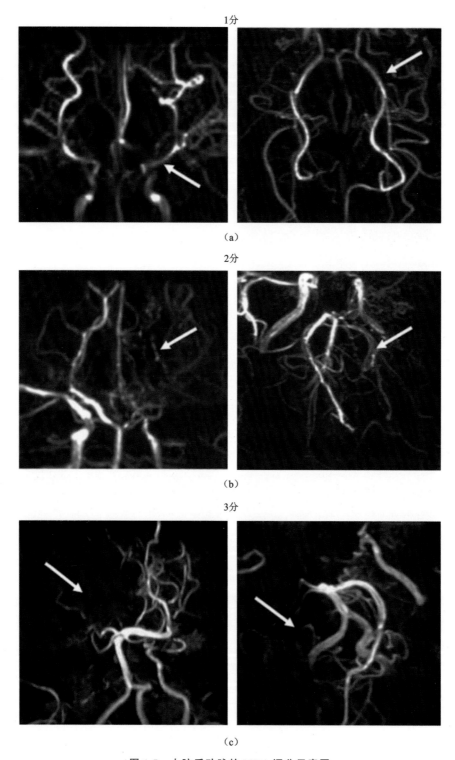

图 1-5　大脑后动脉的 MRA 评分示意图

(a) 0分：PCA 周围区域（P2 部分）的正常或模糊的狭窄变化。(b) 1分：左 P2 及其远端分支的信号减弱。(c) 2分：右 P2 难以识别

四、诊断标准

1. 确诊诊断

1）双侧烟雾血管病：具备上述诊断依据中的 1 或 2＋3 的成人及儿童患者可确切诊断为典型的双侧烟雾血管病。

2）单侧烟雾血管病：只有单侧脑血管病变＋3 的儿童患者可确切诊断为单侧烟雾血管病；只有单侧脑血管病变的患者根据是否合并诊断依据 3 称之为烟雾综合征或类烟雾血管病。

3）无脑血管造影的尸检病例可参考诊断依据中的 4。

2. 疑似诊断

单侧或双侧病变而无法确切排除诊断依据 3 中所列合并疾病者。

五、烟雾血管病的病情评估

1. 影像学分期

数字减影脑血管造影（DSA）是诊断烟雾血管病的金标准，可根据 DSA 表现分为铃木分期 1～6 期，双侧单独进行评估。受制于影像学技术限制或其他原因无法进行数字减影脑血管造影检查者，可以用 MRI/MRA 进行诊断及评估。MRA 分期 1 期相当于铃木分期的 Ⅰ 和 Ⅱ 期；MRA 分期 2 期相当于铃木分期的 Ⅲ 期；MRA 分期 3 期相当于铃木分期的 Ⅳ 期；MRA 分期 4 期则对应于铃木分期的 Ⅴ 期和 Ⅵ 期。

2. 临床分期

在日本 1997 年版本的《Willis 环自发性闭塞（烟雾血管病）诊断与治疗指南》中，根据烟雾血管病患者的首发临床症状将其分为 6 种类型：短暂性脑缺血发作（TIA）型、频发 TIA 型（每月两次或更多次）、脑梗死型、癫痫型、出血型及其他型（无法归于前 5 类者）。在 2012 年公布的《Willis 环自发性闭塞（烟雾血管病）诊断与治疗指南》中，新增加了"头痛型"及"无症状型"，合计 8 种临床分型。

（刘创宏 徐 斌）

参考文献

［1］ SUZUKI J,TAKAKU A. Cerebrovascular "moyamoya" disease. Disease showing abnormal net-like vessels in base of brain［J］. Archives of neurology,1969,20(3):288-299.

［2］ FUKUI M. Guidelines for the diagnosis and treatment of spontaneous occlusion of the circle of Willis('moyamoya' disease). Research Committee on Spontaneous Occlusion of the Circle of Willis(Moyamoya Disease) of the Ministry of Health and Welfare,Japan［J］. Clin Neurol Neurosurg,1997,99(Suppl 2):S238-S240.

［3］ WILLIS,RCOTPATOSOOTCO,DISEASES HLSRGFROMFI. Guidelines for diagnosis and treatment of moyamoya disease(spontaneous occlusion of the circle of Willis)［J］. Neurol Med Chir(Tokyo)，2012,52(5):245-266.

［4］　TAKEUCHI K，K S. Hypoplasia of the bilateral internal carotid arteries［J］. Brain Nerve（Tokyo），1957，9：37-43.

［5］　WEIDNER W，HANAFEEWMARKHAM CH. Intracranial collateral circullation via leptomeningeal and rete mirabile anastomoses［J］. Neurology，1965，15：39-48.

［6］　VUIA O，ALEXIANU M，GABOR S. Hypoplasia and obstruction of the circle of Willis in a case of atypical cerebral hemorrhage and its relationship to Nishimoto's disease［J］. Neurology，1970，20（4）：361-367.

［7］　SERDARU M，GRAY F，MERLAND J J，et al. Moyamoya disease and intracerebral hematoma. Clinical pathological report［J］. Neuroradiology，1979，18（1）：47-52.

［8］　李树新. 中国人的 Moyamoya-"烟雾"病（附四例报告）［J］. 河南医学院学报，1976，3：15-20＋2.

［9］　谈永基，王恭宪. 脑底异常血管网（烟雾血管病）［J］. 新医学，1977，4：231-234.

［10］　母成贤. 表现为抽搐发作的烟雾血管病［J］. 国外医学参考资料神经病学神经外科学分册，1978，5：246.

［11］　谭启富，刘承基，刘双国，等. 脑血管烟雾血管病（附 6 例报告）［J］. 江苏医药，1978，4：3-5＋49-50.

［12］　董佑忠. 小儿"烟雾"病一例报告［J］. 贵州医药，1979，6：33-34.

［13］　黄克清. 关于烟雾血管病预后的研究［J］. 国外医学神经病学神经外科学分册，1979，5：307.

［14］　李文贤. 儿童烟雾血管病［J］. 国外医学神经病学神经外科学分册，1979，5：308.

［15］　梁承钢. 烟雾血管病综合征 3 例报告［J］. 广西医学院学报，1979，3：86-88.

［16］　杨荫昌，邵式汾，肖启风，等. 烟雾血管病（Moyamoya）综合征 6 例报告［J］. 神经精神疾病杂志，1979，1：35-36.

［17］　NISHIMOTO A，SUGIU K，T M. Hemangiomatous malformation of the bilateral internal carotid arteries at the base of brain［J］. No to shinkei＝Brain and nerve，1965，17（8）：750-756.

［18］　SUZUKI J，TAKAKU A，ASAHI M，et al. Study of diseases presenting fibrilla-like vessels at the base of brain（frequently found in the Japanese）［J］. No to shinkei＝Brain and nerve，1965，17（8）：767-776.

［19］　KUDO T. Spontaneous occlusion of the circle of Willis. A disease apparently confined to Japanese［J］. Neurology，1968，18（5）：485-496.

［20］　NISHIMOTO A，TAKEUCHI S. Abnormal cerebrovascular network related to the internal cartoid arteries［J］. J Neurosurg，1968，29（3）：255-260.

［21］　KODAMA N，MINEURA K，SUZUKI J，et al. Chronic cerebral ischemia and cerebral ventricular hemorrhage［J］. No to shinkei＝Brain and nerve，1976，28（8）：823-831.

［22］　MAKI Y. What should we call this group of disease?（author's transl）［J］. No shinkei geka Neurological surgery，1976，4（3）：243-251.

［23］　烟雾血管病和烟雾综合征诊断与治疗中国专家共识编写组，国家卫生计生委脑卒中防治专家委员会缺血性卒中外科专业委员会. 烟雾血管病和烟雾综合征诊断与治疗中国专家共识（2017）［J］. 中华神经外科杂志，2017，33（6）：541-547.

［24］　烟雾血管病治疗中国专家共识编写组. 烟雾血管病治疗中国专家共识［J］. 国际脑血管病杂志，2019，27（9）：645-650.

［25］　HOUKIN K，NAKAYAMA N，KURODA S，et al. Yoshimoto T. Novel magnetic resonance angiography stage grading for moyamoya disease［J］. Cerebrovasc Dis，2005，20（5）：347-354.

第二章

烟雾血管病的流行病学

第一节 概　　述

目前认为烟雾血管病的病因是多因素的，其发病与基因相关即"基因学说"，该学说的理论基础主要是基于以下发现提出的：

（1）目前的流行病学资料表明不同种族之间的烟雾血管病的发病率差异很大，东西方梯度显著，表明在东亚国家有创始效应。

（2）目前的流行病学资料表明烟雾血管病患者中有9%～15%呈家族性发病，尤其是在东亚国家。

（3）单卵双胞胎中观察到的高一致性率。

（4）散发病例的平均发病年龄为30岁，而家族病例的平均发病年龄下降到11.8岁。

（5）继发性的烟雾综合征常常与一些遗传性疾病相关，如镰状细胞病、蛋白C或S缺乏症、唐氏综合征及神经纤维瘤病1型等。而烟雾综合征与烟雾血管病患者有着类似的血管病变形式及临床预后，说明两者病因可能存在相关性。

（6）亚洲烟雾血管病患者的发病与 *RNF*213 基因突变呈显著相关。

目前已经提出了不同的继承模式。有几项研究报告了血统谱系，其父母－子女传播与常染色体显性遗传一致，多数情况下具有不完全的外显率。也有研究报告的系谱仅包括受影响的兄弟姐妹，提示可能存在常染色体隐性传播。根据这些观察，已经提出了在大多数 MMD 病例中具有多基因遗传的复杂的确定性和在某些 MMD 患者中具有遗传异质性的孟德尔遗传。

自1990年代末以来，几项分子遗传学研究，大部分是针对亚洲 MMD 患者的，包括连锁研究、候选基因关联研究和全基因组关联研究。我们在后续章节中会逐一介绍。

第二节 基因研究的一些相关概念

长期以来，鉴定导致疾病风险或数量性状变异的基因一直是人类和医学遗传学的目标之一。基因连锁研究（linkage studies）和基因关联研究（association studies）都是将此类基因的位置缩小到基因组的小区域，希望可以鉴定和表征该基因及最终的因果变体的方法。

连锁分析是指一组统计方法，用于将基因映射到染色体所在的区域。这些方法利用了这样一个事实，即存在比染色体更多的基因，因此在减数分裂过程中，许多基因从父母一起传给了后代。连锁是在减数分裂过程中两个或多个遗传基因座一起传播的趋势，因为它们在染色体上物理上彼此靠近。因此，链接表示违反了孟德尔的独立分类法。考虑两个同位基因座 A 和 B，每个基因座分别具有两个等位基因 A1 和 A2 及 B1 和 B2。基因型为 A1/A2 和 B1/B2 的人是双重杂合子。有两个可能的阶段：①A1 和 B1 等位基因一起位于染色体对的一个成员上，而 A2 和 B2 等位基因位于另一对染色体上；②A1 和 B2 等位基因一起位于一个同系物上，A2 和 B1 等位基因一起位于另一个同系物上。通过检查父母和后代的基因型，只能检测到两个奇数位点的交叉，因为偶数会导致两个位点的原始等位基因一起传播，从而相对于这两个位点维持亲本相位。当两个同位基因座之间发生奇数个交叉时，则这些基因座上的等位基因会重组，即以新的组合或新的阶段传递给后代。在染色体上相距很远的两个基因座（同位基因座）在任何减数分裂中都有很高的重组可能性，因此它们独立地与后代相配。相距很远的同位基因座大约有 50% 的时间经历重组，因此似乎独立地分类，就像不同染色体上的基因座一样。

重组分数（recombination fraction）是测量一组后代中两个基因座之间观察到的重组比例。当两个基因座在物理上足够接近，从而使同一同源染色体上的等位基因趋向于一起传播，并且在后代之间没有观察到或很少发生重组时，就会发生连锁。可以通过计数显示给定基因座对重组的后代数目除以后代总数（重组子的数目加非重组子的数目）来估计重组分数。如果两个基因座在物理上彼此相邻，则几乎没有机会在它们之间发生交叉，并且重组率接近于零。当基因座在不同的染色体上或在同一条染色体上相距很远时，重组分数为 1/2，这两个极端之间的值表示某种程度的连锁。由于家庭规模的限制、无法进行杂交测试、较长的生成时间及在两个研究位点均为杂合子的父母的相位知识，人类的连锁分析与动物实验相比要困难得多。

基于参数或基于模型或依赖模型的连锁分析（通常称为 LOD 分数连锁分析）的前提是假定特征和标记基因座的遗传模型都是已知的。非参数或无模型（或与模型无关或弱参数）连锁分析法对基本特征遗传模型的假设较少，尽管这些方法仍假定标记基因座模型是已知的。非参数或无模型的链接方法不需要为链接到标记基因座的性状的遗传模式指定参数。这些方法基于测试具有相似特征表型的亲戚是否也比预期的特定标记位点更相似，这意味着未观察到的特征位点与特定标记位点之间的重组率较低。这些早期测试基于同胞对共享相同状态（IBS）的等位基因比例，IBS 有时也称为相同状态（IIS）。一对个体共享 IBS 的基因座上等位基因的数量或比例仅基于在标记基因座上共享相同的等位基因。较新的无模型链接方法通常基于亲戚之间的按血统身份共享（IBD），即一对亲戚共享一个基因座上等位基因的数量或估计比例，因为它们是相同的祖先等位基因（继承自最近的共同祖先）。

连锁研究已成为许多年来的首选研究设计，这主要是因为它们可以用于密度较低的遗传标记集，并且连锁研究法具有检测更大范围内共分离的能力。连锁研究法对于检测具有较大效应的变体特别有用，尤其是这些变体在人群中通常很少见的情况下。可以通过确定具有感兴趣特征的家庭（"负载家庭"）来增强使用连锁研究法检测此类基因座的能力。像关联研究法一样，连锁研究法也能够识别候选区域，但是这些区域要大得多，有时跨度为 40 Mb。

但是，对于其他孟德尔遗传病和复杂疾病，在家庭研究中已检测到连锁信号，但尚未发现病因基因和风险等位基因。人们认为这可能是由于多种原因造成的，其中包括：①以前 DNA 测序的高昂成本使得无法在宽连锁峰下对所有基因进行测序；②测序研究仅包括连锁峰下的基因外显子，忽略了调节区的变化；③临床和遗传异质性；④连锁的假阳性证据。

GWAS 用于检查常见的等位基因是否与疾病或性状表型相关联，并确定了基因组与许多重要性状的有关联的许多区域。重要的是要注意，这些关联本身并不识别特定的因果变体，而是识别相对较短的候选区域，其中包括相关的等位基因/变体及在连锁不平衡区中与其高度相关的所有变体。两个基因座之间的遗传连锁和关联都与重组相关：在前者中，重组事件是在有限的观察代中进行评分的；而后者依赖于过去几代中大量未观察到的重组事件。随着最初疾病突变的发生，世代相传，与周围标志物的重组事件（越过）趋向于越来越靠近疾病基因座，因此疾病和标志物基因座之间的可测量关联仅在长达 100 kb 的短距离内延伸在 1 Mb≈1 cM 的情况下，约等于 0.001 的重组分数（用 θ 表示）。关联分析和连锁分析之间的大多数差异是由于世代数的差异。与使用 SNP 位点的连锁分析相比，使用常见变体的关联分析通常可以实现更精细的映射，但是关联分析的一个潜在问题是种群分层，如果不能正确解决的话，这可能导致假阳性结果的数量增加。这在连锁分析中不是问题，因为孩子的基因型取决于父母的基因型，而不取决于人群的基因型频率。但是，如果缺少某些父母的基因型数据，则使用错误的标记等位基因频率会增加 I 型和 II 型错误。因此，人们很想将联系和关联分析的积极方面结合起来，这可以通过使用基于家庭而不是基于人口的对照个体来实现。考虑一个受影响的个人及其父母。在给定的标记位点，儿童遗传的等位基因可能会与未遗传的等位基因形成对比，后者可以显示为代表群体中的等位基因。这种基于家庭的控件的最著名的用法可能是传输不平衡测试（transmission disequilibrium test，TDT）。为了将此方法应用于多个后代，TDT 的无效假设必须包括不存在连锁关系（$\theta=0.5$），因此 TDT 是对连锁关系的一种检验，仅在同时存在连锁关系和关联性时才有效。

第三节　烟雾血管病的全基因组连锁研究

迄今为止，关于烟雾血管病与基因关系的连锁研究报道有很多，发现的与 MMD 相关的基因座主要有 5 个，分别为 $3p24.2p26$、$6q25$、$8q23$、$12p12$ 和 $17q25$。除 $17q25$ 基因座外，其他四个基因座均未被后续独立复制及证实。

Ikeda H 等于 1999 年最早报道烟雾血管病的基因连锁研究结果。该研究纳入 16 个日本家族性烟雾血管病家族（共 77 人，男 28 例，女 49 例），先使用 1～8 号家族外周血样本进行全基因筛选；随后在 9～16 号家族针对感兴趣基因筛选及验证（图 2-1）；在假设未知遗传的方式前提下，进行了全基因组搜索，以鉴定家族性烟雾血管病基因的位置。在常染色体隐性遗传的假设下的连锁分析显示，染色体 3 上的 D3S2387 和 D3S3050 基因座的 LOD 得分为 1.0，其余标记的 LOD 得分<1.0。非参数连锁分析显示 D3S2387 和 D3S3050 之间的基因座处的 NPL 得分为 11.96，信息含量为 0.785～0.892。这两个基因座都在染色体 $3p24.2-p26$ 上。另外 8 个家族的研究中在 $3p24.2-p26$ 处使用了四个标记（D3S2387、D3S3050、D3S1560 和 D3S1304）进行验证分析（表 2-1）。结果非参数连锁分析显示 D3S3050 与 FMMD 显著相关。

1 年后日本的 Inoue TK 等的研究发现 $6q25$ 有一个独特的标记物（D6S441）与烟雾血管病相关。在这项研究中，研究者使用 HLA 基因所在的第 6 号染色体上的标记进行了烟雾血管病的连锁研究，在 20 个受影响的同胞对中研究了 6 号染色体的 15 个微卫星标记；通过对这些标记物的逐次下降分析，确定了可能与烟雾血管病相关的等位基因位于 $6q25$。考虑到单倍型，研究者调查了 19 个家庭中受影响成员之间的等位基因共享情况，发现：等位基因在 19 个家族中的 16 个家庭（82%）的受影响成员之间共享；而在其他两个家族中则没有；在另一个家庭中，由于杂合度低，无法确定等位基因的共享。

在 I 型神经纤维瘤病中偶尔会看到烟雾血管病的特征性病变，基于这一临床现象，Yamauchi T 等认为两者可能存在相关性。在此之前已经确定 I 型神经纤维瘤病的致病基因（NF1）位于 $17q11.2$ 号染色体。因此，研究者对包含 56 名烟雾血管病患者的 24 个日本家庭进行了微卫星连锁分析以验证与烟雾血管病有关的基因是否位于第 17 号染色体上。结果发现：两点连锁分析给出了 D17S939 位点标记的重组分数 0.00 时的最大 log10 比值（LOD）得分为 3.11；受影响的家谱成员方法还显示 $17q25$ 处 5 个相邻标记的 P 值显著较低（$<1\times10^{-5}$）；多点连锁分析还表明，该疾病基因包含在 D17S785 至 D17S836 的区域内，最大 LOD 得分为 4.58。这是第一个报道 $17q25$ 与烟雾血管病相关的研究。

日本的 Sakurai K 等使用 428 个微卫星标记，对受 MMD 影响的同胞对的 12 个核心家庭进行研究，搜索与 MMD 相关的基因座。结果发现：烟雾血管病与 $8q23$ 显著连锁的证据［最大 LOD 分数（MLS）为 3.6，NPL＝3.3］，烟雾血管病可能与 $12p12$ 相关（MLS＝2.3，NPL＝2.5）；但该研究无法证明烟雾血管病与 $3p$、$6q$ 及 $17q$ 相关（MLS 分别为 1.7、1.6 及 1.3）。

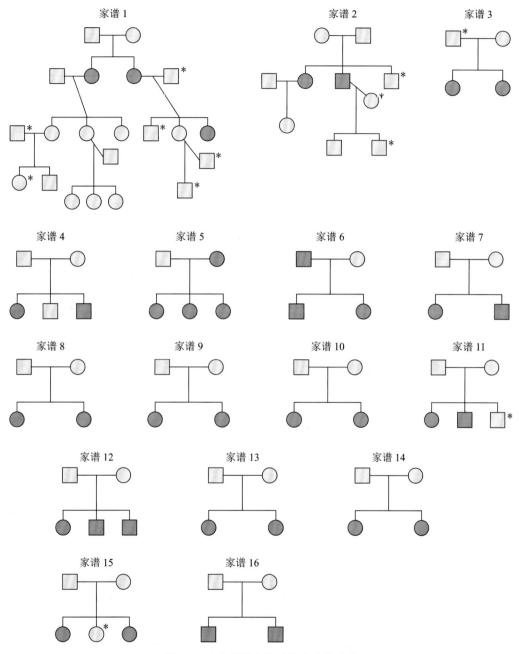

图 2-1　患有烟雾血管病的家庭的家谱

　　显示的所有个体均具有基因型，除了已故者和标有星号（＊）的个体。涂黑的正方形和圆形表示患有烟雾血管病，而未涂黑的符号表示正常个体。诊断时的平均年龄为 12 岁

表 2-1　通过非参数连锁研究法分析在 $3p24.2-p25$ 获得的 NPL 评分

标记与距离（cm）*	NPL 评分	P 值	信息内容
D3S2387：			
0.00	2.794 70	0.002 527	0.887 136
1.67	2.899 51	0.001 819	0.758 705
3.34	3.017 97	0.001 225	0.708 900
5.02	3.150 65	0.007 45	0.702 517
6.69	3.298 16	0.000 459	0.739 142
D3S3050：			
8.36	3.461 19	0.000 238	0.850 934
9.48	3.352 05	0.003 60	0.752 518
10.60	3.249 86	0.000 527	0.717 286
11.72	3.154 47	0.000 738	0.716 760
12.84	3.065 71	0.001 049	0.750 260
D3S1560：			
13.96	2.983 45	0.001 345	0.842 207
14.71	2.771 65	0.002 805	0.745 647
15.46	2.574 14	0.004 968	0.701 351
16.21	2.390 63	0.008 511	0.686 057
D3S1304：			
16.95	2.220 85	0.013 161	0.699 786
17.70	2.064 58	0.019 914	0.765 910

注：距离是指与 3 号染色体顶部的距离

　　这些非参数法连锁研究确定的不同基因座最有可能代表基因座异质性。在遗传异质性的背景下，使用受影响的兄弟姐妹或亲缘对进行的连锁分析仅具有有限的统计能力，并且常常被假阴性结果所混淆。因此，使用孟德尔性状的扩展谱系进行的参数连锁分析可以提供更多机会来确定引起疾病的致病基因。与 Sakurai K 等的研究结果不同的是 4 年后 Mineharu Y 等发表的一项包含 15 个日本大家庭中 MMD 的全基因组参数连锁研究结果。该研究中 Mineharu Y 等根据两种诊断分类（狭义、广义家族性烟雾血管病）进行了连锁分析，仅在 $17q25.3$ 染色体上观察到与烟雾血管病显著连锁的证据：D17S704 的最大多点对数 LOD＝6.57（狭义分类）和 8.07（广义分类）；NPL＝4.51（狭义分类）和 5.51（广义分类）。单倍型分析显示除一个外的所有家族中均存在疾病单倍型，并将 MMD 基因座定位到 D17S1806 和 $17q$ 端粒之间的 3.5 Mb 区域，涵盖 94

个带注释的基因。该研究将烟雾血管病的致病基因进一步定位至 $17q25.3$，但是无法证明 $3p24$-$p26.1$ 及 $8q23$ 与烟雾血管病存在连锁相关（$LOD \leqslant -2.99$）。Liu W 等在 2010 年及 2011 年发表的两项研究中均发现烟雾血管病的致病基因位于 $17q25.3$ 上，分别定位至 $17q25.3$ 上 2.1 Mb 的关键区域（最大 $LOD = 9.67$，包含 40 个基因）及 1.5Mb 的区域（最大 $LOD = 8.52$，包含 21 个基因）。

此外，Kamada F 等在 2011 年报道了另一组包含 20 个日本的烟雾血管病相关家庭的研究结果，该研究对 $3p24$-26、$6q25$、$8q13$-24、$12p12$-13、$17q25$ 这些烟雾血管病可能相关的基因所在染色体都进行了检测，结果没能发现与烟雾血管病存在连锁的显著证据，但是 $17q25$ 可能与烟雾血管病存在连锁关系（$LOD = 2.4$，$NPL = 3.8$）。

综上所述，这些连锁研究发现的与 MMD 相关的基因座主要有五个：$3p24$-$p26$、$6q25$、$8q23$、$12p12$ 和 $17q25$。但是，只有 $17q25$ 基因座可以被独立复制及证实。

第四节 烟雾血管病的候选基因关联研究

基于烟雾血管病的各种病理生理学假设，已经进行了许多候选基因关联研究。烟雾血管病的最早的候选基因关联见于 Aoyagi M 等在 1995 年的报道，该研究调查了位于 $6p21.3$ 号染色体上的人类白细胞抗原（human leukocyte antigens，HLAs）的作用。研究对象包括 32 例烟雾血管病患者及 178 例非脑血管患者作为对照组，纳入分析的 HLA 分型包括 HLA-A、HLA-B、HLA-C、HLA-DR 及 HLA-DQ。结果发现：HLA-B51 与烟雾血管病显著正相关（$P < 0.002$，校正后 P 值即 $P_c < 0.05$）；虽然在 DR/DQ 分型中未观察到明显的相关性，但 B51 与 DR4 组合的频率显著高于对照组（$P < 0.002$，Fisher 精确检验）；此外，HLA-Cw1 可能与烟雾血管病负相关（$P < 0.05$，P_c 无统计学意义）。

随后的多项研究也证实了 HLA 与烟雾血管病存在相关性，如日本的 Inoue TK 等在 1997 年对 71 位日本人和 525 位对照对象的 HLA 基因等位基因进行了基因分型，检测到 $DQB1 * 0502$ 与烟雾血管病呈正相关、$DRB1 * 0405$ 和 $DQB1 * 0401$ 显示负相关；该研究尚对早发和晚发组进行了比较，没有发现两组共享与疾病相关的等位基因，说明烟雾血管病早发组和晚发组之间的差异也可能涉及 HLA 之外的不同的遗传因素。韩国的 Han H 等调查了 28 名烟雾血管病和 198 名健康对照者的 HLA Ⅰ 类和 Ⅱ 类等位基因，发现与对照组相比，烟雾血管病组患者：HLA-B35 等位基因的频率显著增加（32.1% vs. 10.1%，$RR = 4.2$，$P < 0.008$）；对 HLA-B35 与发病年龄和性别的关系进一步彦祖分析表明，晚发者和女性患者该等位基因显著增加，尤其是在晚发组女性患者中 HLA-B35 的增加最为明显。因此，HLA-B35 可能是烟雾血管病的有用遗传标记，尤其是在韩国人群中的晚发型女性患者。在另一项 2009 年发表的韩国患者研究中，Hong SH 等纳入 70 例儿童烟雾血管病患者进行了研究，其中包括 16 例家族病例（10

例先证者）和 207 例健康对照者。该研究使用聚合酶链反应（PCR）－序列特异性寡核苷酸杂交和 PCR-单链构象多态性方法进行高分辨率 $HLA-DRB1$ 和 $DQB1$ 基因分型，结果发现：与对照组（vs. 15.5%，$P_c = 0.008$，OR＝12.76；vs. 4.3%，$P_c = 0.02$，OR＝14.67）和非家族性 MMD 患者（vs. 14.8%，$P_c = 0.02$，OR＝13.42；vs. 1.9%，$P_c = 0.02$，OR＝35.33）相比，家族性 MMD 的 $HLA-DRB1 * 1302$（70%）和 $DQB1 * 0609$（40%）的表型频率显著增加；非家族性 MMD 患者的 DRB1 和 DQB1 等位基因频率与对照组无显著差异。HLA Ⅱ类基因或其他与疾病密切相关的基因的遗传多态性可能是家族性 MMD 的遗传诱因。

上述几项研究数据都来源于东亚人群，其他人种烟雾血管病患者研究中是否也能发现类似结果呢？德国的 Kraemer M 等在 2012 年报道了一项 HLA 与烟雾血管病相关性的研究，33 名研究对象均为白种人：主要来自德国，一个患者的家庭来自克罗地亚，一个患者的父母来自西班牙，另外两个患者是波兰血统。结果发现欧洲患者（包括单侧病例）$HLA-DRB1 * 03$、$DRB1 * 13$、$A * 02$、$B * 08$ 和 $DQB1 * 03$ 抗原携带的频率显著高于对照组。

以上 HLA 与烟雾血管病相关性的研究中大多数研究的样本量有限，且结果缺乏重复性，因此很难对两者的相关性做出确切解释。上一章节中已提到临床中发现与对照组相比，烟雾血管病患者的脑脊液、血液或组织中促血管生成因子和生长因子的表达增加。有研究者据此筛选出编码促血管生成因子的基因的编码序列和启动子的变异，其中一些研究发现 MMD 和生长因子基因多态性之间存在关联，如血小板衍生的生长因子受体 β 或 TGFβ₁。如 Roder C 等德国和瑞士患者中进行的研究发现与 MMD 患病相关的两个 SNP 的关联：位于 PDGFRB 启动子区域的 rs382861 A/C（$P = 0.0373$，OR＝1.81，95% CI＝1.03～3.17）和位于 TGFB1 第一个外显子的 rs1800471 C/G（$P = 0.0345$，OR＝7.65，95% CI＝0.97～59.95）。也有关于 eNOS 及 VEGF 基因多态性与 MMD 之间存在关联的报道：韩国的 Park YS 等调查了 eNOS 中的多态性（eNOS-922A＞G、−786T＞C、4a4b 及 894G＞T）是否与烟雾血管病的特定年龄发作有关，结果发现：虽然对照组和烟雾血管病组之间未观察到 eNOS 多态性的差异，但亚组分析发现成人组中 4a4b 序列的频率低于儿童组患者（$P = 0.029$）。次年，Park YS 等报道了 VEGF 基因多态性与 MMD 之间关联的研究结果：VEGF-634G 等位基因与小儿 MMD 和不良侧支血管形成有关。

前一章节已介绍了 MMPs 及其抑制物 TIMPs 在烟雾血管病中的可能作用主要是调节 SMC 与 ECM 之间的相互作用，有研究表明患者和对照组生物学样品中这些 ECM 重塑酶的差异表达相一致，尚有研究表明 MMD 与 TIMP2、MMP2、MMP3 基因或其启动子中的多态性有关。如 Kang HS 等于 2006 年报道了 TIMP2 启动子中第 418 位 G/C 杂合基因型的存在可能是韩国家族性烟雾血管病（FMMD）的遗传诱因。然而与 Kang HS 等的结论不同的是，Paez MT 等在日本烟雾血管病患者中进行的研究，发现烟雾血管病组与对照组 TIMP2 启动子中第−418 位 G/C 杂合基因型分布无明显统计学差异。Li H 等在汉族人中对 MMPs 和 TIMPs 的 6 种单核苷酸多态性与 MMD 发生的关系进行了研究，包括 MMP-2 C-1306T（rs243865）和 C-735T（rs2285053）、MMP-3-1171 5A/6A（rs3025058）、MMP-9 C-1562T（rs3918242）、MMP-13 G-77A（rs2252070）及 TIMP-2 G-418C（rs8179090）），结果发现：MMP-3、MMP-1171 5A/6A 和 5A/5A 基因型降低了 MMD（$P_c = 0.042$）和 FMMD（$P_c = 0.048$）的患病风险。遗憾的是，上述这些研究之间相互矛盾的结果不能得出关于这些关联意义的任何结论。

第五节 烟雾血管病的全基因组关联研究

虽然前述烟雾血管病与基因关系的连锁研究发现的与 MMD 相关的基因座主要有 $3p24$-$p26$、$6q25$、$8q23$、$12p12$ 和 $17q25$。但是除 $17q25$ 基因座外，其他 4 个基因座均未被后续研究独立复制及证实。候选基因关联研究的结果也充满了矛盾。因此，随后烟雾血管病基因学方面的研究方法转移至全基因组关联研究。

目前认为最早的关于烟雾血管病全基因组关联研究的报道是日本的 Kamada F 等于 2011 年发表的研究。他们收集了 20 例 MMD 家族病例，以调查 5 个推测的 MMD 基因座的连锁关系。但是，没有获得任何基因座的明确结果。他们分析认为在日本的 MMD 患者中可能存在始祖突变（founder mutation），因为 MMD 在日本的患病率异常高。随后他们进行了 785 720 个单核苷酸多态性（SNP）的全基因组关联研究，将 72 名日本 MMD 患者与 45 名日本对照患者进行了比较，结果发现 $17q25$-ter 染色体与 MMD 风险密切相关。通过在 $17q25$-ter 区域中使用 335 个 SNP 进行的基因座特异性关联研究进一步证实了这一结果。并成功鉴定了与 MMD 相关的单个基因座 $RNF213$，该基因座上有 7 个 SNP 组成的单倍型与 MMD 紧密相关（$P = 5.3 \times 10^{-10}$）。对 $RNF213$ 的突变分析显示，在 95% 的 MMD 家庭、73% 的非家族性 MMD 病例和 1.4% 的对照组成员中，有一个始祖突变 p.R4859K（即 c.14576G＞A），这种突变大大增加了 MMD 的风险（OR＝190.8，$P = 1.2 \times 10^{-43}$）。该研究表明 MMD 发病与 $RNF213$ 中的始祖突变及 $RNF213$ 在各种组织中的表达谱之间存在的强关联。这些结果表明 $RNF213$ 是第一个确定的 MMD 易感性基因。

次年，Miyatake S 等在另一项日本人群中的研究中得出了相似的结论：$RNF213$ 基因座上的 p.R4859K 突变（即 c.14576G＞A 多态性）与 $FMMD$（95.1%）和散发性 MMD（79.2%）均显著相关（OR＝259，$P < 0.001$）；该基因多态性在对照组中的检出率仅 1.8%。该研究还发现 c.14576G4A 变体的纯合子表现为发病年龄较早、疾病进展迅速，并导致严重的神经系统缺陷及严重的血管病广泛分布。相反，该变体的杂合子显示出较晚的发病年龄和轻度的临床病程，而没有不可逆的脑部病变，血管病变分布有限。

我国的 Wu Z 等发现了 $RNF213$ 基因座上的另一个烟雾血管病相关的基因突变，

即 p. R4810K。该基因突变在烟雾血管病组和对照组中的检出率分别为 13％（22/170 例）及 0.4％（2/507 例），该基因突变显著增加烟雾血管病的患病率（OR＝36.7，95％ CI＝8.6～156.6，$P＝6.1×10^{-15}$）。随后 Mineharu Y 等在一例快速进展的日本烟雾血管病患者也检测到了 $RNF213$ 基因座上的 p. R4810K 突变。

2013 年，Liu W 等在高加索人中进行的全基因组关联研究（包括 38 名无关的德国和捷克患者及 41 名德国患者对照）提示烟雾血管病可能与 7 个 SNP 相关（位于 $1q23.3$、$2p22.1$、$13q14.11$、$17p13.3$、$20q13.33$，$3p22.1$ 和 $4q22.3$；$P＜10^{-5}$），但这种关联不存在统计学显著性。在这些候选区域中的 5 个患者的 8 个基因中进行的直接测序揭示了 79 个变异，其中包括 5 个错义变异，这些变异通常在白种人对照组人群中发现，这使得它们不太可能导致 MMD。在白种人患者中未发现与 $RNF213$ 多态性相关。

第六节　$RNF213$ 与烟雾血管病

在确定 MMD 与 $RNF213$ 之间的关联后，第二个日本研究小组在 8 个多代 MMD 家族中于 $17q25.3$ 建立了与 $RNF213$ 基因座的联系，并通过全外显子组测序确定了 $RNF213$ 是 MMD 的主要候选基因。突变分析及随后的病例对照研究表明，东亚国家的 MMD 与 $RNF213$ 的单个错义突变（根据所考虑的 NM 转录本也称为 p. R4859K）之间存在强烈的关联，导致在蛋白质的 C 末端部分发生从精氨酸到赖氨酸的氨基酸置换。在 90％的日本病例、79％的韩国病例和 23％的中国 MMD 病例中发现了这种突变，并且在日本人、韩国人及中国人中的 OR 分别为 338.9（$P＝10^{-10}$）、135.6（$P＝10^{-26}$）和 14.7（$P＝10^{-4}$）。

进一步的独立研究证实了在日本患者中的这种关联：Miyatake 等人的研究发现在 95.1％的 FMMD 病例和 79.2％的散发性 MMD 病例中存在这种突变的等位基因（OR＝259，$P＜0.001$）。该研究在 85.4％的 MMD 患者中发现了突变的等位基因（OR 292.8，$P＜0.0001$），而在非 MMD 颅内主动脉狭窄闭塞症中存在该突变的比例仅为 21.9％（OR＝14.9，$P＝0.01$）。这种关联是可复制的，在另一项研究对象为中国汉族患者的研究中发现了类似结论，尽管水平较低，但在 13％的 MMD 汉族患者中存在 p. R4810K 变异（OR 36.7，$P＝6×10^{-15}$）。

值得注意的是，在上述这些研究的对照组中，发现 p. R4810K 变体的比例仅为 1％～2％（日本对照）和 0.4％（中国汉族对照）。因此，应将其视为 MMD 易感性变异而不是 MMD 引起变异。也有人提出，p. R4810K 变异体以纯合状态存在时，与更早的发作和更严重的病程有关，这表明该变异体可作为预测预后的生物标志物。

$RNF213$ 基因中的 p. R4810K 变体作为 MMD 的易感性变体在东亚受试者中的作用是明确的，然而在白人患者中均未检测到该变体或创始单倍型。在美国进行的一项最新研究表明，p. R4810K 存在于 56% 不相关的亚洲人后裔 MMD 中（韩国、日本和中国及印度和孟加拉国），而在欧洲或西班牙裔美国人中并未发现。家族性病例分析显示 p. R4810K 与 MMD 表型共分离，但渗透率不完全。在 p. R4810K 阴性的亚洲和白种人 MMD 患者中鉴定出一些其他的 *RNF213* 罕见变异。这些变异大多是错义变异，除了 Cecchi 等报道的 3 个分子变异外，它们由 1 个框内插入和 2 个框内小缺失组成。除了在 2 项不同研究中的 2 名无关白种人患者中检测到 1 个错义变体（p. D4013N）外，所有变体都是个人的。有趣的是，p. R4810K 变体和几乎所有其他变体都位于 *RNF213* 蛋白的 C 末端。

　　RNF213 参与 MMD 发病机制的确切机制仍不清楚。*RNF213* 编码一个普遍表达的大胞质蛋白，并包含一个环指结构域（一个 E3 泛素连接酶结构域）和一个 AAA-ATPase 结构域。在前述 Liu W 等的体外功能研究中显示 p. R4810K 变体不会改变稳定性、细胞内分布或泛素活性；*RNF213* 的斑马鱼敲低在头部区域有严重异常的发芽血管，特别是来自视血管的发芽血管。

　　RNF213 敲除的基因工程小鼠在生理条件下不会表现出脑血管异常。然而，在颈动脉结扎后，基因敲除小鼠没有表现出其野生型同窝仔中的短暂内膜和内膜增生，并且内膜和中膜层明显薄于野生型小鼠，表明 *RNF213* 在动脉壁重塑中可能发挥作用。此外，Hitomi T 等在一项研究对 p. R4810K 突变的细胞进行的实验研究显示血管生成活性降低，该团队在另一项研究中发现循环细胞扰动增加了基因组稳定性。

第七节　烟雾血管病的基因学研究小结

　　虽然我们已经在 MMD 的病理生理方面进行了大量的研究，其具体病理生理机制仍然不明确。尽管截至目前进行的实验研究的结果突出显示了在天然血运重建和血管狭窄或闭塞的基础上，血管生成途径和细胞增殖信号级联的异常存在，但这些发现仍不足以完全解释 MMD 生物学机制。

　　遗传因素在 MMD 中的作用，包括种族之间不同的发病率和较高的家族发生率在内的几个要素。在东亚患者中的多项研究表明，MMD 与 *RNF213*（p. R4810K）的一个错义变异之间有很强的联系。在日本 90% 的 MMD 患者中发现了这种变体，占日本对照人群的 1%～2%。然而，尽管该变体已被确定为东亚地区 MMD 的易感性因素，但它可能仅解释了该人群中部分疾病的易感性，并且可能不涉及白人患者。但是，最有可能参与 MMD 的其他基因的鉴定受到多种因素的阻碍，包括：①MMD 遗传和遗传异质性的复杂模式；②迄今为止用于定位和鉴定这些基因的有限样本量；③研究的基因或单核苷酸多态性可能对 MMD 的发病机制没有作用（可能只与某些疾病有关）；④遗传学方法，在大多数情况下是候选基因方法，在任何研究中都限制了探索的多态性的数量，而很可能许多常见的遗传变异会导致 MMD 的风险。

现有研究的结果及我们在 MMD 中的临床和研究经验支持以下观点：可能只有一种机制无法解释复杂的疾病发病机制。MMD 血管病是一种异质性，多方面的疾病，其中不同的致病过程可能会导致疾病的发作和进展。根据这个概念，提出了一个有趣的假设，即所谓的"双重打击机制"，并得到了 MMD 血管病与几种获得性遗传条件（包括镰状细胞病、C 蛋白和 S 蛋白缺乏、唐氏综合征和 1 型神经纤维瘤病）及最近在东亚地区发现的 RNF213 突变等明确相关的支持。MMD 可能是由一系列相互关联的事件和随后的事件引起的，在这些事件中，环境因素可能会影响遗传易感个体的动脉病变。在特定的遗传和获得性条件下，有几种因素，如传染源、免疫反应，但大部分是归因于流动动力学，如剪切应力内皮的重叠损伤，这可能与颈内动脉的 SMC 迁移有关，并可能最终导致 ICA 狭窄。表观遗传因素的参与还可以解释东亚人和高加索人的临床表型、进展率和疾病易感性的极端变异性。

最终，我们对该疾病的了解并没有得到疾病表型的可变性和迄今为止应用的任何诊断标准的帮助，包括不确定是否要区分疾病或综合征，还是考虑总体 MMD 血管病。可用的诊断标准的应用虽然吸引临床管理，但可能会提供较差的可靠性和混淆性的亚组分类，最终可能会妨碍确定表型的鉴定。此外，尽管种族的影响变得越来越重要，但由于缺乏欧洲人口数据，仍未按种族划分风险分层。由于 MMD 的诊断在世界范围内迅速增长，因此这些考虑因素支持建立更具体、有效的分层风险系统的需求，包括深入的临床和放射学表型分析，以及通过基因组和代谢组学研究鉴定疾病生物标志物。识别有风险的表型和/或特定的生物学驱动因素可以提高我们预测预后和制定个性化干预措施的能力。

高通量技术（如 GWAS）或新型测序技术（如下一代测序）的广泛应用可能有助于克服以前的遗传研究的局限性（主要是在家族病例中）。然而，鉴于疾病的复杂性，采用综合方法，包括先进的基因组技术、生化和功能研究，以及强有力的临床方法，包括详细的表型分析，以鉴定临床上均一的患者亚组，并共同努力收集大型 MMD 患者系列和 DNA 样本，似乎是使我们对 MMD 发病机制之谜有最大了解的最佳策略。

（刘创宏　徐　斌）

参考文献

[1]　MINEHARU Y，TAKENAKA K，YAMAKAWA H，et al. Inheritance pattern of familial moyamoya disease：autosomal dominant mode and genomic imprinting[J]. J Neurol Neurosurg Psychiatry，2006，77(9)：1025-1029.

[2]　LIU W，HASHIKATA H，INOUE K，et al. A rare Asian founder polymorphism of Raptor may explain the high prevalence of Moyamoya disease among East Asians and its low prevalence among Caucasians[J]. Environ Health Prev Med，2010，15(2)：94-104.

[3]　LIU W，MORITO D，TAKASHIMA S，et al. Identification of RNF213 as a susceptibility gene for moyamoya disease and its possible role in vascular development[J]. PLoS One，2011，6(7)：e22542.

[4]　INOUE TK，IKEZAKI K，SASAZUKI T，et al. Linkage analysis of moyamoya disease on chromo-

some 6[J]. J Child Neurol,2000,15(3):179-182.

[5] IKEDA H,SASAKI T,YOSHIMOTO T,et al. Mapping of a familial moyamoya disease gene to chromosome 3p24.2-p26[J]. Am J Hum Genet,1999,64(2):533-537.

[6] YAMAUCHI T,TADA M,HOUKIN K,et al. Linkage of familial moyamoya disease(spontaneous occlusion of the circle of Willis) to chromosome 17q25[J]. Stroke,2000,31(4):930-935.

[7] SAKURAI K,HORIUCHI Y,IKEDA H,et al. A novel susceptibility locus for moyamoya disease on chromosome 8q23[J]. J Hum Genet,2004,49(5):278-281.

[8] PULST SM. Genetic linkage analysis[J]. Archives of neurology,1999,56(6):667-672.

[9] Bailey-Wilson JE,Wilson AF. Linkage analysis in the next-generation sequencing era[J]. Human heredity,2011,72(4):228-236.

[10] WEISS KM, CLARK AG. Linkage disequilibrium and the mapping of complex human traits[J]. Trends in genetics:TIG,2002,18(1):19-24.

[11] oTT j,wANG j. Multiple phenotypes in genome-wide genetic mapping studies[J]. Protein & cell,2011,2(7):519-522.

[12] SASIENI PD. From genotypes to genes:doubling the sample size[J]. Biometrics,1997,53(4):1253-1261.

[13] FALK CT,RUBINSTEIN P. Haplotype relative risks:an easy reliable way to construct a proper control sample for risk calculations[J]. Annals of human genetics,1987,51(3):227-233.

[14] OTT J,WANG J,LEAL SM. Genetic linkage analysis in the age of whole-genome sequencing[J]. Nature reviews Genetics,2015,16(5):275-284.

[15] MINEHARU Y,LIU W,INOUE K,et al. Autosomal dominant moyamoya disease maps to chromosome 17q25.3[J]. Neurology,2008,70(24 Pt 2):2357-2363.

[16] KAMADA F,AOKI Y,NARISAWA A,et al. A genome-wide association study identifies RNF213 as the first Moyamoya disease gene[J]. J Hum Genet,2011,56(1):34-40.

[17] AOYAGI M,OGAMI K,MATSUSHIMA Y,et al. Human leukocyte antigen in patients with moyamoya disease[J]. Stroke,1995,26(3):415-417.

[18] INOUE TK,IKEZAKI K,SASAZUKI T,et al. DNA typing of HLA in the patients with moyamoya disease[J]. The Japanese journal of human genetics,1997,42(4):507-515.

[19] HAN H,PYO CW,YOO DS,et al. Associations of Moyamoya patients with HLA class I and class II alleles in the Korean population[J]. Journal of Korean medical science,2003,18(6):876-880.

[20] HONG SH,WANG KC,KIM SK,et al. Association of HLA-DR and-DQ Genes with Familial Moyamoya Disease in Koreans[J]. J Korean Neurosurg Soc,2009,46(6):558-563.

[21] KRAEMER M,HORN PA,RODER C,et al. Analysis of human leucocyte antigen genes in Caucasian patients with idiopathic moyamoya angiopathy[J]. Acta Neurochir(Wien),2012,154(3):445-454.

[22] RODER C,PETERS V, KASUYA H, et al. Polymorphisms in TGFB1 and PDGFRB are associated with Moyamoya disease in European patients[J]. Acta Neurochir(Wien),2010,152(12):2153-2160.

[23] PARK YS,MIN KT,KIM TG,et al. Age-specific eNOS polymorphisms in moyamoya disease[J]. Child's nervous system:ChNS:official journal of the International Society for Pediatric Neurosur-

gery,2011,27(11):1919-1926.

[24] RODER C,PETERS V,KASUYA H,et al. Common genetic polymorphisms in moyamoya and atherosclerotic disease in Europeans[J]. Child's nervous system:ChNS:official journal of the International Society for Pediatric Neurosurgery,2011,27(2):245-252.

[25] LIU C,RODER C,SCHULTE C,et al. Analysis of TGFB1 in European and Japanese Moyamoya disease patients[J]. European Journal of Medical Genetics,2012,55(10):531-534.

[26] PARK YS,JEON YJ,KIM HS,et al. The role of VEGF and KDR polymorphisms in moyamoya disease and collateral revascularization[J]. PLoS One,2012,7(10):e47158.

[27] WANG X,ZHANG Z,LIU W,et al. Impacts and interactions of PDGFRB,MMP-3,TIMP-2,and RNF213 polymorphisms on the risk of Moyamoya disease in Han Chinese human subjects[J]. Gene,2013,526(2):437-442.

[28] YE S. Polymorphism in matrix metalloproteinase gene promoters:implication in regulation of gene expression and susceptibility of various diseases[J]. Matrix biology:journal of the International Society for Matrix Biology,2000,19(7):623-629.

[29] KANG HS,KIM SK,CHO BK,et al. Single nucleotide polymorphisms of tissue inhibitor of metalloproteinase genes in familial moyamoya disease[J]. Neurosurgery,2006,58(6):1074-1080.

[30] LI H,ZHANG ZS,LIU W,et al. Association of a functional polymorphism in the MMP-3 gene with Moyamoya Disease in the Chinese Han population[J]. Cerebrovasc Dis,2010,30(6):618-625.

[31] PARK YS,JEON YJ,KIM HS,et al. The GC+CC genotype at position-418 in TIMP-2 promoter and the-1575GA/-1306CC genotype in MMP-2 is genetic predisposing factors for prevalence of moyamoya disease[J]. BMC Neurol,2014,14:180.

[32] MA J,YOU C. Association between matrix metalloproteinase-3 gene polymorphism and moyamoya disease[J]. J Clin Neurosci,2015,22(3):479-482.

[33] PAEZ MT,YAMAMOTO T. Single nucleotide polymorphisms of tissue inhibitor of metalloproteinase genes in familial moyamoya disease[J]. Neurosurgery,2007,60(3):E582.

[34] MIYATAKE S,TOUHO H,MIYAKE N,et al. Sibling cases of moyamoya disease having homozygous and heterozygous c.14576G>A variant in RNF213 showed varying clinical course and severity[J]. J Hum Genet,2012,57(12):804-806.

[35] WU Z,JIANG H,ZHANG L,et al. Molecular analysis of RNF213 gene for moyamoya disease in the Chinese Han population[J]. PLoS One,2012,7(10):e48179.

[36] MINEHARU Y,TAKAGI Y,TAKAHASHI JC,et al. Rapid progression of unilateral moyamoya disease in a patient with a family history and an RNF213 risk variant[J]. Cerebrovasc Dis,2013,36(2):155-157.

[37] LIU W,SENEVIRATHNA ST,HITOMI T,et al. Genomewide association study identifies no major founder variant in Caucasian moyamoya disease[J]. Journal of genetics,2013;92(3):605-609.

[38] MIYATAKE S,MIYAKE N,TOUHO H,et al. Homozygous c.14576G>A variant of RNF213 predicts early-onset and severe form of moyamoya disease[J]. Neurology,2012;78(11):803-810.

[39] CECCHI AC,GUO D,REN Z,et al. RNF213 Mutations in an Ethnically Diverse Population with Moyamoya Disease[J]. Stroke,2014;45(11):3200-3207.

［40］ KOBAYASHI H，YAMAZAKI S，TAKASHIMA S，et al. Ablation of Rnf 213 retards progression of diabetes in the Akita mouse［J］. Biochemical and biophysical research communications，2013；432(3)；519-525.

［41］ SONOBE S，FUJIMURA M，NIIZUMA K，et al. Temporal profile of the vascular anatomy evaluated by 9. 4-T magnetic resonance angiography and histopathological analysis in mice lacking RNF213；a susceptibility gene for moyamoya disease［J］. Brain Res，2014，1552；64-71.

［42］ FUJIMURA M，SONOBE S，NISHIJIMA Y，et al. Genetics and Biomarkers of Moyamoya Disease；Significance of RNF213 as a Susceptibility Gene［J］. J Stroke，2014，16(2)；65-72.

［43］ HITOMI T，HABU T，KOBAYASHI H，et al. Downregulation of Securin by the variant RNF213 R4810K(rs112735431，G＞A) reduces angiogenic activity of induced pluripotent stem cell-derived vascular endothelial cells from moyamoya patients［J］. Biochemical and biophysical research communications，2013，438(1)；13-19.

［44］ HITOMI T，HABU T，KOBAYASHI H，et al. The moyamoya disease susceptibility variant RNF213 R4810K(rs112735431) induces genomic instability by mitotic abnormality［J］. Biochemical and biophysical research communications，2013，439(4)；419-426.

［45］ GUEY S，TOURNIER-LASSERVE E，HERVé D，et al. Moyamoya disease and syndromes；from genetics to clinical management［J］. The application of clinical genetics，2015，8；49-68.

［46］ GANESAN V，SMITH ER. Moyamoya；defining current knowledge gaps［J］. Developmental medicine and child neurology，2015，57(9)；786-787.

第三章

烟雾血管病的组织及病理学

第一节 概 述

迄今为止，烟雾血管病仍然是"神秘的疾病"，其具体的发病机制尚不明确。在烟雾血管病的探知历史中，许多学者进行了大量的研究，关于烟雾血管病发病机制方面也有了许多假说。

目前已有的研究表明烟雾血管病患者体内（血浆、脑脊液）的炎症分子、细胞因子、趋化因子及生长因子呈高水平表达，这一现象支持烟雾血管病发病过程中存在某种程度的血管增生异常，这是"血管异常增生学说"的理论基础。

其次是"基因学说"，该学说的理论基础主要是基于以下发现：

（1）继发性的烟雾综合征常常与一些遗传性疾病相关，如镰状细胞病、蛋白C或S缺乏症、唐氏综合征及1型神经纤维瘤病等。而烟雾综合征与烟雾血管病患者有着类似的血管病变形式及临床预后，说明两者病因可能存在相关性。

（2）目前的流行病学资料表明烟雾血管病患者中有9%～15%呈家族性发病。

（3）亚洲烟雾血管病患者的发病与RNF213基因突变呈显著相关。

再次就是"多因素致病学说"，该学说的理论基础是烟雾血管病患者具有多样性的病理生理特征。因此，该学说认为烟雾血管病是一种复杂的疾病，其发病初期主要受到基因及血管增生异常的影响。诱发因素可能是一些环境因素，如感染、正常免疫功能衰竭、脑血管特定部位的血流动力学异常等。

由于目前尚无法制作出完美的烟雾血管病动物模型，其本身又是一种神秘、复杂的疾病，因此其基础研究较为困难，限制了我们对其的认知。目前烟雾血管病的发病机制研究主要可以分为三大类，对应上述3种发病机制假说，即烟雾血管病受累组织的病理研究、血管增生相关因子的研究及相关基因的研究。本章重点介绍烟雾血管病的组织及病理研究。

第二节 烟雾血管病的组织病理学

烟雾血管病的病因不明，但病理生理方面已有较多研究。最早描述烟雾血管病的病理改变的是日本的 Oka K 等于 1981 年报道了 19 例 Willis 环闭塞的死亡病例的尸检结果，有以下发现：

（1）所有病例中都表现为 Willis 环及其主要分支的狭窄或闭塞（图 3-1）。

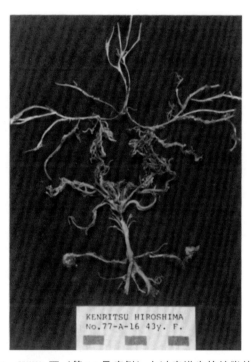

图 3-1 Willis 环（第 11 号病例）上过度增生的扩张的动脉

发现：大脑前和中脑动脉变狭窄；靠近小脑上动脉的基底动脉呈锥形，并且出现一小段血管闭塞

（2）狭窄或闭塞的血管壁的组织学检查表现：内膜的层状纤维细胞增厚（图 3-2）；内弹力层不规则增厚或变薄形成波浪状；可见平滑肌细胞的局部增生、中层的明显变薄（图 3-3）；但没有炎症反应或坏死表现，也没有发现脂质及钙沉积。

（3）在 17 名患者中的 13 名患者存在大量的侧支循环，为肌肉型（图 3-4），平行于 Willis 环，使血流绕过闭塞段从闭塞近端到达远端。

（4）出血患者的出血来源于破裂的异常增生的、扩张的小血管（图 3-5），而非蛛网膜下腔的小动脉或小动脉瘤。

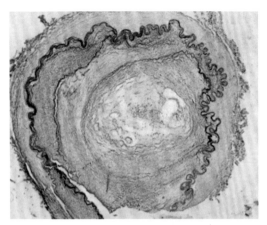

图 3-2　左颈内动脉（C1 部分）的显微切片

颈内动脉的完全闭塞是由内膜的层状纤维细胞增厚导致的（第 14 号病例）

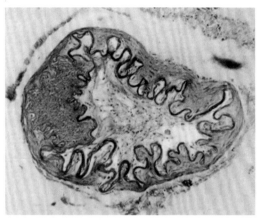

图 3-3　右前脑动脉（A1 部分）的显微切片

A1 被疏松的结缔组织和波状增厚的内弹力层完全阻塞（第 4 号病例）。可见平滑肌细胞的局部增生、中层的明显变薄。但没有炎症反应或坏死表现

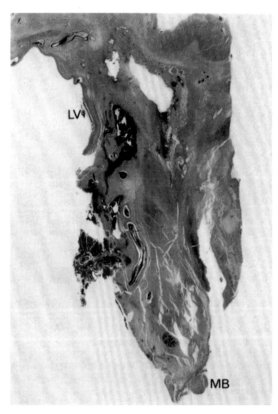

图 3-4　Willis 环上过度增生的扩张的动脉的冠状截面的近视图

在左丘脑中发现了一组肌肉型动脉。MB：乳头体；LV：侧脑室

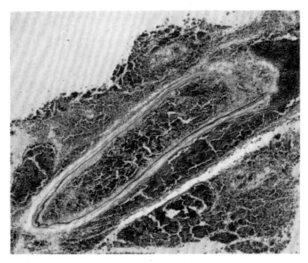

图 3-5 过度增生的扩张的动脉的出血性病变的微观发现

发现动脉壁破裂（外径 0.4 mm×1.6 mm）。在破裂部位形成白色血栓

　　Oka K 等的发现强烈表明：烟雾血管病患者脑组织中作为侧支血管的过度生长的穿支动脉破裂可能是单发或反复性脑出血的主要原因；这些穿支动脉的狭窄或闭塞可能是脑梗死发生的重要因素。随后，Yamashita M 等在 1983 年报道了 22 例烟雾血管病患者的尸检结果，发现导致管腔狭窄的变化有纤维内膜增厚、管腔塌陷和血栓形成。Yamashita M 等重点对异常血管网络的病理学检查，发现：①破裂动脉的直径范围为 $50\sim530\mu m$，呈扩张状态，有些在壁上有纤维蛋白沉积，内弹力层变薄、破碎，中膜变薄（图 3-6）。②未破裂的穿支动脉的直径为 $200\sim550\mu m$，其内可见微动脉瘤形成、局灶性纤维蛋白沉积，并且管壁的厚度随着弹性层的减小而明显减弱。这些变化似乎容易使动脉破裂（图 3-7）。③与年老患者相比，年轻患者的小动脉扩张频率更高而狭窄频率更低。这可能是儿童与成人烟雾血管病患者临床表现差异的病理学基础。

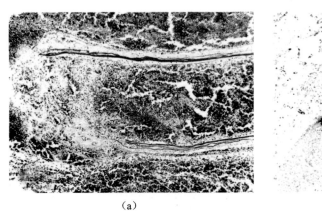
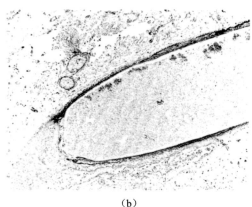

（a）　　　　　　　　　　　　　　　（b）

图 3-6 异常血管网络的病理学检查（破裂动脉的直径为 $50\sim530\ \mu m$）

（a）一名 43 岁妇女的直径为 $530\ \mu m$ 的破裂动脉显示纤维性内膜增厚和明显的中膜纤维化。（b）一名 46 岁女性在直径 $500\ \mu m$ 的扩张动脉壁中发生局灶性透壁崩解和纤维蛋白沉积

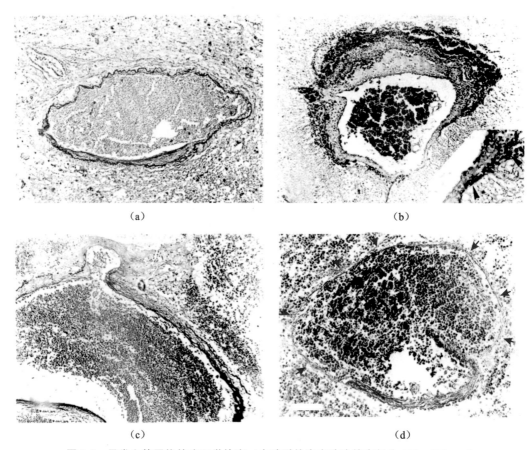

（a）　　　　　　　　　　　　　　　（b）

（c）　　　　　　　　　　　　　　　（d）

图 3-7　异常血管网络的病理学检查（未破裂的穿支动脉的直径为 200～550 μm）

（a）一名 46 岁妇女的基底节中的扩张动脉显示管壁变薄，弹性层裂和局灶性内膜纤维增厚。（b）一名 41 岁妇女的小动脉壁局灶性突出。注意到不连续性的管壁中弹力层变薄和纤维蛋白沉积物。（c）一名 54 岁妇女的直径 550 μm 的扩张动脉表现出明显的内膜变薄和弹性薄层变薄。（d）48 岁男性（箭头）的直径为 470 μm 的未破裂的微动脉瘤

随后的一些烟雾血管病患者尸检结果也证实烟雾血管病患者病理有别于动脉粥样硬化性脑血管病患者，如 Masuda J 于 1993 年报道了其研究结果，内膜增生主要为平滑肌细胞增生并伴有大量细胞外基质，而内膜及内弹力层几乎没有磷脂沉积。这些病理改变，不同于动脉粥样硬化和纤维肌发育不良者。Houkin K 等在 1998 年报道的研究中除了进行常规病理观察，发现烟雾血管病患者的管腔为不对称的偏心性狭窄甚至闭塞、内膜增厚及内部弹性层的桩状和波状结构（图 3-8、图 3-9）。此外，Houkin K 等还进一步使用抗平滑肌细胞、单核细胞、生长因子、细胞核抗原和片段化的 DNA 抗体对主要颅内动脉的部分进行免疫组织化学检查（图 3-10、图 3-11），证实烟雾血管病与动脉粥样硬化性脑血管病存在的差异。

（1）碱性成纤维细胞生长因子（bFGF）染色阳性仅存在于烟雾血管病标本的内皮细胞中，而在动脉粥样硬化性脑血管病样品中则为阴性。

（2）血管壁的中间层的内皮细胞和平滑肌细胞（SMC）对于末端脱氧核苷酸转移酶介导的生物素化脱氧尿苷三磷酸三磷酸缺口标记 DNA 末端标记呈阳性，而在烟雾血管病样本的内膜中的 SMC 感染为阴性。上述两个发现表明凋亡过程仅发生在血管壁的中间层中的 SMC 中，而非在内膜；在烟雾血管病中特别观察到的血管壁中间层存在的 bFGF 会抑制内膜中 SMC 的凋亡过程。

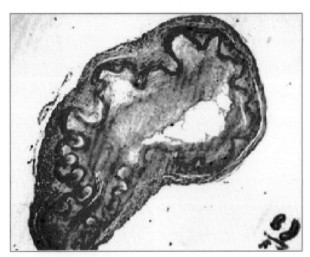

图 3-8 右颈内动脉（ICA）的显微照片
显示烟雾血管病标本中的管腔非常狭窄。HE 染色，原始放大倍数×4

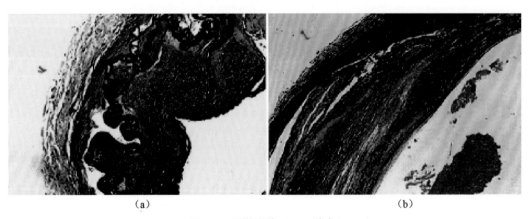

（a）　　　　　　　　　　　　　　　　　（b）

图 3-9 显微照片（E-M 染色）

（a）与图 3-8 相同的标本的右 ICA，显示内膜增厚及内部弹性层的桩状和波状结构。原始放大倍数×100。

（b）从对照样品获得的右 ICA，显示内膜胶原增厚和内部弹性层变薄。原始放大倍数×40

后续许多研究也证实了烟雾血管病患者血管存在上述病理改变。概要地说，烟雾血管病患者受累的颈内动脉存在下列特征性的病理改变：①内膜上的纤维细胞偏心性增生，继发平滑肌 α-肌动蛋白阳性细胞异常增生；②内膜变薄；③内弹力层不规则变厚、变薄、或断裂，并突出于管腔内；④无动脉粥样硬化或血管炎症表现；⑤增厚的

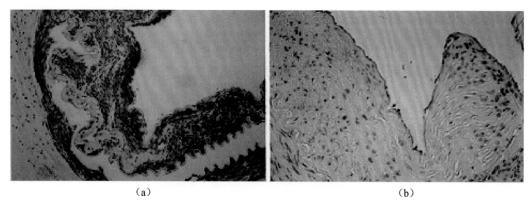

(a)　　　　　　　　　　　　　　　　(b)

图 3-10　颅内动脉免疫组织化学检查一

（a）显微照片，显示从烟雾血管病样本获得的左 ICA。内膜中 SMC 的增殖被阳性染色。HHF35，原始放大倍数×100。（b）显微照片，显示从烟雾血管病样本获得的右 ICA。bFGF 在内皮上染成棕色。bFGF 抗体染色，原始放大倍数×200。使用 HE 染色可以看到增厚的内膜的其他核，但不能观察到 bFGF 抗体染色

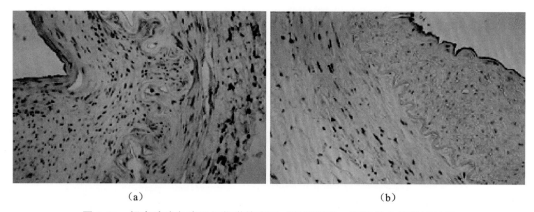

(a)　　　　　　　　　　　　　　　　(b)

图 3-11　颅内动脉免疫组织化学检查二（显微照片，原始放大倍数×200）

（a）从烟雾血管病样本获得的左 ICA。在内膜和中膜的平滑肌中观察到 PCNA 阳性细胞。PCNA 染色。（b）从相同烟雾样品中获得的右 ICA。在中膜的内皮和平滑肌层观察到凋亡变化。TUNEL 染色

内膜主要由平滑肌细胞组成，其次是一些巨噬细胞与 T 细胞的混合物。

随着科技的发展，近年来高分辨率核磁共振的问世及血管壁成像技术的运用，使我们可以从影像学角度更清晰、更方便地观察烟雾血管病患者的病变血管壁。烟雾血管病患者的高分辨核磁管壁成像提示烟雾血管病患者受累血管与动脉粥样硬化患者的另一个特征性差异：烟雾血管病患者存在萎缩性改变，其受累血管外径明显缩小；而动脉粥样硬化患者受累血管外径表现为正常或增粗。

烟雾血管病患者的心脏、肾脏及其他器官的动脉也可见到类似的病理改变，提示该病不单纯是脑血管疾病，有可能是一种系统性血管疾病。如 Reid AJ 等报道了一名患有原发性烟雾血管病的年轻女孩的病理标本显示（图 3-12）：由于内膜的 SMCs 增生，导致双侧前循环动脉系统闭塞；升主动脉和肠系膜上动脉表现出相似的内膜增生，以

中膜中的 SMCs 增生为主。

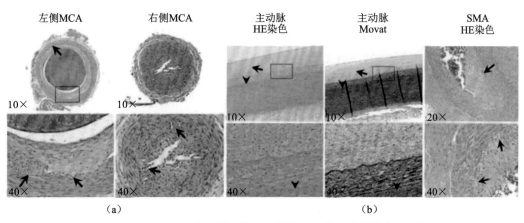

图 3-12　一例 2.5 岁烟雾血管病女性患儿尸检时动脉的病理检查

（a）左侧和右侧 MCA（分别为左侧和右侧面板）显示内膜 SMC 增殖和内弹力层的明显弯曲（箭头）。左 MCA 的区域在左下方的面板中被放大（方框），以显示内膜层的高细胞和无细胞区域。（b）升主动脉和 SMA 表现为 SMC 的内膜（箭头）和内膜下（箭头）内侧的 SMCs 增生。主动脉的 Movat 染色显示内膜 SMC 增殖（红色）和蛋白聚糖积聚（蓝色）。在 Movat 染色上，主动脉内膜下层的内侧变性由蛋白聚糖增加和弹性纤维减少（黑色）指示。SMA 显示 SMC 的内膜和膜下增生（箭头表示 IEL）MCA：大脑中动脉

　　烟雾血管病特征性的烟雾状血管有两种来源：一者是扩张的穿支血管，如丘脑穿动脉、豆纹动脉等；另一者是新生的血管。不论是上述哪一种来源的烟雾状血管都是脆弱的，其血管中层纤薄、内弹力层断裂，有些烟雾状血管还可出现微小动脉瘤。这些都是烟雾血管病患者发生出血性卒中的病理基础。目前认为烟雾状血管的形成是慢性脑缺血、缺氧下人体代偿机制的表现。

　　如前文所述，烟雾血管病特征性的病理改变可以从病理学角度完美地诠释烟雾血管病患者的临床表现：受累血管有效管腔变细，即使有增生的烟雾状血管代偿，仍然使其中的血流量明显减少，这是烟雾血管病患者缺血性临床症状的病理基础；受累血管变脆、脆弱的烟雾状血管及微小动脉瘤的形成，则是烟雾血管病患者出血性临床症状的病理基础。

（刘创宏　徐　斌）

参考文献

[1]　OKA K，YAMASHITA M，SADOSHIMA S，et al. Cerebral haemorrhage in Moyamoya disease at autopsy[J]. Virchows Archiv A，Pathological anatomy and histology，1981，392(3)：247-261.

[2]　YAMASHITA M，OKA K，TANAKA K. Histopathology of the brain vascular network in moyamoya disease[J]. Stroke，1983，14(1)：50-58.

[3]　MASUDA J，OGATA J，YUTANI C. Smooth muscle cell proliferation and localization of macrophages and T cells in the occlusive intracranial major arteries in moyamoya disease[J]. Stroke，

1993,24(12):1960-1967.

[4]   HOUKIN K,YOSHIMOTO T,ABE H,et al. Role of basic fibroblast growth factor in the pathogenesis of moyamoya disease[J]. Neurosurgical focus，1998,5(5):e2.

[5]   HOSODA Y. Pathology of so-called "spontaneous occlusion of the circle of Willis"[J]. Pathology annual，1984,19 Pt 2:221-244.

[6]   TAKEKAWA Y,UMEZAWA T,UENO Y,et al. Pathological and immunohistochemical findings of an autopsy case of adult moyamoya disease[J]. Neuropathology:official journal of the Japanese Society of Neuropathology，2004,24(3):236-242.

[7]   JIANG T,PERRY A,DACEY RG,et al. Intracranial atherosclerotic disease associated with moyamoya collateral formation:histopathological findings[J]. J Neurosurg，2013,118(5):1030-1034.

[8]   KRAEMER M,KEYVANI K,BERLIT P,et al. Histopathology of Moyamoya angiopathy in a European patient[J]. J Neurol，2019,266(9):2258-2262.

[9]   REID AJ,BHATTACHARJEE MB,REGALADO ES,et al. Diffuse and uncontrolled vascular smooth muscle cell proliferation in rapidly progressing pediatric moyamoya disease[J]. J Neurosurg Pediatr，2010,6(3):244-249.

[10]   ACHROL AS,GUZMAN R,LEE M,et al. Pathophysiology and genetic factors in moyamoya disease[J]. Neurosurgical focus，2009,26(4):E4.

第四章

脑血管的新生与增生

第一节　血管新生及血管增生

血管的生成来自两个过程，即血管新生（vasculogenesis）和血管增生（angiogenesis）。血管新生是指新生血管形成，是一个从无到有的过程，成血管细胞从中胚层分化为内皮细胞（EC），然后 EC 增殖以在无血管组织中形成从头开始的原始血管网络。原始的血管网络经过复杂的修饰，经历成熟期、分支期，最终形成成年后观察到的复杂脉管系统（图 4-1）。血管增生则是指在初级毛细血管丛或在现有血管的基础上，通过非萌芽（nonsprouting angiogenesis）或萌芽机制（sprouting angiogenesis，图 4-2），在细胞外基质中（extracellular matrix，ECM），伴随着 EC、周围细胞（pericytes，PC）和平滑肌细胞（smooth muscle cells，SMCs）之间的相互作用增强，从而形成稳定的血管网络。

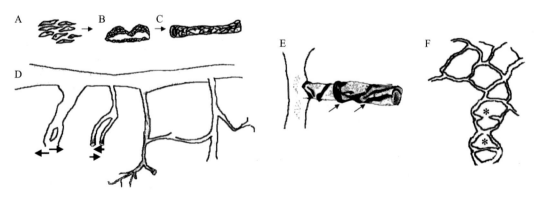

图 4-1　血管新生示意图

血管母细胞（A）分化形成增生并形成血岛（B）的内皮细胞，这些血管聚结形成中空管腔血管或原始血管（C），随后形成初级血管网络。原始血管将通过各种机制成熟。新血管（D）可以通过降解下面的基质和基底膜，迁移和 EC 的增殖并重新组装到新的管腔中而从先前存在的血管中萌芽。在非萌芽机制中，较大的血管可以分裂并分支。它们可以在交错的生长过程中结合在一起，形成更大的血管。或血管可与毗邻血管（E）吻合。（F）血管修整（＊）是一种非萌芽的方法，通过该方法，相邻的血管分支修整连接在一起

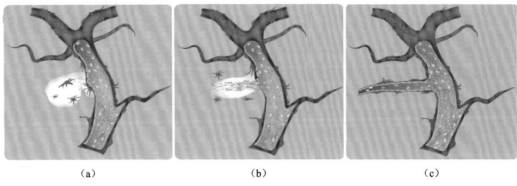

（a） （b） （c）

图 4-2 萌芽式血管生成

（a）血管生成的早期事件包括外周细胞（蓝色细胞）从血管壁上脱落，血管基底膜（深粉红色/红色）和细胞外基质（背景色）降解，内皮细胞和细胞基质松弛粘连，内皮细胞（浅粉红色细胞）突出及血浆蛋白（如蓝蛋白）（如纤维蛋白原/纤维蛋白）渗入血管外腔。（b）细胞附着的松动和突出的内皮细胞的机械应力会诱导临时基质（蓝线）上的内皮细胞从原始血管向趋化刺激迁移，以及内皮细胞增殖。（c）最终内皮细胞形成细胞间连接并与管腔形成连续环。沉积血管基膜并募集外周细胞以完成新形成血管的成熟

非萌芽性血管增生是通过 ECM 的跨毛细血管的形成和现有血管内内皮细胞的增殖而发生的，从而将血管分裂为两个或多个毛细血管。在器官发生过程中，这种类型的血管发生在肺部占主导。萌芽性血管增生涉及血管中内皮细胞周围基膜的蛋白水解降解，然后内皮细胞迁移和增殖进入相邻的基质。内皮细胞的分化和成熟，管腔形成，周细胞募集及微管聚结成环，完成了新血管形成的过程。萌芽性血管增生发生在卵黄囊和胚胎，随后的器官发生过程中，尤其是在大脑中。在成年哺乳动物中，脉管系统通常处于静止状态，除非在女性生殖周期和伤口修复的高度调节过程中及在眼科疾病、风湿病和肿瘤血管生成等病理情况下。

第二节　脑血管新生与增生

与其他器官类似，正在发展的神经外胚层的血管化是根据器官的代谢需求而发生的。营养需求、缺氧及刺激性和抑制性血管生成因子的表达指导血管化、成血管细胞分化、EC 增殖和迁移的模式。中枢神经系统血管化是其各个领域的解剖和功能成熟所伴随的一个上升过程，它始于髓脑，并依次上升至中脑、间脑，最后是端脑。人脑血管系统的胚胎发育非常复杂，涉及顺序形成、各种独立的但相互关联的位于大脑皮质的外侧和内侧血管腔。毛细血管新生（和重吸收）是任何组织血管化的普遍过程。人类和哺乳动物的大脑血管系统具有 3 个不同且相互关联的组成部分：脑外或脑膜区血管系统，以及大脑内的外在和内在的微血管系统（表 4-1，图 4-3）。

软脑膜区的毛细血管在大脑皮质外在和固有的微血管系统的发育和组织结构中起着至关重要的作用。只有软脑膜层的毛细血管能够穿过皮质外部神经胶质限制膜（external glial limiting membrane，EGLM）进入神经组织。循环动力学和功能需求决定

哪些毛细血管变成动脉，哪些毛细血管变成静脉。皮质毛细血管对皮质 EGLM 的穿破是一个复杂的过程，其特征在于 3 个基本阶段。

表 4-1　脑血管的组成（按胚胎发育及解剖位置分类）

组成	分区
1. 脑外或脑膜区血管系统	（a）硬脑膜区：主要是静脉窦 （b）蛛网膜区：主要是动脉和静脉 （c）软脑膜区：软膜毛细血管丛吻合
2. 大脑内的外在微血管系统	（a）毛细血管穿支，最终是小动脉和小静脉 （b）Virchow-Robin 空间：皮质引流（前淋巴）系统
3. 大脑内的内在的微血管系统	连续穿支血管之间的内在毛细血管丛，皮质血脑屏障

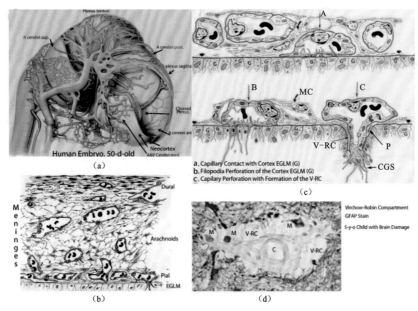

图 4-3　脑血管的胚胎发育（人类，50d）：3 种组成成分由（细胞）外而内

（a）50 d 大的人类胚胎，显示脑膜区室主血管。尚未被血管化的大脑皮质（新皮质）被蛛网膜血管覆盖，其表面显得光滑且没有毛细血管丛。（b）显示其硬脑膜、蛛网膜和软脑膜的血管。皮质毛细血管吻合神经丛还覆盖着皮质表面，紧靠其外部神经胶质限制膜（EGLM），由基底层材料覆盖的神经胶质末梢组成。毛细血管之一的丝状伪足（在 ELGM 层的右下方）正在穿破并进入脑神经组织。（c）皮质毛细血管进入皮质的 3 个发育阶段的示意图：（A）皮质毛细血管与皮质 EGLM 接触并融合了血管和神经胶质基底层，（B）穿过融合的基底层和入口的内皮细胞丝状伪足穿孔进入神经组织，以及（C）毛细血管穿破和进入神经组织，并在血管周围形成血管外维尔乔宾隔室（V-RC）。在此阶段，一些脑膜细胞（MC）随血管（P）进入 V-RC，并成为其平滑肌的来源。通过在穿支血管周围继续掺入额外的神经胶质末梢，表面 EGLM 似乎延伸到伴随它的大脑中。V-RC 贯穿穿支血管的整个长度，同时保持对脑膜间质的开放性，用作大脑的唯一引流（淋巴）系统。穿支血管保留在神经组织的外部，并共同代表大脑的外在微血管室。一名 5 岁儿童脑损伤的神经胶质纤维酸性蛋白染色的脑切片，显示了 V-RC 及其中心血管。（d）血管周围间隙（V-RC），有几个染色的巨噬细胞（M）及其神经胶质染色的外壁。一些巨噬细胞似乎正在进入 V-RC 血管外空间。染色的巨噬细胞似乎从受损部位吞噬了胶质细胞产物。G——神经胶质末梢；V-RC——Virchow-Robin 成分；M——巨噬细胞；CGS——穿孔的毛细管生长尖端；MC——脑膜细胞；P——周细胞

　　这些进入神经组织的新毛细血管必须穿过 V-RC 外神经胶质壁，这一过程类似于皮质毛细血管对皮质 EGLM 的原始穿孔。这些新出现的毛细血管无法重新进入 V-RC 和/或穿支血管，因为新的毛细血管进入神经组织后，被胶质末梢所包围，并携带单个基底层（可能是神经胶质）。穿支动脉相互之间穿破形成的毛细血管在它们之间建立了一个相互吻合的血管丛（图 4-4）。该吻合血管丛的毛细血管构成大脑皮质固有的微血管系统，并共同构成所谓的血脑屏障。内在的毛细血管通过主动的血管生成和再吸收，不断变化和适应于灰质神经元的发育和功能需求。脑内毛细血管是人体中最活跃的微血管之一。

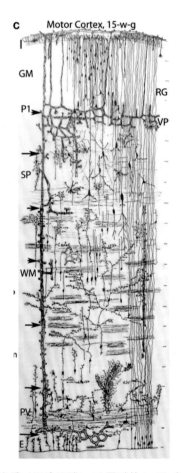

图 4-4　人类胚胎的大脑皮质（运动区域）15 周时的 lucida 相机合成图（100 μm 比例）

　　该图再现了人类运动皮质的整个厚度，显示了其基本神经元、纤维状、微血管和神经胶质元素的大小、形态、分布和组织。通过室管膜上（E），心室旁（PV），白质（WM），亚板（SP）和下部灰质（GM）区域（箭头）识别相邻穿孔器之间的固有毛细血管吻合丛。一些穿孔的血管到达脑室旁区，很少的到达白质，更多的到达灰质。纤维（白质）和早期质体（灰质）星形胶质细胞在其毛细血管周围被识别。在这个年龄，皮质灰质通过其最深，最老和最成熟的锥体细胞（P1）层开始形成其第一个固有的微血管化（VP）。在这个年龄，其余的灰质（GM）锥体细胞层仍不成熟。同样，在这个年龄，亚板区的深层原始神经元开始失去对第一层椎板 Cajal-Retzius 细胞的原始功能依附

不断增长的固有毛细管能够建立新的及消除旧的吻合连接，并能够在相邻的血管之间和（或）不同皮质水平的毛细管之间建立环和（或）桥。结果是在灰质神经元之间建立了三维固有毛细血管丛。神经元占据毛细血管间隙，与毛细血管保持紧密的解剖学和功能性相互关系。在大脑的产前和产后发育及功能成熟期间，新的穿孔血管的数量及固有毛细血管的数量呈指数增长（新生儿及成人脑血管结构比较见图4-5）。

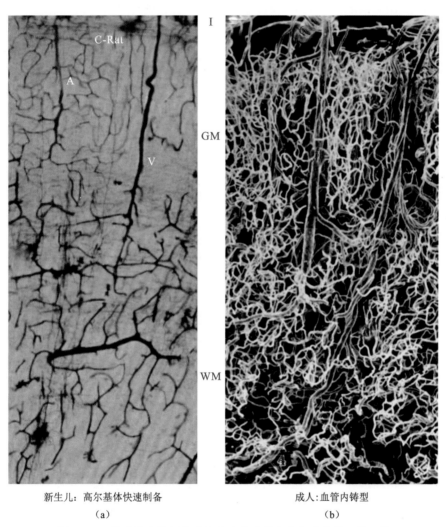

新生儿：高尔基体快速制备　　　　　成人：血管内铸型

（a）　　　　　　　　　　　（b）

图4-5　显微照片比较新生儿和成人大脑的内在与外在微血管系统

尽管脑大小重量（新生儿约410 g和成人约1 350 g）存在显著差异，但大脑内的外在和内在微血管系统的总体尺寸、血管组成和结构组织都非常相似。这些结构和组织上的相似之处反映了皮质神经元在产前和产后功能成熟时所经历的相似的发育和生理限制。在两个大脑中，与白质相比，灰质中有更多的内在毛细血管，毛细血管间空间较小。在正常和异常情况下，皮质灰质中丰富的内在毛细血管可保护其神经元的功能活动。I：第一层；GM：灰质；WM：白质；A：动脉；V：静脉；6：皮质静脉；5：小静脉；1：小动脉；2：复发性小动脉；3：深部小动脉

第三节　脑血管生成的调控及病理状态

正常的血管生成在诸如伤口愈合和女性生殖道等生理状况中是至关重要的。但是在诸如肿瘤血管生成、局部缺血、血管畸形和炎症反应等病理状况下，血管生存则是异常的。病理状态下的血管生成过程往往存在血管生成不足或血管生成过多，导致血管的结构和功能异常。血管生成的新生及增生这两个过程都需要及时地进行细胞信号传递和细胞迁移的复杂相互作用。目前已发现的促血管生成细胞因子和生长因子包括血管内皮生长因子（VEGFs）、成纤维细胞生长因子（FGFs）、血管生成素，转化生长因子（TGFβ）、血小板衍生生长因子（PDGFs）、肿瘤坏死因子-α（TNFα）、表皮生长因子（EGF）、白介素 8（IL-8）和血管生成素，它们是由炎症细胞（如肥大细胞和巨噬细胞）、周细胞、角质形成细胞（在表皮伤口愈合过程中）或肿瘤细胞分泌的。这些因素中的一些直接通过与内皮细胞上的相应受体结合而直接起作用，以诱导增殖和/或迁移，而其他一些则作用于局部基质或炎性细胞，从而刺激血管生成。还存在多种内源性血管生成抑制剂：

（1）胶原的生物活性裂解物质，包括内皮抑素、胃抑素、抑制素和坎他汀，可与内皮细胞表面整联蛋白结合，从而抑制增殖和迁移。

（2）血管抑素：纤溶酶原的蛋白水解内部片段，与内皮细胞表面的 ATP 合酶和血管动蛋白结合，分别抑制细胞增殖和迁移。

（3）其他血管生成抑制剂是破坏生长因子信号传导的化合物，如可溶形式的 VEGF 受体、VEGFR-1（Flt-1）和 Neuropilin-1。血管生成素-1（Ang-1）和 Ang-2 都与血管生成素受体 Tie2 结合，后者在内皮细胞上表达，但只有 Ang-1 可以激活 Tie2 信号传导。因此，Ang-2 是 Ang-1 的天然拮抗剂，Ang-2 的转基因过度表达破坏了发育性血管生成。具有血小板反应蛋白类型基序的蛋白质，如血小板反应蛋白-1 和-2（TSP-1 和-2）、血小板因子-4，以及金属反应蛋白/ADAMTS 的几个成员（具有与血小板反应蛋白样重复序列的 Disintegrin 金属蛋白酶）家族也具有抗血管生成活性。

因此，血管生成的过程受不同类型的促血管生成因子和抗血管生成因子的信号的平衡和相互作用的控制。以目前研究最为成熟的创伤或损伤后的血管生成为例，这一过程首先由皮肤（如在皮肤创伤中）和血管基底膜的破坏引起的，其释放出 ECM 结合的血管生成生长因子，如 FGF。同时，对血管的损害会导致凝血，其中血小板黏附、聚集和脱粒，释放出许多血管生成介质，包括 TGFβ、PDGF 和 VEGF，以及在炎症反应中募集巨噬细胞和单核细胞的细胞因子。VEGF 作用于内皮细胞以诱导细胞迁移和增殖，并起血管通透性因子的作用，从而使血浆蛋白（如纤维蛋白原/纤维蛋白）泄漏，从而为迁移上皮细胞、白细胞和内皮细胞创造了暂时的支撑结构。在肉芽组织内，活化的巨噬细胞释放 bFGF 和 TNFα，以及一氧化氮（NO）。NO 诱导内皮细胞血管舒张和 VEGF 转录。在正反馈回路中，VEGF 诱导内皮 NO 合酶（eNOS）的表达，导致 NO 的额外产生。肉芽组织中的缺氧通过转录因子低氧诱导因子-1α（HIF-1α）诱导巨噬细胞和上皮性角化细胞分泌 VEGF 转录和分泌。TNFα 及 TGF-1 也通过角质形成细胞诱导 VEGF 表达。TNFα 和 TGFβ 通过诱导能够降解基底膜和 ECM 成分的 MMP-9 在皮肤成纤维细胞和角质形成细胞中的表达，进一步促进血管生成。VEGF 负责增加血管通透性，而 Ang-1 通过其受体 Tie2 抑制血管渗漏，但对内皮细胞具有趋化作用，并诱导内皮细胞发芽和蛋白酶纤溶酶和 MMP-2 的分泌，从而刺激血管生成。VEGF 上调微血管内皮细胞上特定整合素（$\alpha_1\beta_1$、$\alpha_2\beta_1$ 和 $\alpha v\beta_3$）的表达，从而使细胞黏附并迁移穿过包含天然 I 型胶原、纤连蛋白、纤维蛋白和骨桥蛋白的临时伤口基质。其他血管生成生长因子 bFGF、TNFα 和 IL-8 诱导另一种纤连蛋白受体整合素 $\alpha_5\beta_1$ 在内皮细胞上的表达。整联蛋白信号通路之间的串扰也影响血管生成。纤连蛋白与整联蛋白 $\alpha_5\beta_1$ 的连接增强了整联蛋白 $\alpha v\beta_3$ 介导的内皮细胞迁移和血管生成。最后，迁移的内皮细胞组装成实心线状结构，通过血管内皮钙黏蛋白（VE-cadherin）和连接蛋白与相邻的内皮细胞形成连接，然后形成管腔，该管腔受 VEGF、Ang-1 和整合素 $\alpha v\beta_3$ 和 $\alpha_5\beta_1$ 的调节。挤出的内皮细胞的机械/剪切应力诱导 PDGF-B 的表达和分泌，从而募集并诱导表达 PDGF-β 受体的周细胞和平滑肌细胞的增殖和分化，从而完成新血管的成熟。血管平滑肌细胞抑制内皮细胞的增殖和迁移，从而稳定新血管。内皮细胞与外周细胞/平滑肌细胞之间的相互作用进一步诱导并激活 TGFβ，从而增强 ECM 沉积并有助于血管成熟和稳定。

上述例子可见启动和维持血管生成的信号是多样且复杂的。烟雾血管病的组织及病理学研究结果表明了其发病过程中即存在血管新生又存在血管增生，但具体机制尚不清楚。我们将在后续章节就涉及烟雾血管病发病机制可能的因子、细胞、蛋白等因素逐一讲述，并探讨可能的机制。

（刘创宏　徐　斌）

参考文献

[1] PATAN S. Vasculogenesis and angiogenesis as mechanisms of vascular network formation,growth and remodeling[J]. Journal of neuro-oncology,2000,50(1-2):1-15.

[2] POOLE TJ, COFFIN JD. Vasculogenesis and angiogenesis：two distinct morphogenetic mechanisms establish embryonic vascular pattern[J]. The Journal of experimental zoology,1989,251(2):224-231.

[3] WILTING J,BRAND-SABERI B,KURZ H,et al. Development of the embryonic vascular system [J]. Cellular & molecular biology research,1995,41(4):219-232.

[4] PLATE KH. Mechanisms of angiogenesis in the brain[J]. Journal of neuropathology and experimental neurology,1999,58(4):313-320.

[5] PAPETTI M, HERMAN IM. Mechanisms of normal and tumor-derived angiogenesis［J］. American journal of physiology Cell physiology,2002,282(5):C947-970.

[6] RISAU W. Mechanisms of angiogenesis[J]. Nature,1997,386(6626):671-674.

[7] HANAHAN D,FOLKMAN J. Patterns and emerging mechanisms of the angiogenic switch during tumorigenesis[J]. Cell,1996,86(3):353-364.

[8] LI J,ZHANG YP,KIRSNER RS. Angiogenesis in wound repair:angiogenic growth factors and the

extracellular matrix[J]. Microscopy research and technique,2003,60(1):107-114.

[9] ZADEH G,GUHA A. Angiogenesis in nervous system disorders[J]. Neurosurgery,2003,53(6):1362-74,discussion 74-76.

[10] MARIN-PADILLA M. The human brain intracerebral microvascular system: development and structure[J]. Front Neuroanat,2012,6:38.

[11] CARMELIET P,COLLEN D. Vascular development and disorders:molecular analysis and pathogenic insights[J]. Kidney international,1998,53(6):1519-1549.

[12] CARMELIET P,JAIN RK. Angiogenesis in cancer and other diseases[J]. Nature, 2000, 407 (6801):249-257.

[13] WEINSTAT-SASLOW D,STEEG PS. Angiogenesis and colonization in the tumor metastatic process:basic and applied advances[J]. FASEB journal:official publication of the Federation of American Societies for Experimental Biology,1994,8(6):401-407.

[14] KERBEL R,FOLKMAN J. Clinical translation of angiogenesis inhibitors[J]. Nature reviews Cancer,2002,2(10):727-739.

[15] KALLURI R. Basement membranes:structure,assembly and role in tumour angiogenesis[J]. Nature reviews Cancer,2003,3(6):422-433.

[16] MOSER TL,STACK MS,ASPLIN I,et al. Angiostatin binds ATP synthase on the surface of human endothelial cells[J]. Proc Natl Acad Sci U S A,1999,96(6):2811-2816.

[17] TROYANOVSKY B,LEVCHENKO T,MåNSSON G,et al. Angiomotin:an angiostatin binding protein that regulates endothelial cell migration and tube formation[J]. The Journal of cell biology,2001,152(6):1247-1254.

[18] VEIKKOLA T,KARKKAINEN M,CLAESSON-WELSH L,et al. Regulation of angiogenesis via vascular endothelial growth factor receptors[J]. Cancer research,2000,60(2):203-212.

[19] MAISONPIERRE PC,SURI C,JONES PF,et al. Angiopoietin-2,a natural antagonist for Tie-2 that disrupts in vivo angiogenesis[J]. Science,1997,277(5322):55-60.

[20] CARPIZO D,IRUELA-ARISPE ML. Endogenous regulators of angiogenesis—emphasis on proteins with thrombospondin—type I motifs[J]. Cancer metastasis reviews,2000,19(1-2):159-165.

[21] CONWAY EM,COLLEN D,CARMELIET P. Molecular mechanisms of blood vessel growth[J]. Cardiovascular research,2001,49(3):507-521.

[22] ELSON DA,RYAN HE,SNOW JW,et al. Coordinate up-regulation of hypoxia inducible factor (HIF)-1alpha and HIF-1 target genes during multi-stage epidermal carcinogenesis and wound healing[J]. Cancer research,2000,60(21):6189-6195.

[23] FRANK S,HüBNER G,BREIER G,et al. Regulation of vascular endothelial growth factor expression in cultured keratinocytes. Implications for normal and impaired wound healing[J]. The Journal of biological chemistry,1995,270(21):12607-12613.

[24] THURSTON G,RUDGE JS,IOFFE E,et al. Angiopoietin-1 protects the adult vasculature against plasma leakage[J]. Nature medicine,2000,6(4):460-463.

[25] HAN YP,TUAN TL,HUGHES M,et al. Transforming growth factor-beta-and tumor necrosis factor-alpha-mediated induction and proteolytic activation of MMP-9 in human skin[J]. The Journal of biological chemistry,2001,276(25):22341-22350.

[26] DORMOND O,RüEGG C. Regulation of endothelial cell integrin function and angiogenesis by COX-2,cAMP and Protein Kinase A[J]. Thrombosis and haemostasis,2003,90(4):577-585.

第五章

烟雾血管病的发病机制

 第一节　血管新生及增生的机制及研究方法

　　血管生成是一个高度复杂和动态的过程，可以将血管生成视为一个复杂的、相互连接的事件系统，这些事件是由某些刺激（如缺氧、创伤和炎症）触发的，在多个级别上依次并行发生的事件。这种多个级别的血管生成事件可以从血管生成的促进和抑制因子、细胞-基质的相互作用和局部的微环境去阐述；也可以从分子、细胞和组织的水平来阐述。

　　如在缺氧状态下，转录因子缺氧诱导因子-1（hypoxia-inducible factor 1，HIF-1）作为响应会激活数百个基因。这些基因概括地说可以分为促血管生成因子相关基因及抑制血管生成因子相关基因。促血管生成因子相关基因激活，使相应的促血管生成因子水平增高，如血管内皮生长因子（vascular endothelial growth factor，VEGF）等。VEGF 蛋白在毛细血管萌芽过程中刺激内皮细胞的趋化性和增殖，促进血管生成。抑制血管生成因子相关基因激活，使相应的抑制血管生成因子水平增高，如升高内皮抑素、血小板反应蛋白-1 和血管抑素水平拮抗血管生成。促血管生成因子与抑制血管生成因子的平衡程度控制着微血管生长的程度。在血管生成开始和整个过程中，细胞激活、细胞迁移和细胞增殖取决于局部生长因子的浓度和梯度。

　　血管新生也涉及细胞-基质相互作用。基质金属蛋白酶（MMP）是关键分子，可使活化的细胞蛋白水解其周围的细胞外基质（ECM），形成移动的发芽尖端，并在迁移时释放与 ECM 结合的因子。

　　局部的微环境决定着正在生长的血管新芽的命运：它可以吻合并附着在相邻的血管上；可以萎缩回撤；也可以分裂和/或分支。当血管新芽形成并连接时，它们形成新的毛细血管网络。新的网络将能够携带血液并将氧气带入低氧区域。

　　在分子水平上，不同程度和持续时间的缺氧会导致不同的 HIF 降解酶（脯氨酰羟化酶）活性、HIF 合成和活性氧种类，从而产生对氧的敏感性。在单细胞和多细胞水平上，其他的配体-受体组合，如缺口和 δ 样 4 配体会改变末端细胞密度和毛细血管分支。此外，由于生长因子的梯度，毛细血管上的细胞在血管芽中的位置决定了它所接触的生长因子浓度、其激活和蛋白质表达等特性。实质细胞、前体细胞和基质细胞及细胞外基质构成影响细胞信号传导、生长因子产生、内皮细胞运动、血管稳定性和毛细血管通透性的血管新生芽微环境。组织水平的研究主要关注于血流和氧气的转运方面。

　　血管生成的上述多个级别事件不是独立的，而是依次并行发生的、相互影响的。研究血管新生机制需要借助一些模型，可以是单一因子或分子的模型，如目前已开发的有基于分子的 HIF1α、VEGF（图 5-1）、MMP、FGF2 模型。VEGF、MMP 和细胞外基质在分子水平上的相互作用触发了细胞水平上的事件。这些事件包括尖端细胞激活、内皮细胞迁移、趋化性和触觉性及细胞增殖（细胞模型见图 5-2）。也可以是几种因子或分子的组合建模，如 Qutub AA 报道的多尺度建模，该模型（图 5-3）不仅是确定上述因素如何相互作用、破译血管生成新实验发现并提出新实验的有用工具，而且还可以说它绝对是了解这种生物学复杂性过程必不可少的工具。

活化 VEGFR(10^{-7} pmol/cm^2)

1200　　1560　　1920　　2280　　2640　　3000

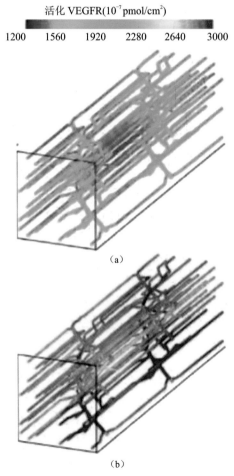

（a）

（b）

图 5-1　骨骼肌中微血管中 VEGF 受体激活的分布

（a）中度运动；（b）低吸氧度中度运动

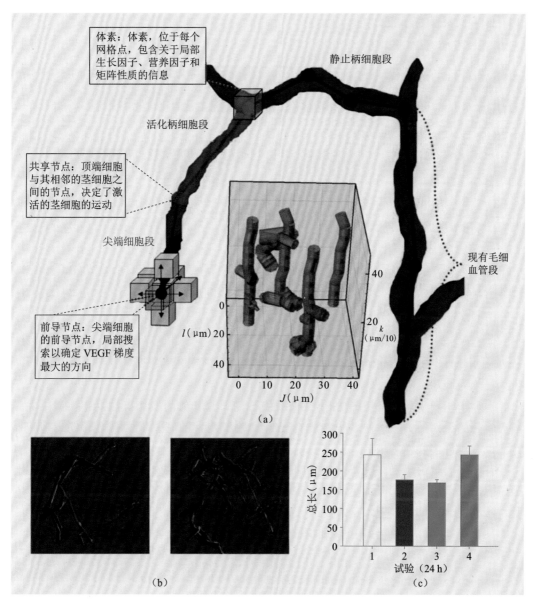

图 5-2　3D 单元模块的示意图

　　毛细血管以内皮细胞为代表。灰色插图显示了一个具有 4 个毛细血管的不断发展的网络示例。单元格分为多个部分。每个段由两个节点表示。当前，细胞片段被建模为由长度和半径（灰色插图）指定的圆柱体。在模型运行期间，激活的线段的长度和半径可以更改。网格周围的局部环境在网格的每个体素中定义。在本模型中，体素包含局部 VEGF 浓度的值。所有单元段都具有感知位于其每个节点周围的体素中的内容的能力。对于当前模型的每个时间步，此感测仅限于尖端单元的前导节点（红色）和相邻节点（紫色）

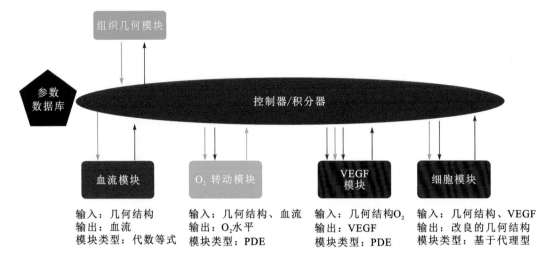

图 5-3　5 个模块的集成示意图

血流和 O_2 转运模块处于组织水平，而 VEGF 模块和细胞模块则集中在细胞水平。时间范围从数秒（O_2 和血流模块）到数小时（VEGF 和细胞模块）到数天（细胞模块）不等

第二节　烟雾血管病的发病机制概述

迄今为止，烟雾血管病仍然是"神秘的疾病"，其具体的发病机制尚不明确。在烟雾血管病的探知历史中，许多学者进行了大量的研究。目前关于烟雾血管病发病机制方面也有了许多假说。

首先，大量的研究表明烟雾血管病患者体内（血浆、脑脊液）的炎症分子、细胞因子、趋化因子及生长因子呈高水平表达，这一现象支持烟雾血管病发病过程中存在某种程度的血管增生异常，这是"血管异常增生学说"的理论基础。

其次是"基因学说"，该学说的理论基础主要是基于以下发现：

（1）继发性的烟雾综合征常常与一些遗传性疾病相关，如镰状细胞病、蛋白 C 或 S 缺乏症、唐氏综合征及神经纤维瘤病 1 型等。而烟雾综合征与烟雾血管病患者有着类似的血管病变形式及临床预后，说明两者病因可能存在相关性。

（2）目前的流行病学资料表明烟雾血管病患者中有 9％～15％呈家族性发病。

（3）亚洲烟雾血管病患者的发病与 RNF213 基因突变呈显著相关。

再次就是"多因素致病学说"，该学说的理论基础是烟雾血管病患者具有多样性的病理生理特征。因此，该学说认为烟雾血管病是一种复杂的疾病，其发病初期主要受到基因及血管增生异常的影响。诱发因素可能是一些环境因素，如感染、正常免疫功能衰竭、脑血管特定部位的血流动力学异常等。

在后面的章节中，我们将分章节讨论上述几种假说中与烟雾血管病发病相关的炎症分子、细胞因子、趋化因子、细胞、蛋白及基因。

第三节　烟雾血管病相关标志物——缺氧诱导因子1α

一、概述

首先，在MMD中，经常观察到CBF降低和缺氧，而缺氧诱导因子1α（hypoxia-inducible factor 1α，HIF1α）是涉及组织氧稳态的主要因素之一。其次，HIF1α可以调节转化生长因子-β（transforming growth factor-β，TGF-β）的转录，后者在烟雾血管病患者中表达增加且可能在烟雾血管病发病中起一定作用。最后前文（本章第一节）已介绍过缺氧状态下HIF1α会响应缺氧状态进而激活数百个与促血管生成及抑制血管生成的相关基因，打破促血管生成因子与抑制血管生成因子的平衡，促进血管生成。因此，可以推测HIF1α在烟雾血管病的发病过程中扮演着重要的角色。

二、临床启示

Takagi Y等对手术中收集到的烟雾血管病与对照组（脑动静脉畸形）患者的大脑中动脉血管标本进行了组织学及免疫组化方面的比较。免疫组化方面的研究表明：

（1）烟雾血管病患者的大脑中动脉内皮细胞及内膜中的HIF1α水平明显高于对照组；在内皮细胞中的内皮糖蛋白表达也较高（图5-4）。

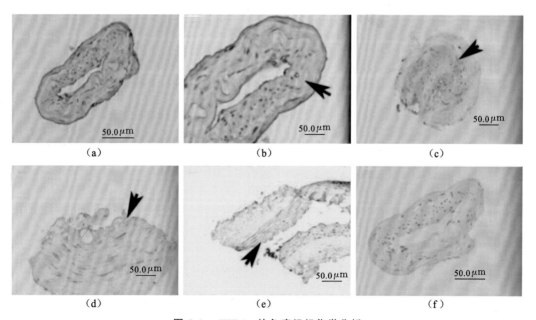

图5-4　HIF-1α的免疫组织化学分析

（a）（b）（c）在MMD患者的MCA标本的内皮细胞和内膜中检测到HIF-1α染色阳性的细胞（箭头指示内弹力层）；（d）（e）对照组患者标本中仅检测到较少数量的此类细胞（箭头指示内弹力层）；（f）阴性对照

（2）烟雾血管病患者的大脑中动脉血管内皮生长因子（VEGF）染色阴性，对照组的 VEGF 染色则为阳性（图 5-5）。

（3）烟雾血管病患者大脑中动脉的 TGF-β_3 染色阳性，主要位于内皮细胞上（图 5-6）。

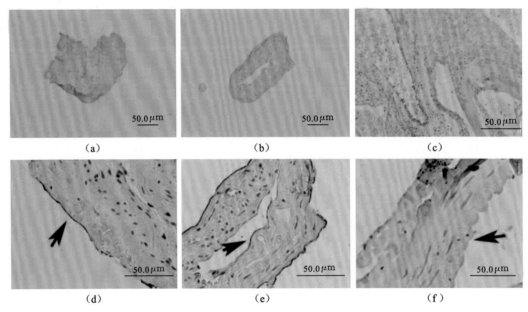

图 5-5　VEGF 和内皮糖蛋白的免疫组织化学分析

（a）（b）MMD 患者 MCA 的内膜和中层未检测到 VEGF；（c）在对照样品（脑动静脉畸形）中 VEGF 染色为阳性免疫反应；（d）（e）在 MMD 患者 MCA 的内皮细胞中的内皮糖蛋白检呈阳性；（f）在对照样品的内皮细胞中未检测到此类细胞（箭头指示内皮）

三、机制研究

HIF1α 可与缺氧反应元件结合，激活与铁、能量和基质代谢，血管调节及细胞存活有关的基因的转录。这些类型的基因包括 VEGF 和 VEGF 受体-1、TGF-β 亚型（主要为 TGF-β_3）、血红素加氧酶-1、诱导型一氧化氮合酶和纤溶酶原激活物抑制剂-1。其中，VEGF 是 HIF-1α 的主要靶分子之一。随后 Souvenir R 等的研究表明促红细胞生成素（EPO）是 HIF 的下游基因，在体外缺氧缺血模型中以剂量依赖的方式抑制 HIF1α，使活性氧（ROS）形成和基质金属蛋白酶（MMP）-9 活性增加，导致氧气和葡萄糖剥夺后细胞存活增加。Li J 等的研究表明外源性的 HIF1α 摄入会上调 EPO 在 mRNA 和蛋白质的表达。Souvenir R 及 Li J 等的研究表明 HIF1α 与 EPO 是相互反馈的。此外，Li J 等在大鼠脑缺血模型中向颅内注射含有 HIF1α 的腺病毒会减少半暗带神经元凋亡。MMP-9 在血管生成中具有重要作用。综上所述，我们认为 HIF1α 在烟雾血管病患者中不仅有增加缺氧细胞存活、减少半暗带神经元凋亡的直接保护作用；还有增加新血管生成改善脑组织的血流及氧含量的间接保护作用。

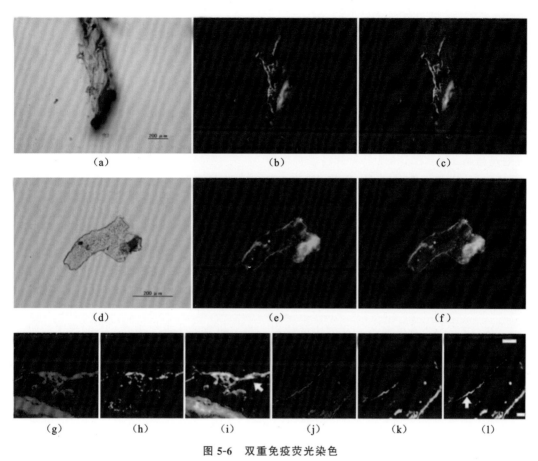

图 5-6　双重免疫荧光染色

　　(a) (b) (c) HIF1α (a，红色) 和 TGF-β₃ (b，绿色) 双重染色的结果。含 HIF1α 的细胞也对 TGFβ₃ 呈阳性 (c，黄色)。(d) (e) (f)：内皮糖蛋白 (d，红色) 和 TGFβ₃ (e，绿色) 的双重染色结果。如合并图像所示，内皮糖蛋白与 TGFβ₃ 共定位 (f，黄色)。(g) (h) (i)：对 HIF1α (g，红色) 和 TGFβ₃ (h，绿色) 进行双重染色的结果。含 HIF1α 的细胞也对 TGFβ₃ 呈阳性 (i，黄色；箭头表示共定位细胞)。(j) (k) (l)：内皮糖蛋白 (j，红色) 和 TGF-β₃ (k，绿色) 双重染色的结果。如融合图像所示，内皮糖蛋白与 TGF-β₃ 共定位 (l，黄色；箭头表示共定位的细胞)

第四节　烟雾血管病相关标志物——血管内皮生长因子

一、概述

　　血管内皮生长因子 (aascular endothelial growth factor，VEGF) 是一种可溶性因子，通过旁分泌刺激发挥作用，主要作用于内皮细胞。VEGF 由全身的基质细胞和肿瘤细胞分泌。在中枢神经系统中，星形胶质细胞暴露于低氧条件下会分泌 VEGF。最初，VEGF 被归类为通透性因子。随后的研究揭示了 VEGF 蛋白的家族至少包含 6 种变体：VEGF-A、VEGF-B、VEGF-C、VEGF-D、VEGF-E 和胎盘生长因子。VEGF-A 是 VEGF 家族最常见的亚型，具有 4 个剪接变体：VEGF121、VEGF-189、VEGF-206 和 VEGF-165。其中 VEGF-165 是在人体，肿瘤血管生成和中枢神经系统中最常见的剪接变体。当 VEGF 与 VEGF 受体（VEGFR）结合时，受体酪氨酸激酶途径被激活，从而影响内皮细胞的复制、迁移、分化和存活。在 CNS 的内皮细胞中发现的两种主要 VEGFR 称为 VEGFR-1（也称为 Flt-1）和 VEGFR-2（也称为 Flk-1 或 KDR）。

VEGF 除了影响内皮细胞，研究表明其还可以促进神经胶质和神经元的增殖，并且通过激活 Flt-1 和 Flk-1 具有神经保护作用。

缺氧似乎是 VEGF 表达最主要的影响因素。除缺氧外，炎症（通过 Cox-2）和细胞接触也可增加 VEGF 水平。缺氧诱导因子（HIF1α）反应元件存在于 VEGF 基因的启动子上，以增加基因转录。低氧似乎也可以稳定 VEGF mRNA 的转录。对缺氧的反应可能非常迅速，因为 VEGF 表达可在数分钟内增加多达 30 倍。相反，通过蛋白水解，VEGF 水平在翻译后水平被修饰，蛋白水解受细胞外基质的调节。

二、临床启示

VEGF 在烟雾血管病发病机制中的作用一直是研究的焦点。表 5-1 中列举了一些烟雾血管病与 VEGF 关系的临床研究，总结来说两者的关系如下所示：

（1）烟雾血管病患者脑脊液中的 VEGF 与对照组无差异。

（2）在烟雾血管病患者的烟雾状血管、大脑中动脉中无法检测到 VEGF。

（3）烟雾血管病患者脑膜上 VEGF 高表达。

（4）烟雾血管病患者的基底节区缺血脑组织中可检测到 VEGF。

（5）大多数研究认为烟雾血管病患者血浆中的 VEGF 高表达，只有少量研究认为烟雾血管病患者血浆中 VEGF 水平与动脉硬化组、健康组均无差异。我国的吴凌峰等的研究表明烟雾血管病患者血浆中 VEGF 水平是动态变化的（早期显著高于对照组，中晚期与对照组差异不显著或差异无统计学意义），笔者认为这一结果比较符合烟雾血管病的疾病演变，这也能在一定程度上解释上述研究中烟雾血管病患者血浆中 VEGF 水平不一致的现象。Young 等在进行文献综述后提出促炎症级联反应和 VEGF 表达是梗死的继发性而非主要 MMD 病理的一部分。

表 5-1　烟雾血管病与 VEGF 关系的临床研究

时间	作者	研究对象	结果
1996 年	Yoshimoto T 等	MMD vs. ASOD	脑脊液中 VEGF 无差异
2004 年	Takekawa Y 等	出血型 MMD 患者尸检	基底节区组织的 VEGF 检测为阳性；狭窄处 MCA 血管的 VEGF 检测为阴性
2007 年	Takagi Y 等	MMD vs. AVM	大脑中动脉上 VEGF 检测：MMD 组（一），AVM 组（＋）

续表

时间	作者	研究对象	结果
2008 年	Sakamoto S 等	MMD 患者	脑膜中 VEGF 高表达
2010 年	Kang HS 等	MMD vs. 健康对照	血浆中 VEGF 水平高
2010 年	王明光等	MMD 儿童 vs. 健康对照	血清 VEGF 水平：烟雾血管病患儿明显高于健康儿童；出血型高于缺血型；Suzuki 级别与 VEGF 水平呈正相关
2016 年	Bang OY 等	MMD vs. ASOD vs. 健康对照	烟雾血管病患者血浆中 VEGF 水平与动脉硬化组、健康组均无差异
2016 年	吴凌峰等	MMD vs. 健康对照	烟雾血管病患者血浆中 VEGF 水平动态变化，可能在病程早期起作用（早期与对照组差异显著，中晚期差异不显著或无统计学差异）

注：MMD，烟雾血管病；ASOD，动脉粥样硬化闭塞性疾病；AVM，脑动静脉畸形；MCA，大脑中动脉

鉴于上述研究所提示的烟雾血管病与 VEGF 的关系存在不确定性，Park YS 等试图从基因多态性的角度去阐述，他们调查了 107 名韩国 MMD 患者（平均年龄约 20 岁；女性 66.4%）和 243 名健康对照者（平均年龄约 23 岁；女性 56.8%）的 4 种 VEGF（22578、21154、2634 和 936）和 3 种 KDR（2604、1192 和 1719）多态性的频率和分布情况，结果表明：①对照组和烟雾血管病组之间的 VEGF 22578、VEGF 21154、VEGF 2634 和 VEGF 936 或 KDR 2604、KDR 1192 和 KDR 1719 多态性未见差异；②小儿烟雾血管病组中 VEGF 2634CC 基因型的发生频率较低（$P=0.040$），而 KDR 2604C/1192A/1719T 单倍型增加了小儿烟雾血管病的风险（$P=0.024$）；③CC 基因型为 VEGF 2634 的患者手术后侧支血管形成更好（VEGF 2634 G 等位基因是术后侧支吻合形成差的危险因素）。

三、机制研究

Blecharz-Lang KG 等在 2018 年发表的一项研究中发现 MMD 和动脉粥样硬化性脑血管病（ACVD）患者的血浆中 VEGF、MMP-9、MMP-2 差异无统计学意义，但烟雾血管病患者 M4 血管壁局部的明胶酶活性增高、Ⅳ型胶原蛋白降低。血管壁局部的明胶酶活性增高、Ⅳ型胶原蛋白降低是血管脆性增加的原因。随后他们使用预先提取的大鼠脑血管内皮细胞（cENDs）进一步体外试验，测试基质金属蛋白酶 9（MMP-9）和血管内皮生长因子在脑血管崩解中的潜在作用。结果发现：①将 cENDs 放入 ACVD 对照者的血浆中培养，MMP-9 和 VEGF 呈低水平表达；而将 cENDs 放入烟雾血管病患者血浆培养，MMP-9 和 VEGF 呈自分泌的形式高表达。②MMD 血浆成分会增加明胶酶活性。Blecharz-Lang KG 等提出了 VEGF 在烟雾血管病患者体内的作用是双向的：一方面，VEGF 表达增加，会促进血管生成进而在一定程度上改善脑供血；另一方面，VEGF 表达增加会使 Ang-2 及 MMP-9 表达增加，导致内皮细胞-内皮细胞（EC-EC）

及内皮细胞-细胞外基质（EC-EMC）屏障破坏，进而导致血管脆性增加，这或许是烟雾血管病患者易发生脑出血的原因。

四、临床运用

Blecharz-Lang KG 等根据上述研究结果提出了烟雾血管病的新的治疗思路：使用 VEGF-R2 抑制剂（SU5416）或针对 VEGF 的抗体（bevacizumab，贝伐单抗）阻断 VEGF/VEGF-R2 信号。结果发现：①SU5416 及贝伐单抗对 ACVD 血清无法明显调节 MMP-9、VEGF 和 Ang-2 的释放；②cENDs 放入烟雾血管病患者血浆培养，细胞外区 MMP-9 的浓度约增加 6 倍、VEGF 蛋白增加 1.6 倍。SU5416 有效导致自分泌 VEGF 的部分降低，贝伐单抗则对 VEGF 蛋白水平无影响。VEGF-R2 抑制剂（SU5416）阻断 VEGF/VEGF-R2 信号后，可以 MMP-9 对内皮细胞稳定性的破坏，减少烟雾血管病患者出血概率，但是该方法也阻断了 VEGF 促进血管新生的作用。烟雾血管病患者的促血管生成和抗血管生成治疗应针对表现出病态表型的特定血管床。或许将颅内外血管重建手术结合 VEGF-R2 抑制剂治疗，是能兼顾改善患者脑血流及减少血管脆性、降低出血风险的有效方法，这是将来研究的重点内容之一。

实际上，将 VEGF 或 VEGF 相关基因促进脑血管新生的研究早有报道。2005 年 Yang G Y 及 Xu B 等在立体定向辅助下将腺病毒载体-人 VEGF165 cDNA 注入成熟小鼠右侧半球中诱导局灶性非肿瘤血管生成。结果发现：

（1）与对照组 AdlacZ 或盐水注射的小鼠相比，在 AdhVEGF 转导的小鼠中 VEGF 表达增加（$P<0.05$）。

（2）VEGF 阳性细胞主要位于 AdhVEGF 转导小鼠的注射半球中。

（3）定量血管计数显示，与其他两组相比，AdhVEGF 基因转导小鼠在转染 2 周后微血管数量显著增加（AdhVEGF 组：241 ± 19 血管/mm^2；AdlacZ 组：148 ± 17 血管/mm^2；生理盐水组：150 ± 14 血管/mm^2，$P<0.05$）；形态学显示典型的血管生成变化；PCNA 阳性染色证实了这些微血管正在积极增殖。该研究是首个成年动物脑内的血管新生模型，发现 AdhVEGF 诱导的 VEGF 过度表达刺激引起成熟小鼠大脑中的局灶性血管生成。这种诱导体内脑局灶性血管生成的新方法为研究独立于上游刺激（如局部缺血或肿瘤）的混杂效应的分子机制提供了机会。此外，2005 年 Kusaka N 等报道了将质粒人类 VEGF 基因（plasmid human VEGF gene，phVEGF）直接注入缺血大鼠模型的颞肌中，发现可以增加 EMS 手术的脑缺血大鼠模型的脑血管新生。Marushima A 等 2019 年报道了一项利用成肌细胞介导的血管内皮生长因子 A/血小板源性生长因子 BB 共输送技术（myoblast-mediated co-delivery of VEGF/PDGF-BB）联合 EMS 治疗中动脉闭塞的脑缺血大鼠模型（MCAO rat model）的研究。该研究表明：

（1）同时含有 VEGF/PDGF-BB 的单双顺反子载体 VIP 注射治疗后可以增加 EMS 模型的血管新生并改善血流（图 5-7）。

（2）可以减少脑梗死体积（图 5-8）。

（3）还可以增加侧支血管生成、并有神经元保护作用（图 5-9）。

（4）机制可能是激活星形细胞及内源性 VEGF 迁移（图 5-10）。

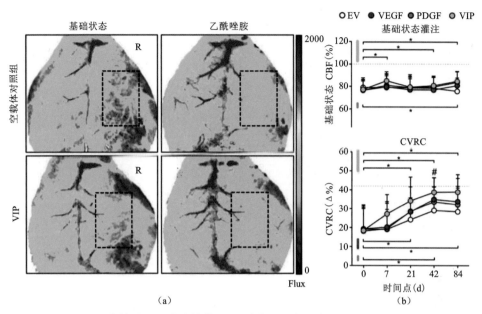

图 5-7 在接受 VIP 治疗的第 42 天时的皮质灌注的实时激光散斑图像

左侧为基础状态；右侧为使用乙酰唑胺扩张脑血管后；CVRC：脑血管储备能力；CBF：脑血流量；VIP：含有 VEGF/PDGF-BB 的单双顺反子载体

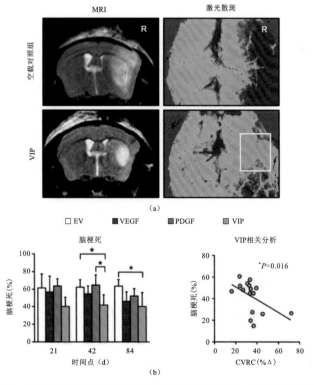

图 5-8 在接受 VIP 治疗的第 42 天时治疗组 MCAO 大鼠脑梗死情况

体积较对照组减少

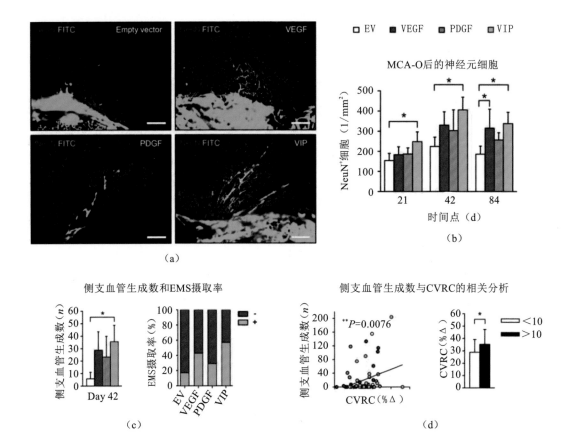

图 5-9　治疗后第 42 天 FITC-凝集素灌注后情况

（a）肌肉/大脑界面的显微照片；（b）神经元细胞数；（c）侧支血管生成数；（d）侧支血管生成数目与脑血管储备功能关系分析

第五节　烟雾血管病相关标志物——转化生长因子

一、概述

转化生长因子 β_1（transforming growth factor beta1，TGFβ_1）是免疫/炎症稳态的关键介质，它可以调节各种生物过程，包括细胞增殖、细胞存活、细胞分化、细胞迁移、细胞外基质蛋白的合成、免疫应答、伤口愈合或血管生成。它是结缔组织基因表达的重要调节剂，也是有效的血管生成因子。这些特性将使 TGFβ_1 成为 MMD 发病机制的可能的候选关键因子。

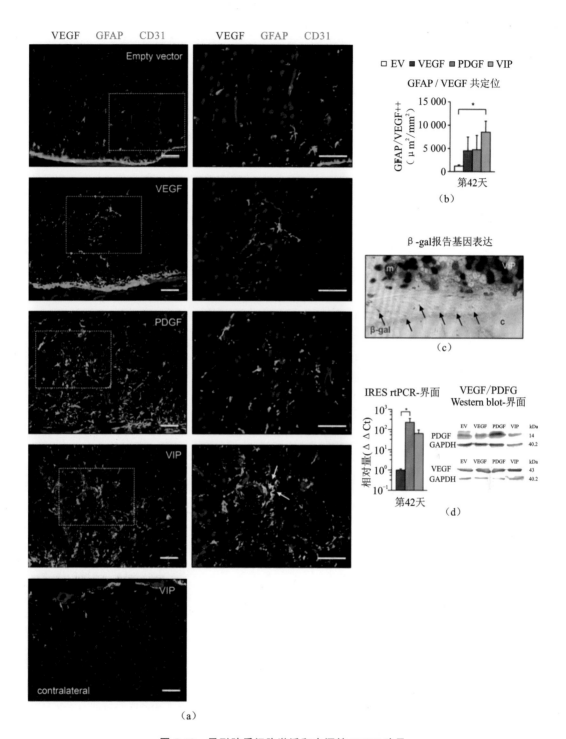

（a）

图 5-10　星形胶质细胞激活和内源性 VEGF 动员

第 42 天接受 PDGF 或 VIP 成肌细胞并进行 GFAP/VEGF 共定位（箭头）的动物，其 EMS 下方皮质区域 GFAP 阳性星形胶质细胞活化增加（箭头表示内在 VEGF 动员）。虚线矩形表示右侧的详细信息放大区域

二、临床启示

Yoshimoto T 等于 1996 年报道了 MMD 组（38 例）及动脉粥样硬化对照组（19 例）脑脊液中包括 TGFβ₁ 在内的多种因子的比较，未能发现两组患者脑脊液中的 $TGF\beta_1$ 含量存在统计学差异。随后，Hojo M 等在 1998 年报道了烟雾血管病患者血浆及血管上 $TGF\beta_1$ 的检测结果：虽然烟雾血管病患者与动脉粥样硬化患者的 STA 平滑肌细胞形态无明显差异，但是前者的 STAs 培养的平滑肌细胞中 $TGF\beta_1$ 的表达明显高于后者（$P < 0.05$）；前者的 $TGF\beta_1$ 血清水平也显著高于后者（$P < 0.000\ 5$）。烟雾血管病患者的脑膜或烟雾状血管上 $TGF\beta_1$ 水平是否有别于其他疾病未见有研究报道。

三、基因学研究

为了阐明 $TGF\beta_1$ 的序列变异和不同的表达模式是否与烟雾血管病相关，Roder C 等研究了 $TGF\beta_1$ 基因的启动子区域（rs1800469）、外显子 1（rs1800470，rs1800471）和外显子 5（rs1800472）中的 4 个 SNP。外显子内的上述 3 个 SNP 中的每一个都能引起氨基酸变化。结果于 2010 年发表：rs1800471 显示与烟雾血管病存在相关性，P 值为 0.034 5，OR＝7.65（$95\%CI＝0.97 \sim 59.95$）；rs1800470 显示出风险等位基因 T 的过度表达趋势。为了阐明遗传变异在 $TGF\beta_1$ 的表达和分泌中的作用（rs1800470、rs1800471），Mohren 等研究了这些多态性在体外引起的差异，结果表明：在密码子 10 或 25 中，脯氨酸的 $TGF\beta_1$ 表达降低；在 10Leu25Arg 组合中发现最高表达，在 10Pro25Arg 组合中最低。作者认为是 RNA 构象发生变化，导致翻译减少，这是 $TGF\beta_1$ 表达降低的最可能原因。这些发现可能解释了 Hojo 等人发现 STA SMCs 和 MMD 患者血清中 $TGF\beta_1$ 浓度增加。Roder C 等 2010 年发表的研究是针对欧洲烟雾血管病患者的，那么，亚洲烟雾血管病患者是否存在类似的结论呢？Liu C 及 Roder C 等在 45 位日本 MMD 患者和 79 位健康对照中进行了先前描述的可能与烟雾血管病相关的 SNP rs1800470 和 rs1800471 的基因分型验证，结果并没有发现 SNP rs1800470 和 rs1800471 与烟雾血管病存在明确的相关性，故此认为 $TGF\beta_1$ 外显子在 MMD 发生中的作用不太可能。欧洲烟雾血管病患者队列的研究结果在日本患者队列中无法复制，是人种差异还是其他因素造成的呢？作者分析指出可能原因有：①欧洲及亚洲的烟雾血管病患者存在不同的遗传背景；②研究设计问题。$TGF\beta_1$ 基因由 7 个外显子组成，总长度为 2 346 个碱基对（bp），分布在超过 23 000 bp 的基因组序列中。而作者的研究仅涵盖了该基因的一小部分。因此，只有包含 $TGF\beta_1$ 外显子、内含子区域，尤其是启动子区域及该序列内的 SNP 的完整序列的进一步测序才可能准确地提供有关其在 MMD 发生中的作用的其他信息。

第六节　烟雾血管病相关标志物——碱性成纤维细胞生长因子

一、概述

碱性成纤维细胞生长因子（basic fibroblast growth factor，bFGF）最初是由 Gospodarowicz D 等在 1974 年从牛垂体中纯化出来的。由于 bFGF 对成纤维细胞（如 BALB/C3T3 细胞）的促有丝分裂活性具有显著影响，因此将其称为碱性成纤维细胞生长因子。随着研究的深入，目前认为碱性成纤维细胞生长因子是一种广谱促分裂原，对细胞增殖，特别是对成纤维细胞、血管内皮细胞、平滑肌细胞等具有广泛的影响。碱性成纤维细胞生长因子是体内发现的最有效的血管生成因子之一，可有效促进血管内皮细胞的增殖和分裂，从而促进血管生成。因此，该因子在烟雾血管病的发病机制中可能有一定的作用。

二、临床启示

bFGF 与烟雾血管病关系的研究最早见于 1991 年 Hoshimaru M 等的报道，使用针对人类重组碱性 FGF 的小鼠单克隆抗体对手术中获得的颞浅动脉及硬脑膜标本进行 bFGF 的检测（4 例 MMD 比 2 例动脉粥样硬化闭塞性疾病及 1 例泌乳素瘤病例对比），结果如下：

（1）从 MMD 患者获得的 STA 切片在内皮细胞和平滑肌细胞中显示出很强的 bFGF 免疫反应性，而对照切片仅具有微弱和分散的免疫反应性（图 5-11）。

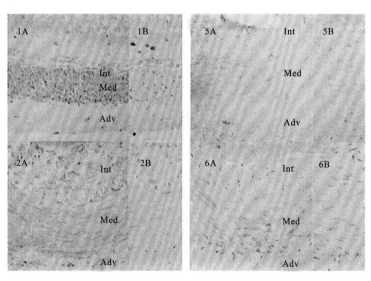

图 5-11　MMD 患者与对照组切片的 bFGF 免疫反应性比较

用针对人重组 bFGF（A）或正常小鼠血清（B）的小鼠单克隆抗体（MAb 78）对 STA 进行免疫组织化学染色。在烟雾血管病患者（患者 1 和 2）中，抗人 bFGF 抗体对内膜（Int）和中膜（Med）中的细胞的染色比在动脉硬化性脑血管疾病中的患者（患者 5 和 6）更深

（2）MMD 脑膜和血管细胞中 bFGF 的免疫组织化学染色比对照切片更强烈（图 5-12）。

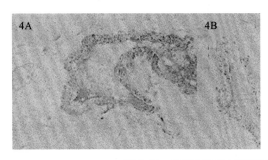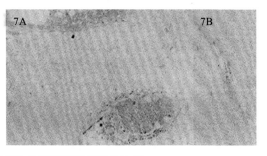

图 5-12　MMD 患者与对照组切片免疫组织化学染色比较

用针对人重组 bFGF（A）或正常小鼠血清（B）的小鼠单克隆抗体（MAb 78）对硬脑膜进行免疫组织化学染色。在烟雾血管病患者（患者 4）中，抗人碱性 FGF 抗体对脑膜和血管细胞的染色比催乳素瘤患者（患者 7）更深

随后在 1993 年 Takahashi A 等报道了脑脊液中 bFGF 的检测结果：在 15 份烟雾血管病患者的脑脊液样本中有 13 份发现 bFGF，平均值为 101 pg/ml；11 例动脉粥样硬化患者中仅 4 例检测到 bFGF，平均值为 8 pg/ml；另外 8 例椎间盘突出患者的脑脊液样本中未检测到 bFGF。可见烟雾血管病患者脑脊液中 bFGF 显著高于对照组，同样为缺血性脑血管疾病的动脉粥样硬化组有少数病例可检测到 bFGF，但低于烟雾血管病组；而非缺血性脑血管疾病的椎间盘突出组的脑脊液样本中未检测到 bFGF。说明 bFGF 在缺血性脑血管病中尤其是烟雾血管病中起着重要的作用。在 1994 年，Suzui H 等报道了颞浅动脉中 bFGF 的检测结果：MMD 组患者 STA 上的 bFGF 及其受体增多，SMCs 上可检测到 bFGF 及其受体；推测 bFGF 是通过自分泌的形式分泌，并促进 SMCs 细胞迁移及内膜增厚。随后越来越多的研究证实 bFGF 与烟雾血管病存在一定的关系（表 5-2）。这些临床研究结果表明在烟雾血管病患者的 STA、脑膜、脑脊液及血浆中均可检测到 bFGF，且含量显著高于对照组；在烟雾血管病的不同分期，bFGF 水平不同；此外，bFGF 水平与间接血管脑血管重建术后侧支循环程度正相关。

表 5-2　bFGF 与 MMD 关系总结

时间	作者	国家	部位	结果
1991 年	Hoshimaru M 等	日本	STA 及脑膜上	烟雾血管病患者 STA 及脑膜上的 bFGF 水平高于对照组
1994 年	Suzui H 等	日本	STA	MMD 组患者 STA 上的 bFGF 及其受体增多，SMCs 上可检测到 bFGF 及其受体；推测 bFGF 是通过自分泌的形式分泌，并促进 SMCs 细胞迁移及内膜增厚
2011 年	Zou D 等	中国	STA	烟雾血管病患者 STA 的平滑肌层、内膜及内皮细胞上的 b-FGF 水平均明显高于对照组
1993 年	Takahashi A 等	日本	脑脊液	MMD 组的 bFGF 水平比对照组及控制组明显高

续表

时间	作者	国家	部位	结果
1996 年	Yoshimoto T 等	日本	脑脊液	MMD 组的 bFGF 高于动脉粥样组，且间接搭桥手术后进一步升高
1997 年	Malek AM 等	美国	脑脊液	儿童 MMD 组的 bFGF 明显高于对照组
1997 年	Yoshimoto T 等	日本	脑脊液	MMD 组的 bFGF 明显高于对照组；且 bFGF 水平与间接血管脑血管重建术后侧支循环程度正相关，与其他因素无关
2003 年	张岩等	中国	脑脊液	MMD 组的 bFGF 明显高于对照组及控制组
2010 年	Kang HS 等	韩国	血浆	烟雾血管病患者血浆中 bFGF 水平低于可检测值下限
2010 年	王明光等	中国	血浆	烟雾血管病患者血浆中 bFGF 水平高
2016 年	吴凌峰等	中国	血浆	烟雾血管病患者血浆中 b-FGF 水平动态变化，可能在病程晚期起作用

三、基因学研究

Roder C 等在 bFGF 基因上游选择了 4 个 SNP（rs308395、rs308447、rs10004506、rs13434728），希望鉴定出能解释上述 bFGF 水平升高的变异，结果在烟雾血管病组及对照组中一个 SNP 表现出存在显著差异。作者分析认为这 4 个 SNP，每个在基因上游超过 1 000 bp，可能位于转录位点的前面，以至于对表达没有影响。但又无法找到更接近 bFGF 基因的常见 SNP。对 bFGF 直接启动子区域（＜1 000 bp）的完整测序可能可以弄清烟雾血管病患者上述不同组织中浓度的升高，并阐明其在 MMD 发生中的作用。

四、临床运用

Kubo H 等建立了脑缺血的大鼠模型后进行 EMS 手术，术中研究组中将 0.1 μg 的 bFGF 直接倾倒于脑与肌肉之间，而对照组使用等量的生理盐水倾倒于脑与肌肉之间，一周后检测两组大鼠脑血管新生情况，发现研究者发现血管新生增加，且血管更粗大。

（1）研究者大鼠的大脑和肌肉之间长出更大的新血管。

（2）在脑表面，研究组的血管更大（直径大于 6 μm），对照组的血管更小（小于 6 μm）。

（3）研究组的血管总面积是对照组的 2 倍。

第七节　烟雾血管病相关标志物——血小板衍生生长因子

一、概述

血小板衍生生长因子（platelet-derived growth factor，PDGF）最初是从血小板中分离出来的。最初认为 PDGF 通过激活受体酪氨酸激酶途径来诱导细胞增殖。此后的研究表明，PDGF 还可以影响内皮细胞以诱导血管生成。PDGF 有 4 个不同的家族成员（PDGF A-D），与 2 个不同的受体（PDGFR-α 和 PDGFR-β）结合以激活影响内皮细胞和平滑肌细胞的受体酪氨酸激酶途径。PDGF-B 在新形成的血管上与 VEGF 共同作用，以专门促进内皮细胞和平滑肌细胞之间的稳定性。PDGF 的缺乏会导致血管易碎和血管渗漏，从而导致进一步的出血和缺氧。

MMD 血管平滑肌细胞（VSMCS）的体外研究显示，细胞对 PDGF 刺激的反应发生变化，这很可能是由 PDGF 受体数量减少引起的。它也可能在 SMC 的迁移和复制中发挥关键作用。在动脉粥样硬化变化的发病机制开始及 MMD 引起的狭窄血管中，这导致动脉壁损伤后内膜增厚。综上所述，PDGF 可能在烟雾血管病的发病过程中扮演着重要的作用。

二、临床启示

Yoshimoto T 等在 1996 年报道了 PDGF 在脑脊液中的检测结果：烟雾血管病患者与动脉粥样硬化患者脑脊液中 PDGF 差异无统计学意义。Kang HS 等则对 20 例烟雾血管病患者及 9 例健康对照组的血浆进行了 PDGF 检测，发现烟雾血管病患者血浆中 PDGF-BB 水平显著高于对照组[（2 071.48±73.75）pg/ml vs.（112.75±33.34）pg/ml，$P=0.012\,3$]。

三、机制研究

Aoyagi 等人分析了 PDGF 刺激后 VSMC 的反应，发现与对照组相比，MMD VSMC 的 DNA 合成和增殖发生了变化。在一项后续研究中，Aoyagi 等人表明，对 PDGF 的细胞反应减弱是由 MMD 患者 VSMC 上 PDGF 受体数量减少引起的。在随后的研究中，Yamamoto 等人证明了 PDGF（PDGF-AA 和 PDGF-BB）刺激后迁移和复制的反应性降低。他们认为，PDGF 反应减少导致的动脉壁损伤后，由于修复过程延迟而导致更多的不同细胞因子暴露，可能导致 MMD 的内膜增厚。

四、基因学研究

Roder C 等选择了 2 个 PDGF 相关的 SNP（rs3756312、rs3828610），希望鉴定出

能解释上述 PDGF 水平升高的变异，结果表明 PDGFR-β 的启动子区域中的 rs3828610 A/C 与 MMD 显著相关（$P=0.037$，$OR=1.81$，$95\%CI=1.03\sim3.17$）。在显性 A 等位基因假设下的基因型测试显示 P 值为 0.0185，即 OR 为 3.21（$95\%CI=1.18\sim8.74$）。在对照组中，有 38.2% 的人为 AA 纯合子，而只有 27.5% 的人具有该基因型。在 11.8% 的对照和 30% 的病例中发现纯合 CC 基因型。对照中发现杂合度的比例为 50%，而对照组为 42.5%。尽管其他 2 个 SNP（rs3756312、rs3828610）表现出倾向于风险等位基因的趋势，但它们并未达到显著水平。考虑到这些事实，对位于 PDGFRB（即 PDGFR-β）基因启动子区域的 rs3828610 的发现可能解释了较低的转录活性，因此解释了 PDGFRB 受体的数量较少。功能研究及具有较大 SNP 队列的遗传研究可能可以证明其在 MMD 发生中的作用。

前述 Roder C 等的研究对象是欧洲烟雾血管病患者队列，我国的 Wang X 等随后在 96 例汉族烟雾血管病患者及 96 例健康对照组中进行了 rs3828610 的验证，未能发现烟雾血管病组及对照组的 rs3828610 存在统计学差异。此外，意大利的 Raso A 等在 2016 年对 21 名意大利烟雾血管病儿童的 PDGFRB 的编码序列区进行了测序，检测到了一个新的可能引起疾病的 PDGFRB Pro.1063Thr 突变。

前述三项研究结果表明 PDGF/PDGFRB 与烟雾血管病的关系存在种族差异，结合前两节提到的 $TGF\beta_1$ 及 bFGF 在基因学方面的差异，我们相信亚洲及欧美的烟雾血管病患者的遗传背景存在差异。

五、临床运用

Marushima A 等 2019 年报道了一项利用成肌细胞介导的血管内皮生长因子 A/血小板源性生长因子 BB 共输送技术（myoblast-mediated co-delivery of VEGF/PDGF-BB）联合 EMS 治疗中动脉闭塞的脑缺血大鼠模型（MCAO rat model）的研究。该研究表明：

（1）同时含有 VEGF/PDGF-BB 的单双顺反子载体 VIP 注射治疗后可以增加 EMS 模型的血管新生并改善血流。

（2）可以减少脑梗死体积。

（3）还可以增加侧支血管生成、并有神经元保护作用。

第八节　烟雾血管病相关标志物——肝细胞生长因子

一、概述

肝细胞生长因子（hepatocyte growth factor，HGF）是一种糖蛋白，最初被纯化为原代培养中肝细胞的有效促分裂原。随后的研究表明，它调节着各种发育和再生过程。它在血管生成中起重要作用，并促进肝肾损伤后的组织再生，可以延长体外培养细胞的存活时间。

HGF 通常在各种体细胞类型中表达，但其在大脑中的表达定位仍存在争议。据报道，神经元、室管膜细胞、少突胶质细胞、星形胶质细胞或小胶质细胞都可以表达该蛋白。在短暂性局灶性脑缺血发作后，通过 Northern 印迹分析已经证明了 HGF mRNA 的诱导，但是表达它的细胞类型仍然不确定。HGF 以分子量为 85～95 kD 的无活性前体形式分泌，然后经酶法加工成由重链和轻链 69 kD 和 34 kD 分别通过二硫键连接的活性形式。此激活步骤由丝氨酸蛋白酶，即肝细胞生长因子激活剂（HGFA）催化。尽管血清中的 HGFA 主要在肝脏中产生，但由于 98～99 kD 的大分子量，血清 HGFA 可能不会直接进入脑实质。故可以推测 HGFA 也有可能在脑中产生并在缺血下条件下被催化为 HGF 活性形式。

目前，HGF 还被认为是血管生成的强力诱导剂，并且比血管内皮细胞生长因子或 bFGF 更有效。对 HGF 的所有生物学反应均通过 c-Met 原癌基因编码的酪氨酸激酶受体介导。

二、临床启示

Nanba R 等于 2004 年报道了脑脊液中 HGF 的检测结果，发现如下：

（1）烟雾血管病患者脑脊液中的 HGF 水平显著高于对照组（烟雾血管病组 vs. 脊髓空洞组 vs. 粥样硬化性颈动脉闭塞组为（820.3 ± 319.0）vs.（408.2 ± 201.6）vs.（443.2 ± 193.5）pg/mL，$P < 0.01$。

（2）在烟雾血管病患者中，HGF 及其细胞性受体 c-Met 均广泛分布于颈内动脉末端分叉的中膜和增厚的内膜中，而在对照患者中则没有（图 5-13、图 5-14）。

我国的吴凌峰等发现不同 Suzuki 分期的烟雾血管病患者的血清 HGF 水平不同，是动态变化的，但差异不显著，但都显著高于对照组（动脉粥样硬化、健康对照组）。因此，他们认为 HGF 可能在烟雾血管病整个发生发展过程中均发挥作用。

三、机制研究

HGF 相关机制研究绝大多数来自动物实验。Hayashi T 等的研究发现假手术组大鼠脑组织的 HGF 仅存在于室管膜细胞和脉络丛中（神经元、神经胶质细胞或血管内皮细胞中无法检测到），而研究组（MCAO 手术组）大鼠在手术后 3 h 即可在缺血半暗带的大脑皮质神经元中检测到 HGF 表达，尾状核外侧神经元中也检测到 HGF 表达。该研究表明缺氧状态下短期内就可以诱导神经元中 HGF 表达增加。Tsuzuki N 等的研究发现将人重组 HGF 直接注入脑缺血大鼠模型的脑室中（建模 2 h 后），不但可以直接减少神经元细胞的凋亡，同时还增加血管新生，从而呈剂量依赖性减少梗死体积。Nagayama T 等的研表 HGF 可能参与缺血后中晚期脑组织修复：脑缺血小鼠（MCAO

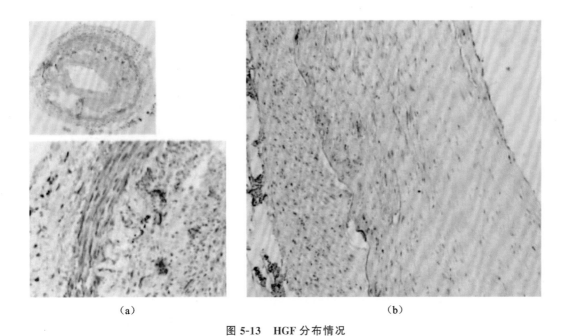

（a）　　　　　　　　　　　　　　　　　　（b）

图 5-13　HGF 分布情况

（a）在烟雾血管病样品中用抗 HGF 的一抗染色的免疫组织化学的显微照片。原始放大倍率：上×4；下×100。（b）在对照样品中用抗 HGF 的一抗染色的免疫组织化学的显微照片。原始倍率：×40

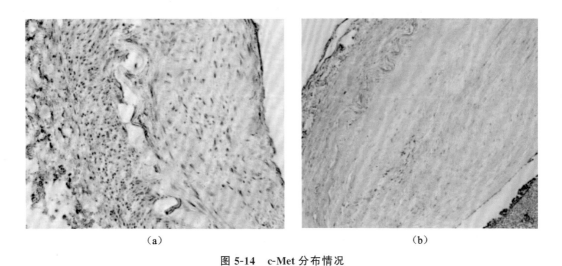

（a）　　　　　　　　　　　　　　　　　　（b）

图 5-14　c-Met 分布情况

（a）在烟雾血管病标本中用抗 c-Met 的一抗染色的免疫组织化学的显微照片。原始倍率：×40。（b）在对照样品中用抗 c-Met 的一抗染色的免疫组织化学的显微照片。原始倍率：×20

法）建模后的第 4～28 天于缺血半暗带中均可检测到 HGF 及其受体 c-Met，HGF 表达高峰期位于缺血后的第 14～28 天，c-Met 表达高峰期位于缺血后的第 7～14 天；HGF mRNA 及 c-Met mRNA 在相应的阶段内也呈上调表达。此外，该研究通过使用共聚焦激光扫描显微镜（CLSM）进行的三重免疫组化染色，发现大多数 HGF 免疫阳性细胞

（图5-15）及c-Met免疫阳性细胞（图5-16）均定位于反应性星形胶质细胞。由于星形胶质细胞还可分泌其他几种营养因子，并且HGF具有神经营养活性，因此可以推测HGF在缺血后修复和重塑过程中可能作为神经营养因子发挥重要作用。

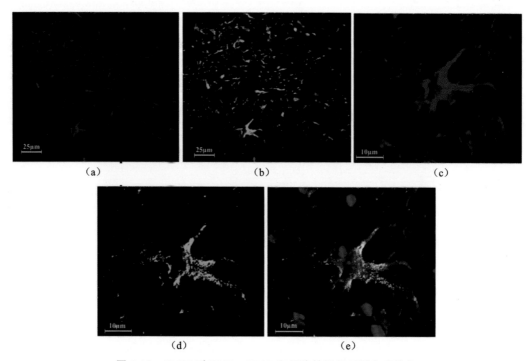

图5-15　CLSM对HGF、GFAP和细胞核进行三重免疫染色

（a）、（c）GFAP免疫阳性细胞（抗GFAP-Alexa Fluor 594），荧光模式（红色）；（b）、（d）HGF免疫阳性细胞（抗HGF-HRP-DAB），荧光模式（绿色）；（e）对GFAP（红色）、HGF（绿色）和细胞核（蓝色）进行三次成像。GFAP和HGF的免疫阳性细胞均呈黄色

四、临床运用

Tsuzuki N等的研究发现将人重组HGF直接注入脑缺血大鼠模型的脑室中（建模2 h后），不但可以直接减少神经元细胞的凋亡，同时还增加血管新生，从而呈剂量依赖性减少梗死体积。Shimamura M等通过将人类HGF基因与日本血凝病毒载体一起通过小脑延髓池注入研究组大鼠的脑脊液，对照组中小脑延髓池内注入等量生理盐水或无HGF基因的日本血凝病毒载体，随后将两组大鼠进行MCAO法脑缺血建模24 h后发现，与对照组相比：

（1）研究组大鼠脑梗死的体积明显更小（图5-17）。

（2）缺血区脑组织中凋亡的神经元数目减少（图5-18）。

（3）缺血皮质处血管新生数目增多（图5-19）。

（4）研究组缺血区脑组织无明显水肿及血脑屏障破坏表现。

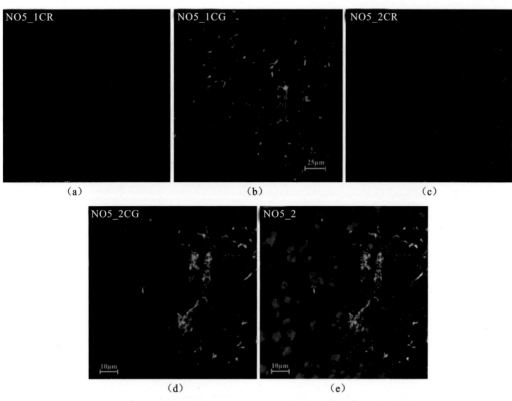

图 5-16 用 CLSM 对 c-Met、GFAP 和细胞核进行三重免疫染色

(a)、(c) GFAP 免疫阳性细胞（抗 GFAP-Alexa Fluor 594），荧光模式（红色）；(b)、(d)）c-Met 免疫阳性细胞（抗 c-Met-HRP-DAB），荧光模式（绿色）；(e) GFAP（红色）、c-Met（绿色）和细胞核（蓝色）的三重成像，GFAP 和 c-Met 的免疫阳性细胞均呈淡黄色

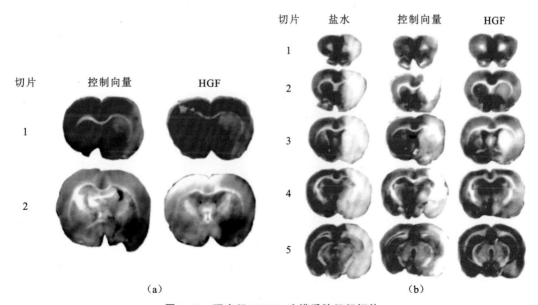

图 5-17 研究组 MCAO 建模后脑组织切片

(a) MCAO 建模 9 h 后脑组织冠状位切片；(b) MCAO 建模 24 h 后脑组织冠状位切片

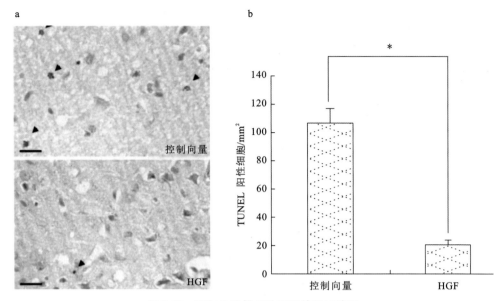

图 5-18   MCAO 建模后脑组织神经元情况

（a）MCAO 建模 24 h 后梗死区边界的大脑皮质冠状切片的 TUNEL 染色；（b）HGF 转基因组的
TUNEL 阳性细胞数（凋亡神经元）明显减少

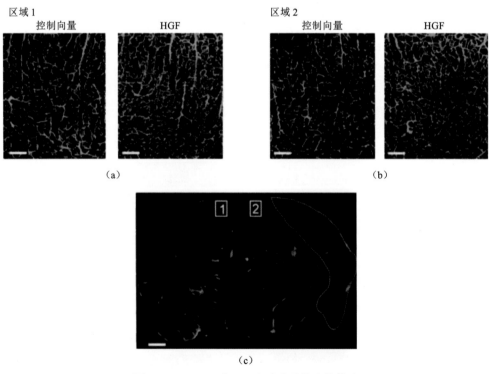

图 5-19   MCAO 后 24 h 大脑皮质的血管模式

感兴趣区域设置在大脑皮质（c）的 2 个点上。用人类 HGF 基因转染的大鼠在完整（a）和梗死（b）
的半球均显示毛细血管密度显著增加。（c）中的虚线表示梗死区域。（a）、（b）bar＝100 μm；（c）bar＝
1 μm。对照载体是指用空载体转染的大鼠。HGF 指用含有人 HGF 的载体转染的大鼠

第九节 烟雾血管病相关标志物——基质金属蛋白酶及其抑制剂

一、概述

正常的生理重塑过程（如发育、形态发生和组织修复）涉及细胞外基质（ECM）的精确调控的降解。重塑也发生在诸如关节炎、癌症和心血管疾病等疾病的过程中，部分是为了修复，但经常失调。多种类型的蛋白酶与 ECM 降解有关，但是涉及的主要酶基团是基质金属蛋白酶（matrix metalloproteinases，MMPs），也称为基质素（matrixin）的酶。MMPs 是含锌的内肽酶组成的家族，能够降解 ECM 的各种成分，与成纤维细胞胶原酶（胶原酶1）或 MMP-1 催化结构域的序列同源性是该家族成员的标准。MEROPS 数据库（http：//www.merops.sanger.ac.uk）将 metzincins 的 MMP/matrixin 亚家族分类为 M10。MMPs 最简单的结构子类是基质溶素（matrilysins），其由信号肽、前肽域和具有锌结合位点的催化域组成（图 5-20）。前肽结构域中的保守半胱氨酸与活性位点中的锌协调，以维持 proMMP 的潜伏期。催化结构域包含 Zn^+ 结合基序 HEXXHXXGXXH 和一个保守的蛋氨酸，在下游形成一个"Met-turn"8 个残基，支撑着 Zn^+ 周围的活性位点裂隙结构。因此，它们是典型的 metzincins 成员，但是 MMPs 与其他 metzincins 的区别是催化域的主要结构。所有这些都是潜在的前酶，必须对其进行蛋白水解处理才能被激活。这些前肽具有"半胱氨酸转换"基序 PRCGXPD，其中半胱氨酸残基与催化域中的催化 Zn^+ 配位，从而使 proMMP 保持失活。

MMPs 可以分为胶原酶（collagenases）、明胶酶（gelatinases）、溶血素（stromelysins）、基质溶素（matrilysins）、膜型（membrane type，MT-MMPs）和其他类（others），这些分组是基于域组织和底物偏好，但或多或少是历史性的；最近发现的"不符合规定"的酶被归为"其他"类别（表 5-3）。胶原酶除具有最小的结构域结构外，还包含一个简单的血红素样结构域，该结构域通过富含脯氨酸的铰链区连接至催化结构域，可降解Ⅰ、Ⅱ、Ⅲ型天然螺旋和其他原纤维胶原。明胶酶在其催化结构域内包含 3 个Ⅱ型纤连。溶血素具有与胶原酶相似的结构域，但与基质溶素一样，具有广泛的底物特异性并降解许多 ECM 蛋白，包括蛋白聚糖、纤连蛋白和层粘连蛋白。MT-MMP 则通过 C 端跨膜结构域或糖基磷脂酰肌醇锚固结合到细胞表面，并降解明胶、纤连蛋白和聚集蛋白聚糖及其他 ECM 底物。使用生物信息学方法比较 MMPs 的主要序列，提示了 MMPs 有 6 个进化亚组：A 亚组包含 MMP-19、MMP-26 和 MMP-28；B 亚组包含 MMP-11、MMP-21 和 MMP-23；C 亚组包含 MMP-17 和 MMP-25 组；D 亚

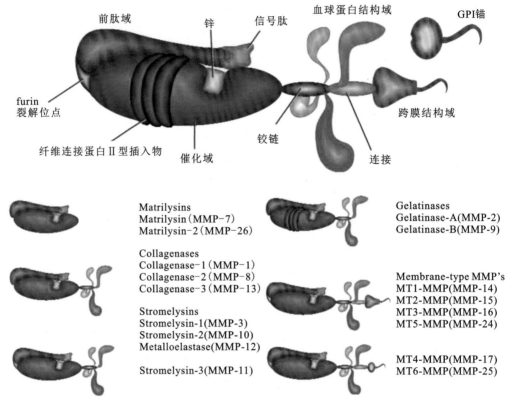

图 5-20　MMPs 的基本结构域——基质溶素的模式图

组包含 MMP-1、MMP-3、MMP-8、MMP-10、MMP-12、MMP-13 和 MMP-27；E 亚组包含 MMP-14、MMP-15、MMP-16 和 MMP-24；F 亚组包含 MMP-2、MMP-7、MMP-9 和 MMP-20。

　　MMPs 的主要作用是降解 ECM 成分和激活其他 MMPs 之外，MMPs 活性还负责提供可用的活性生长因子和细胞因子。如胰岛素样生长因子（IGF）结合蛋白的 MMP 降解释放出活性的 IGFs，血管基底膜中蛋白聚糖 Perlecan 的降解释放出成纤维细胞生长因子（FGFs），潜在的 TGFβ 结合蛋白（如核心蛋白聚糖）的降解释放出潜在的 TGFβ，而 MMP-2 和 MMP-9 蛋白水解激活潜在的 $TGF\beta_1$ 和 $TGF\beta_2$。又如 MMP-9 可以裂解促炎、促血管生成的细胞因子 IL-8，将其活性提高 10 倍，并降解和灭活血管生成抑制剂血小板因子-4。

　　MMPs 在体内的激活途径：①由弗林蛋白酶在细胞内激活；②在细胞外空间通过蛋白水解 N 末端前肽域而被激活。如纤溶酶可引发 MMP 激活级联反应，从而激活 proMMP-1 和 proMMP-3；激活的 MMP-3 可以依次激活 proMMP-1 和 proMMP-9；MT1-MMP 在细胞表面激活 proMMP-2 和 proMMP-13；激活的 MMP-2 和 MMP-13 都可以依次激活 proMMP-9。

表 5-3　人基质金属蛋白酶及其结构域组成

酶	MMP	染色体位置(人类)	SS	Pro	CS	RX[R/K]R	Cat	FN2	Lk1	Hpx	Lk2	TM	GP1	Cyt	CysR-Ig
Collagenases															
Interstitial collagenase Collagenase 1	MMP-1	11q23-q23	+	+	+	−	+	−	−	+	+				
Neutrophil collagenase Collagenase 2	MMP-8	11q21-q22	+	+	+	−	+	−	−	+	+				
Collagenase 3	MMP-13	11q22.3	+	+	+	−	+	−	−	+	+				
Gelatinases															
Gelatinase A	MMP-2	16q13	+	+	+	−	+	+	+	+	+				
Gelatinase B	MMP-9	20q11.3-q13.1	+	+	+	−	+	+	+	+	+				
Stromelysins															
Stromelysin 1	MMP-3	11q23	+	+	+	−	+	−	−	+	+				
Stromelysin 2	MMP-10	11q22.3-q23	+	+	+	−	+	−	−	+	+				
Stromelysin 3	MMP-11	22q11.2	(+)	(+)	+	+	+	−	−	+	+				
Matrilysins															
Matrilysin 1	MMP-7	11q21-q22	+	+	+	−	+	−	−	−	−				
Matrilysin 2	MMP-26	11p15	+	+	+	−	+	−	−	−	−				
膜式 MMPs															

酶	MMP	染色体位置（人类）	域组合												
			SS	Pro	CS	RX[R/K]R	Cat	FN2	Lk1	Hpx	Lk2	TM	GP1	Cyt	CysR-Ig
（A）跨膜型															
MT1-MMP	MMP-14	14q11-q12	+	+	+	+	+		+	+	+	+	+	−	+
MT2-MMP	MMP-15	15q13-q21	+	+	+	+	+		−	+	+	+	+	−	+
MT3-MMP	MMP-16	8q21	+	+	+	+	+		+	+	+	+	+	−	+
MT5-MMP	MMP-24	20q11.2	+	+	+	+	+		−	+	+	+	−	+	−
（B）Gpl 锚定															
MT4-MMP	MMP-17	12q24.3	+	+	+	+	+		−	+	+	+	−	+	−
MT6-MMP	MMP-25	16p13.3	+	+	+	−	+		−	+	+				
其他															
Macrophage elastase	MMP-12	11q22.2-q22.3	+	+	+	−	+		−	+	+				
—	MMP-19	12q14	+	+	+	−	+		−	+					
Enamelysin	MMP-20	11q22.3	+	+	+	+	+		−	+	+				
—	MMP-21	10	+	+	−	+	+		−	+	+				
CA-MMP	MMP-23	1p36.3	+	+	−	+	+		−	−	+	−	−	−	+
—	MMP-27	11q24	+	+	+	−	+		−	+	+	−	−	−	
Epilysin	MMP-28	17q21.1	+	+	+	+	+		−	+	+				

MMPs 主要的内源性抑制物是金属蛋白酶组织抑制剂（tissue inhibitors of metal-loproteinases，TIMPs）。TIMPs 最初是血清和成纤维细胞培养条件培养基中的胶原酶抑制剂。在人类中有 4 个 TIMPs（TIMP-1 至 TIMP-4），大小为 22～29 kD。TIMP-1 和 TIMP-3 是糖蛋白，TIMP-2 和 TIMP-4 不包含碳水化合物。它们可以抑制迄今为止发现的人类所有的 MMPs，但是 TIMP-1 是 MT1-MMP、MT3-MMP、MT5-MMP 和 MMP-19 的弱抑制剂。MMPs 的其他抑制物包括：①在血浆中，一般的蛋白酶抑制剂 α_2-巨球蛋白是主要的 MMP 抑制剂；②血管生成抑制剂 TSP-1 和 TSP-2，TSP-1 抑制 proMMP-2 和 proMMP-9 的活化，而 TSP-2 与 MMP-2 形成复合物以通过清除剂受体介导的内吞作用增强清除；③RECK（具有 Kazal 图案的诱导还原型半胱氨酸富集蛋白），一种在人体组织中广泛表达的糖基磷脂酰肌醇膜锚定糖蛋白。

此外，MMPs 也受转录和转录后水平的调节。大多数 MMPs 的表达在正常组织中较低，并且在需要 ECM 重塑时强烈上调。表达可以由细胞因子、生长因子、化学试剂（如肿瘤启动子）、物理压力、激活的癌基因及与 ECM 的相互作用诱导。

二、临床启示

Fujimura M 等在 2009 年报道了烟雾血管病患者血浆中 MMP-2 及 MMP-9 的检测结果：烟雾血管病患者的血清 MMP-9 水平显著高于健康对照组患者（40.18 vs. 13.75 ng/mL，$P = 0.037 2$），但两组患者的血清 MMP-2 差异无统计学意义。该团队还对手术中获得的标本急性免疫组织化学检测，发现烟雾血管病患者蛛网膜中 MMP-9 的表达明显增加（图 5-21）。

韩国的 Kang HS 等的研究中检测了 5 种 MMPs（MMP-1、MMP-2、MMP-3、MMP-9、MMP-12）及 2 种 TIMPs（TIMP-1 及 TIMP-2），结果发现：烟雾血管病患者血浆中 MMP-9 水平显著高于健康对照组；MMP-3、TIMP-1 及 TIMP-2 水平显著低于对照组；MMP-1、MMP-2、MMP-12 的水平则与对照组差异无统计学意义。Blecharz-Lang KG 等对烟雾血管病患者及动脉粥样硬化脑血管病患者进行了比较研究，发现两组患者血浆中 VEGF、MMP-9、MMP-2 的水平差异无统计学意义。

三、基因学研究

编码 TIMP-4 和 TIMP-2 的基因分别跨越染色体 $3p24.2\text{-}p26$ 和 $17q25$，后两者是家族性烟雾血管病基因的位置。因此，TIMPs 的失调可能会破坏 MMPs 和 TIMPs 之间的平衡，并导致错误的 SMC 动力学，并且随后会诱导 MMD 表型。为了验证这一可能性，韩国的 Kang HS 等在家族性烟雾血管病患者（FMMD）、非家族性烟雾血管病患者及非烟雾血管病患者中通过直接测序评估了启动子区域、外显子连接及 TIMP-2 和 TIMP-4 基因的外显子，并比较了研究组中单核苷酸多态性的频率。结果发现在 FMMD 的 -418 位置的 TIMP2 启动子区域杂合基因型的频率明显较高，上述 3 组患者 -418 位的 G/C 杂合基因型的频率分别为 9/11、16/50、14/50 例（FMMD vs. 非 FMMD；OR $= 9.56$，95% CI $= 1.85\sim49.48$，$P = 0.005$；FMMD vs. 非 MMD：OR $= 10.50$，95%

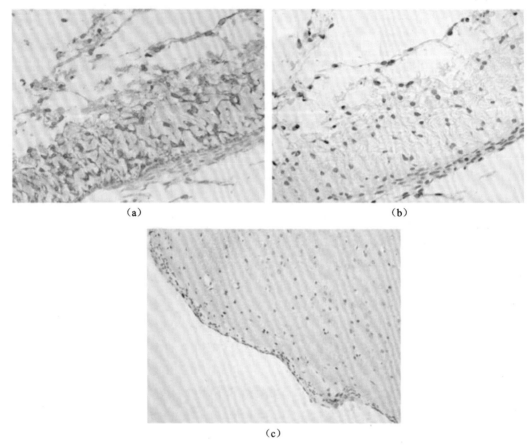

（a）　　　　　　　　　　　　　　　　　（b）

（c）

图 5-21　烟雾血管病患者与对照组 MMP-9 表达分析

（a）从有烟雾血管病的患者获得的手术样本上对 MMP-9 的免疫组织化学分析，表明蛛网膜中 MMP-9 的表达增加。（b）该烟雾血管病患者标本阴性对照（无一抗）免疫染色。（c）健康对照组患者蛛网膜上的 MMP-9 表达，与 moyamoya 病患者相比，免疫染色少

CI=2.02～54.55，P=0.001）。−418 位的这个碱基对应于 GAGGCTGGG 序列的第 3 个碱基，是一个 Sp1 结合位点。因此，该位置的变化可能会影响 Sp1 的结合及该基因的后续转录。上述结果表明 TIMP2 启动子中第−418 位 G/C 杂合基因型的存在可能是韩国 FMMD 的遗传诱因。

　　我国 Li H 等在 2010 年发表的研究中对更多的 MMP 及 TIMP 基因多态性进行了检测，该研究确定了 MMP-2、MMP-3、MMP-9 和 MMP-13 基因的 5 个功能启动子多态性及 TIMP-2 基因的潜在功能启动子多态性。结果未发现与 MMD 相关的 MMP-2、MMP-9、MMP-13 及 TIMP-2 相关基因突变。但该研究结论支持 MMP-3 启动子中的功能多态性可能与中国汉族人群对 MMD 和 FMMD 的易感性有关：①在显性遗传模型中，与健康对照组相比，MMD 患者中 MMP-3 5A/6A 和 5A/5A 基因型的频率显著降低（OR=0.57，95% CI=0.38～0.86，P_{corr}=0.042）；②在占主导地位的遗传模型（OR=0.23，95% CI=0.08～0.68，P_{corr}=0.048）和加性遗传模型（OR=0.24，95%

CI＝0.08~0.69，P_{corr}＝0.048）之间，FMMD 患者与对照组之间的 MMP-3 5A/6A 多态性也存在显著差异。2010 年发表的我国 Wang X 等的另一个队列研究中检测了 5 个多态性位点：RNF213 的 rs112735431 和 rs148731719、PDGFRB 中的 rs3828610、MMP-3 中的 rs3025058 及 TIMP-2 中的 rs8179090。该研究发现了烟雾血管病和健康对照的 RNF 213 的 rs112735431 和 rs148731719 存在基因型差异，但是未检测到与 MMP-3、TIMP-2 或 PDGF-RB 相关的基因突变。2014 年韩国 Park YS 等发表的研究表明：TIMP-2－418 GC＋CC 和 MMP-2－1575GA/－1306CC 基因型可能是 MMD 发展的遗传诱因；MMP-9 Q279R GA＋AA 基因型可能是保护性因素；未检测到与 MMP-3、MMP-9 相关基因突变。随后，Ma J 等在汉族烟雾血管病患者及健康对照组之间的比较研究中发现 MMP-3 6A 频率增加是烟雾血管病患病风险增加的危险因素。此外，日本的 Sonobe S 等发现小鼠 CCAO 模型敲除 RNF 213 基因后会引起 MMP-9 表达增加（mRNA 及蛋白水平），并引起血管壁变薄，说明 RNF213 基因可以在 mRNA 及蛋白水平调节 MMP-9 的表达。

上述研究结论有相互验证、支持的，也有相互矛盾的。这说明烟雾血管病患者有复杂的遗传基础，不同人种烟雾血管病患者、家族性与散发性烟雾血管病患者之间可能都存在不同的遗传基础。

四、机制研究

基于 MMPs 在肿瘤、心血管疾病及上述烟雾血管病中的研究，可以说 MMPs 对于血管生成是绝对必要的。虽然 MMPs 降解 ECM 成分以打开迁移内皮细胞的途径是血管生成中的基本要求，但 MMP 在许多方面都有助于促血管生成（图 5-22）和抗血管生成过程（图 5-23）。在正常的生理性血管生成中，血管生成因子信号传导、MMP 活性/信号传导、内源性血管生成抑制剂和 MMP 抑制剂之间存在紧密控制的平衡。在病理性血管生成中，促血管生成和抗血管生成的平衡变得不稳定。

前述 Blecharz-Lang KG 等发现 MMD 和动 ACVD 患者的血浆中 VEGF、MMP-9、MMP-2 差异无统计学意义，但烟雾血管病患者 M4 血管壁局部的明胶酶活性增高、Ⅳ型胶原蛋白降低。随后他们使用预先提取的大鼠脑血管内皮细胞（cENDs）进一步体外试验，结果发现：

（1）将 cENDs 放入 ACVD 对照者的血浆中培养，MMP-9 和 VEGF 呈低水平表达；而将 cENDs 放入烟雾血管病患者血浆培养，MMP-9 和 VEGF 呈自分泌的形式高表达。

（2）MMD 血浆成分会增加明胶酶活性。这说明烟雾血管病患者的血浆中存在某些因素，会诱发 cENDs 自分泌 MMP-9 和 VEGF，并增加明胶酶活性。该团队提出了 VEGF 在烟雾血管病患者体内的作用是双向的：一方面，VEGF 表达增加，会促进血管生成进而在一定程度上改善脑供血；另一方面，VEGF 表达增加会使 Ang-2 及 MMP-9 表达增加，进而导致内皮细胞-内皮细胞（EC-EC）及内皮细胞-细胞外基质（EC-EMC）屏障破坏，进而导致血管脆性增加，这或许是烟雾血管病患者易发生脑出

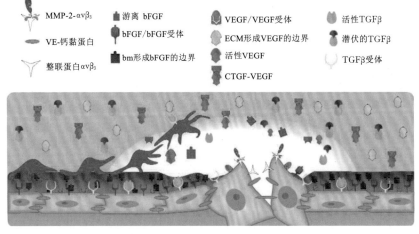

MMP-2-αvβ₃	游离 bFGF	VEGF/VEGF受体	活性TGFβ
VE-钙黏蛋白	bFGF/bFGF受体	ECM形成VEGF的边界	潜伏的TGFβ
整联蛋白αvβ₃	bm形成bFGF的边界	活性VEGF	TGFβ受体
		CTGF-VEGF	

图 5-22　MMPs 的促血管生成作用

　　包括血管基底膜和 ECM 成分的降解，以使周细胞脱离和内皮细胞迁移。VE-钙黏蛋白内皮细胞-细胞黏附的裂解；通过整联蛋白 αvβ₃ 结合将 MMP-2 的细胞表面定位在迁移的内皮细胞的侵袭边缘；从裂解的 ECM 分子中暴露出隐含的整联蛋白结合位点；从 ECM 和结缔组织生长因子（CTGF）的储存库释放活性 VEGF；切割基底膜蛋白多糖以释放 bFGF；TGFβ 的释放和活化。具有生物活性的 VEGF、bFGF 和 TGFβ 通过它们各自在内皮细胞上的受体发出信号，从而诱导血管生成

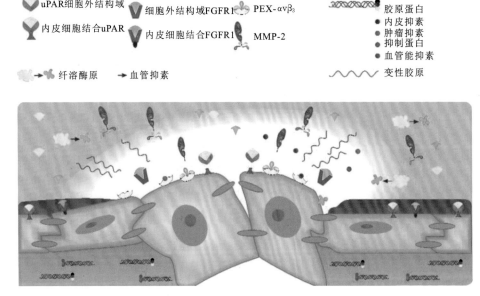

uPA	FGF	整联蛋白αvβ₃	三螺旋式Ⅳ&ⅩⅧ
uPAR细胞外结构域	细胞外结构域FGFR1	PEX-αvβ₃	胶原蛋白
内皮细胞结合uPAR	内皮细胞结合FGFR1	MMP-2	内皮抑素
			肿瘤抑素
			抑制蛋白
			血管能抑素
纤溶酶原→	血管抑素		变性胶原

图 5-23　MMPs 的抗血管生成作用

　　包括切割 FGFR1 和 uPAR 的配体结合结构域，分别抑制 FGFR1 信号传导和 uPA 信号传导/定位于内皮细胞表面。通过释放 MMP-2 可溶性 PEX 结构域来抑制 MMP-2 与整联蛋白 αvβ₃ 的结合；抗血管生成因子，来自纤溶酶原的血管抑素，肿瘤抑素，抑制素，内皮抑素，以及来自 ⅩⅧ 和 Ⅳ 型胶原链的非胶原 1（NC1）域的血管能抑素的产生

血的原因（图 5-24）。该假说能完美解释烟雾血管病患者存在血管新生、烟雾状血管脆弱易破裂出血的病理特征。

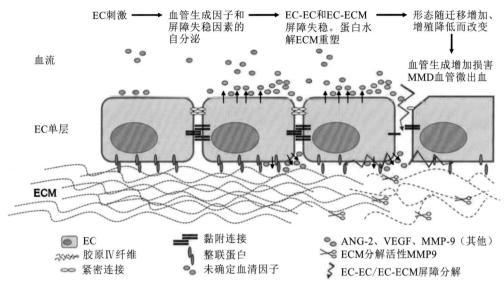

图 5-24　脆弱的 MMD 脑血管系统发展的潜在机制

MMD 患者血液中循环的未确定血清因子刺激 ECs 以自分泌方式过量分泌促血管生成介质，如 Ang-2、MMP-9 和 VEGF。这些因素通过破坏内皮之间的连接并破坏整联蛋白的表达来影响 EC-EC 和 EC-ECM 屏障。MMP-9 增加的蛋白水解活性通过胶原Ⅳ的降解诱导 ECM 重塑。形态随着迁移的增加、增殖的降低而发生改变，随后是过度的血管生成，介导了脑血管脆弱性的发展和潜在的微出血

第十节　烟雾血管病相关标志物——细胞视黄酸结合蛋白

一、概述

细胞视黄酸结合蛋白（cellular retinoic acid-binding protein，CRABP）是高亲和力视黄酸（retinoic acid，RA）结合蛋白，主要存在于细胞质中。在哺乳动物中，该家族有两个成员即 CRABPⅠ和Ⅱ，它们在进化过程中均高度保守。两种蛋白质具有非常相似的结构，该结构具有由 10 条链构成的"β-clam"基序的特征。这些蛋白质由共享非常相似的基因组结构的两个不同基因编码。CRABPⅠ广泛分布，而 CRABPⅡ仅受限制地表达于某些特定的组织中。CRABPⅠ基因由管家启动子驱动，但可以受多种因素调节，包括甲状腺激素和 RA，它们与分别包含 TRAP220 或 RIP140 作为共激活剂和共加压剂的特定染色质重塑复合物结合。体外进行的生化和细胞培养研究表明，这两种蛋白具有不同的生物学功能。CRABPⅡ的主要功能是将 RA 传递至核 RA 受体进行

基因调控；有研究表明 CRABPⅡ可能还参与其他细胞事件，如 RNA 稳定性。相反，生化和细胞培养研究表明，CRABPⅠ主要在细胞质中发挥功能，并存在于大多数成人组织中，以调节细胞内 RA 的利用/浓度并参与其他信号传导成分，如 ERK 活性。CRABPⅠ可以减轻类维生素 A 对生长因子和细胞因子的抑制作用。在对 RA 的基因组活性敏感的细胞（如干细胞）中，CRABPⅠ的作用：①将意外激增的 RA 引导至其代谢酶（如细胞色素 P450 系统、CYP），以减少 RA 对干细胞的毒性；②激活细胞质信号（如 ERK）依次控制细胞周期进程调节器 p27 以确保有效的细胞分化程序。在这些细胞中，有限量的 RA 因其基因组功能而被递送至细胞核。

二、临床启示

Hojo M 等于 1999 年报道了在日本的烟雾血管病患者脑脊液中检测到一种蛋白质（M_r＝12 000，等电点 pI＝5.35）明显高于对照组，但是无法识别该蛋白种类。Kim SK 等于 2003 年报道了在 MMD 患者的 CSF 标本中确定了 1 个与脊髓病变患者脑脊液呈差异表达的多肽点（M_r 为 13～15 kD，等电点为 5～5.5；平均光密度强度为 0.36±0.24，范围为 0.05～0.92）。该多肽被鉴定为 CRABPⅠ。随后该团队通过蛋白质印迹证实了来自 17 名 MMD 儿童的 CSF 中 CRABPⅠ的高水平表达。韩国的 Jeon JS 团队进一步比较了典型的双侧 MMD 患者与 MMS 及 ACVD 患者脑脊液中 CRABPⅠ的表达，发现前者显著高于后两者［MMD vs. MMS 为 1.45（0.86～2.52）vs. 0.91（0.78～1.20），P＝0.044；MMD vs. ACVD 为 1.45（0.86～2.52）vs. 0.85（0.66～1.11），P＝0.004］。此外，该研究尚发现 MMD 患者脑脊液的 CRABPⅠ水平与起病的临床表现不相关，但和术后基底节区烟雾血管减少相关。

三、机制研究

CRABPⅠ蛋白在 MMD 发病机制中的功能尚未确定。已有的研究已证实类维生素 A 可显著调节生长因子的表达，联系烟雾血管病特征性的病理表现及各种生长因子的作用，Kim SK 等对 CRABPⅠ在烟雾血管病发病机制中的作用做出了推测（图 5-25）：CRABPⅠ通过增加 RA 的产生、代谢酶和增加 RA 降解的速度来负性调节类维生素 A 的活性，而维生素 A 的负调控抑制了生长因子刺激的平滑肌细胞迁移和增殖。

这一可能机制中涉及的几种生长因子得到了一些研究的支持。如 Boyle 等人证明 RAR 配体和类维生素 A X 受体（RXR）激动剂的组合可以最大限度抑制血管生成性 FGF 结合蛋白基因，从而促进 FGF1 和 FGF2 的作用。Miano 等的研究发现 TGF-β_1 是一种有效的分化激活剂，它易受全反式维 A 酸（atRA）的拮抗作用。RAR 和 RXR-α 通过拮抗 TGF-β_1 基因表达所需的 AP-1 活性来下调 TGF-β_1 启动子。此外，有研究表明 atRA 抑制了 PDGF-BB 刺激的人内膜平滑肌细胞增殖；atRA 和 9-cis RA 阻断了 PDGF-BB 诱导的大鼠主动脉平滑肌细胞增殖。

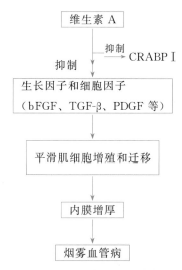

图 5-25 CRABP I 可能与 MMD 的发病机制有关

类维生素 A 减弱生长因子刺激的平滑肌细胞迁移和增殖。这样，类维生素 A 抑制新内膜增厚，这是 MMD 的组织学标志。CRABP I 通过增加 RA 的产生，代谢酶和增加 RA 降解的速度来负性调节类维生素 A 的活性

第十一节 烟雾血管病相关标志物——炎症因子

一、概述

近年来，作为各种疾病的共同病理学基础，慢性炎症引起了人们的注意。低水平的慢性炎症反应，称为闷烧（smoldering），与各种疾病进展中的慢性炎症有关。慢性炎症由于适应性反应的破坏而引起纤维化或血管生成，有时导致器官衰竭。炎症反应最终导致内膜血管平滑肌细胞增生和内皮细胞增殖引起的新生血管形成，从而引起管腔狭窄和侧支形成。被认为对烟雾血管病的发作或进展有影响的两个主要途径：①抗炎细胞因子途径；②激活无名指蛋白 213（RNF213）的促炎细胞因子途径。M2 巨噬细胞可促进与血管生成相关的免疫反应，这些 M2 巨噬细胞是由一些抗炎细胞因子诱导的，包括白介素（interleukin，IL）-4、IL-10、IL-13、干扰素（IFN）-α 和转化生长因子（TGF）-β 等。

二、临床启示

Yoshimoto T 等于 1996 年报道了 MMD 及动脉粥样硬化性动脉闭塞患者脑脊液中多种因子的比较，其中就包含了 IL-8，但结果表明两组患者脑脊液中的 IL-8 无显著统计学差异。Yamamoto M 等检查了来自 12 例烟雾血管病患者和 8 例健康对照者动脉平滑肌细胞（SMC）中的前列腺素的产生和环氧合酶 2（COX-2）的表达，发现如下：

（1）MMD 和健康对照组的 SMC 在培养基中前列腺素的稳态水平没有差异，但当用 IL-1β 刺激细胞时，MMD 组的 SMCs 向培养基中释放的 PGE2 明显高于对照 SMCs，而前列环素和血栓烷 B2 的量没有差异。

（2）免疫荧光研究和 Western 印迹分析表明 IL-1β 刺激的烟雾血管病 SMC 中有大量的 COX-2 蛋白表达，而对照组则无。Kang HS 等的研究对烟雾血管病患者及健康对照组血浆中的 3 种白介素（IL-1β、IL-6、IL-8）含量进行了比较，发现烟雾血管病患者血浆中的 IL-1β 显著高于健康对照组（0.70 ± 0.13 vs. 0.19 ± 0.06 pg/ml，$P = 0.031\,5$），但是 IL-6、IL-8 含量无显著统计学差异。

三、机制研究

损伤和浸润部位的炎症反应涉及血管壁中许多细胞因子的激活，其中可能包括白介素-1；前列腺素代表各种各样的自分泌和旁分泌激素，它们是许多细胞功能的重要介体；当受到促炎性细胞因子（如 IL-1）刺激时，SMC 表达环氧合酶 2（COX-2）并产生前列腺素 E2（PGE2），表达可诱导的 NO 合成酶并释放 NO。PG 和 NO 的局部失调控可能是烟雾血管病患者血管壁各种病理过程的原因。Yamamoto M 等检查了来自 12 例烟雾血管病患者和 8 例健康对照者动脉平滑肌细胞（SMC）中的前列腺素的产生和环氧合酶 2（COX-2）的表达，发现如下：

（1）MMD 和健康对照组的 SMC 在培养基中前列腺素的稳态水平没有差异，但当用 IL-1β 刺激细胞时，MMD 组的 SMCs 向培养基中释放的 PGE2 明显高于对照 SMCs，而前列环素和血栓烷 B2 的量没有差异。

（2）吲哚美辛或 NS-398 能完全阻断 MMD SMCs 由 IL-1β 诱导的 PGE2 产生。

（3）IL-1β 显著刺激对照组中 SMC 的细胞迁移和 DNA 合成，但对烟雾血管病 SMC 具有抑制作用。

（4）吲哚美辛能完全逆转 IL-1β 对烟雾血管病 SMC 生长和迁移的抑制作用。

（5）免疫荧光研究和 Western 印迹分析表明 IL-1β 刺激的烟雾血管病 SMC 中大量 COX-2 蛋白表达。Yamamoto M 等的研究发现表明在烟雾血管病患者的 SMC 通过激活 COX-2 对炎症刺激产生过量 PGE2，从而增加血管通透性并降低血管张力，这有助于使血液成分暴露于血管并更好地与各种相关因子作用，并促进烟雾血管病内膜增厚的发展。

此外，烟雾血管病的发病中 IL-10 可能起着重要的作用。IL-10 由多种免疫细胞分泌，包括巨噬细胞、树突状细胞、B 细胞和 T 细胞。IL-10 是一种具有抗炎特性的细胞因子，其丢失与自身免疫病理相关。Nagata ED 等在烟雾血管病患者中的研究发现 MMD 患者培养的 PBMNCs 分泌细胞因子中白细胞介素-10（IL-10）的水平低于对照组；在从 MMD 患者培养的 PBMNCs 中添加人重组 IL-10 可恢复 EPC 菌落形成 MMD PBMNCs 的潜力。因此，他们认为烟雾血管病患者外周血单核细胞来源的 M2 巨噬细胞产生的 IL-10 不足会损害烟雾血管病患者的内皮祖细胞（EPCs）的扩增和分化，最终引起烟雾血管病特有的血管改变。Fujimura 等人报道的研究发现烟雾血管病患者的血清 CD163 和 CXCL5 水平显著高于对照组，这表明烟雾血管病的病理与 M2 巨噬细胞有关，佐证了 Nagata ED 等的研究。Wang Y 等发现 IL-10 还可以通过激活 STAT3 信号通路来改善 TNF 刺激的 EPC 的功能。

　　Mikami T 等进行了文献综述和分析，将烟雾血管病的发作或进展有影响的各种炎症因子作用归纳为以下两个主要的途径：①抗炎细胞因子途径；②激活无名指蛋白 213（RNF213）的促炎细胞因子途径（图 5-26）。M2 巨噬细胞可促进与血管生成相关的免疫反应，可通过抗炎细胞因子（包括 IL-4、IL-10、IL-13、IFN-α 和 TGF-β）实现。这些抗炎细胞因子会直接或通过 PI3k/Akt 途径、HIF-1/NF-κB 途径、Wnt/β-catenin 途径、caveolin-1/ERK 途径间接激活血管生成介质。激活 RNF213 依赖性途径的促炎细胞因子如 IFN-β、IFN-γ、肿瘤坏死因子（TNF）-α、IL-1 和 IL-6 的作用不同于抗炎细胞因子途径。该途径与 Th1 细胞及 M1 巨噬细胞相关。

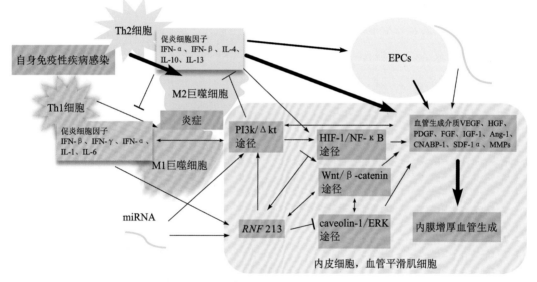

图 5-26　炎症与血管生成之间关系图

图中显示了 RNF213、促炎细胞因子、抗炎细胞因子、PI3k/Akt 途径、HIF-1/NF-κB 途径、Wnt/β-catenin 途径、caveolin-1/ERK 途径和血管生成介质的调节作用。可以归纳为两个主要途径：抗炎细胞因子途径和 RNF213 促炎细胞因子途径

　　此外，也有研究表明具有独特 CD4+ T 辅助细胞亚群的 Treg/Th17 细胞的 TGF-β 通过调节 VEGF 信号促成了烟雾血管病的异常血管生成。前列腺素（prostanoids）代表各种各样的自分泌和旁分泌激素，它们是许多细胞功能的重要介体。其中，前列环素 I2（prostaglandin I2，PG I2）和血栓烷 A2 在脉管系统中以相反的方向作用以维持正常的体内平衡和血管张力；前列腺素 E2（prostaglandin E2）则渗透性降低血管张力。研究表明 PG 和 NO 的局部不受调节的产生可能是血管壁中各种病理过程的原因。Yamamoto M 等的研究发现 PGE2 是 IL-1β 抑制 HMSMCs 细胞迁移的一个关键因素：先激活并增加 COX-2→PGE2 表达增加→血管渗透性↑、张力↓ → 增加血液接触面

积→内膜增厚，这一过程可以被非选择性 COX 抑制剂吲哚美辛或选择性 COX 抑制剂 NS-398 抑制。

第十二节　烟雾血管病相关标志物——内皮抑素

一、概述

内皮抑素（endostatin）最初是在鼠血管内皮细胞瘤（EOMA）细胞的条件培养基中检测到的，由组织蛋白酶 L（cathepsin L）产生，是胶原蛋白 XVⅢ 的 NC1 结构域的片段。内皮抑素能够抑制内皮细胞的增殖、迁移、存活及血管生成和肿瘤生长。组织蛋白酶 L、B 和 K，几种基质金属蛋白酶（MMP）和胰腺弹性蛋白酶可以产生内皮抑素样蛋白片段。此外，某些蛋白酶（包括组织蛋白酶 L、B、D 和 K）可以非常有效地降解内皮抑素或 NC1 片段。

二、临床启示

在动物实验中很早就观察到内皮抑素可以调控血管新生，但是它与烟雾血管病的关系研究的临床文献最早见于 2014 年发表的 He J 等的研究。该研究对 53 例接受手术的烟雾血管病患者及 53 例健康对照组术前、手术前后的多种血管生成调控相关因子进行了比较分析，包含了内皮抑素，但是无阳性发现。①手术前烟雾血管病组与健康对照组患者的血浆内皮抑素水平差异无统计学意义（48 776.13±11 708.16 vs. 42 051.19 ±12 964.90 pg/ml，$P=0.063$）；②烟雾血管病组患者手术前、术后第 7 天的血浆内皮抑素水平差异无统计学意义（48 776.13±11 708.16 vs. 46 332.85±14 592.42 pg/ml，$P=0.221$）。韩国的 Bang OY 等的研究发现 ICAS 及 MMD 患者血浆中的内皮抑素水平都显著高于健康对照组，但是 ICAS 与 MMD 患者的血浆内皮抑素水平差异无统计学意义；该组研究还比较了 RNF213（＋）组与 RNF213（－）组，两组之间的血浆内皮抑素水平差异无统计学意义。

三、机制研究

XVⅢ胶原蛋白是血管和上皮基底膜的硫酸乙酰肝素蛋白聚糖的核心蛋白，它的结构由一个由 10 个三螺旋结构域组成的中心区域组成，并由 2 个非三螺旋结构域组成：N 末端的 NC11 和 C 末端的 NC1。XVⅢ胶原蛋白是内皮细胞周围基质的主要蛋白，因此可直接用于蛋白酶，以产生以反馈机制控制血管生成的内皮抑素蛋白（图 5-27）。因此，蛋白酶的整体效果将取决于其在促进血管生成和允许内皮抑素样片段积累方面的相对效率。

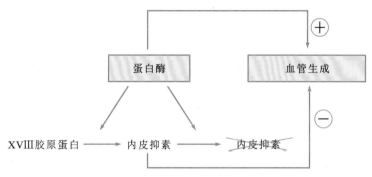

图 5-27 蛋白酶在血管生成控制中的作用方式

蛋白酶在血管生成中的总体作用取决于其促进血管生成和增加抗血管生成因子（如内皮抑素、血管抑素）浓度的相对效率。后者取决于其产生和降解抗血管生成因子的相对效率

第十三节 烟雾血管病相关标志物——血小板反应蛋白

一、概述

血小板反应蛋白（thrombospondin，TSP）是脊椎动物中基因家族重要成员。所有血小板反应蛋白都是在细胞表面和细胞外基质环境中起作用的多聚体、多结构域糖蛋白。它们被称为细胞外基质的黏附调节成分或基质细胞成分。血小板反应蛋白基因家族根据其整体分子结构分为两个亚家族 A 和 B（图 5-28）。

A 亚组蛋白包括 TSP-1 和 TSP-2，并被组装为三聚体。这些三聚体分子的每个亚基由一个 N 端肝素结合结构域、一个连接域构成，该结构域包含三聚化所需的 2 个半胱氨酸残基、一个具有 3 个备解素样的 I 型重复序列、3 个表皮生长因子样类型的前胶原同源结构域的 II 型重复、7 个钙结合的 III 型重复和一个球状 C 末端结构域。I 型重复序列使 TSP-1 和 TSP-2 天然生成的血管生成抑制剂能够诱导凋亡的内皮细胞死亡。

B 亚血小板反应蛋白亚群包括 TSP-3、TSP-4 和 COMP（软骨寡聚基质蛋白，也称为 TSP-5），它们的不同之处在于它们包含独特的 N 端区域，缺少前胶原同源结构域和 1 型重复序列，包含 4 个 2 型重复序列的副本，并被组装为五聚体。TSP-1 和 TSP-2 属于分泌的多结构域和多聚体的细胞外糖蛋白家族，参与细胞间和细胞间基质的通讯。

在小鼠胚胎发育过程中，TSP-1 mRNA 在毛细血管中表达，TSP-2 mRNA 在毛细血管和大血管中表达；在 TSP-1 和 TSP-2 无效化处理的小鼠中发现皮肤伤口中的血管增加，说明 TSP-1 和 TSP-2 具有血管抑制作用。随后也有学者对 TSP-1 和 TSP-2 与脑缺血及烟雾血管病的关系进行了研究。

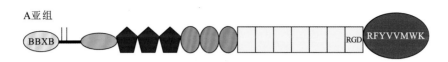

A亚组

域	NTD	O	PC	Type 1	Typer 2	Type 3	CTD
分子相互作用	核心蛋白聚糖 纤维蛋白原 多配体聚糖 HSPG LDL受体 活性α3β1 整联蛋白	寡聚合作用		胶原V 纤维连接蛋白 层黏连蛋白 TGFβ MMP-2 CD36, HSPG	纤溶酶原 纤维连接蛋白 β1整联蛋白	钙离子 组织蛋白酶G 弹性蛋白酶 αvβ₃, αHbβ₃ 整联蛋白	CD47 105/80kDa
功能	细胞黏附、展开、迁移、血小板聚集，内吞摄取 中心附着力分解增殖			细胞黏附 基质相互作用 神经突起生长 内皮细胞的调节：抑制增殖和血管生成，诱导细胞凋亡	细胞黏附，展开 蛋白酶抑制		细胞黏附、迁移，血小板聚集 平滑肌细胞增殖，T细胞激活

三聚物

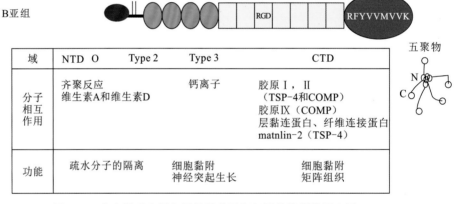

B亚组

域	NTD	O	Type 2	Type 3	CTD
分子相互作用	齐聚反应 维生素A和维生素D			钙离子	胶原Ⅰ，Ⅱ （TSP-4和COMP） 胶原Ⅸ（COMP） 层黏连蛋白、纤维连接蛋白 matnlin-2（TSP-4）
功能	疏水分子的隔离		细胞黏附 神经突起生长		细胞黏附 矩阵组织

五聚物

图 5-28　血小板反应蛋白亚基的分子组织及其性质的示意图

对于域：NTD，N端域；O，低聚顺序；PC，胶原同源区；类型1、2和3是3种重复单元；CTD，C末端域。在亚基上显示了特征充分且保守的结合基序。在每个结构域下方显示对齐的亚基内的分子相互作用和功能。对于亚组A，纤溶酶原、纤维蛋白原和fl1整合素的结合已广泛地定位于中央茎区域。B组的细胞黏附和神经突起生长功能未映射。亚基的三聚体或五聚体组件的示意图是基于分子的TEM视图

二、临床启示

Lin TN 等人在脑缺血模型（MCAO 模型）中研究了 TSP-1 和 TSP-2 的表达情况，发现两者在缺血后的表达模式不同：①TSP-1 在血管新生高峰前即表达增高，双峰型（缺血后 1 h 和 72 h）；②TSP-2 则在血管新生高峰期表达增加，并持续至血管新生消失为止。TSP-1 表达的第一个高峰是在缺血 1 h 后，主要在覆盖梗死区的软脑膜的内皮细胞上表达，梗死区血管的上也有少量表达。TSP-1 表达的第二个高峰则是在缺血 72 h

后，在内皮细胞、星形胶质细胞、神经元及巨噬细胞上均有表达；此外，TSP-1 介导的细胞凋亡主要发生在血管内皮细胞上。缺血 72 h 后 TSP-2 在内皮细胞、神经元及巨噬细胞上均有表达，未在星形胶质细胞上表达。He J 等对一组包含 53 例接受手术的烟雾血管病患者及 53 例健康对照组术前、手术前后的多种血管生成调控相关因子进行了比较分析，包含了 TSP-1 和 TSP-2，发现：①烟雾血管病组手术前的 TSP-1 水平与对照组无差异，但术后会下降［术前 MMD vs. 对照组 =（215.62±75.96）pg/ml vs.（234.96±69.29）pg/ml，$P = 0.036$；术后 MMD 组为（187.29±66.83）pg/ml］；②烟雾血管病组术前的 TSP-2 低于对照组，但术后会升高［（48 776.13±11 708.16）pg/ml vs.（46 332.85±14 592.42）pg/ml，$P = 0.221$］。但该研究未能发现 TSP 与烟雾血管病患者侧支循环形成或临床预后的关系。我国的 Gao JB 等在 2015 年发表的一项研究中发现血浆中 TSP-1 升高与缺血性卒中预后不良相关，预测价值与 NIHSS 评分相当（AUC = 0.816，95% CI = 0.754 ～ 0.868；截断值为 547.9ng/ml，此时灵敏度为 78.0%、特异度为 74.7%）。

三、机制研究

除了前述 TSP 与脑缺血的临床发现外，尚有许多研究发现 TSP-1 和 TSP-2 可抑制血管生成，并在多种癌细胞和组织中体内和体外引起凋亡。Wang Y 等在大鼠 MCAO 模型中检查了缺血/再灌注（I/R）后 1d、7d 和 14d，不同皮质区域（纹状皮质、扣带状皮质、听觉皮质和梨状皮质）中 TSP-1 和 TSP-2 的表达水平，发现：①与假手术组相比，I/R 组在 I/R 损伤后测试的各个时间点，TSP-1 和 TSP-2 的表达水平明显更高。②I/R 损伤后海马中突触素表达水平显著增加，并表现出与 TSP-1 和 TSP2 类似的趋势。因此，该团队认为 TSP-1 和 TSP-2 的表达水平的改变可能有助于海马突触素的上调，并可能调节突触的形成。该研究为突触形成和血管新生的抑制机制提供了思路和参考，需要通过专门针对解决此问题的实验来更直接地验证。

第十四节　烟雾血管病相关标志物——血管生成素

一、概述

血管生成素（angiopoietin，Ang）是涉及胎儿和血管系统发育的重要因素，它们控制血管生成和血管生成过程，从而控制血管的可塑性状态。Ang-1 和 Ang-2 与内皮细胞（EC）上的特异性受体酪氨酸激酶（RTK）Tie-2 具有相同的亲和力，通过激活血管生成素-1/Tie-2 信号传导使血管稳定，激活血管生成素-2/Tie-2 信号传导则导致血管不稳定。因此，Ang-1 促进血管沉默和 EC 屏障维持，而 Ang-2 介导相反的作用。Ang-2 的生物学功能与血管内皮生长因子（VEGF）的生物利用度密切相关。

二、临床启示

血管生成和血管成熟受到血管内皮生长因子（VEGF）、其受体和血管生成素-1（Ang-1）/Tie-2 系统的调节。血脑屏障对于中枢神经系统的生理稳态至关重要，功能性血管生成则需要血管成熟和稳定。血管生成素-1 信号通过其受体酪氨酸激酶 Tie-2 促进血管生成和血管重塑，该受体在血管内皮细胞上表达。Ang-1 降低内皮通透性并增强血管稳定和成熟。Ang-1 的转基因过表达提高了血管的稳定性，防止了缺血性脑的血浆渗漏，从而减少了缺血性病变的体积。血管生成素-1 降低了 VEGF 诱导的 BBB 通透性，这与 MMP-9 活性的降低有关。Ang-1 和 VEGF 联合诱导协同血管生成作用，并促进成熟新血管的形成，而不会增加血脑屏障的通透性。

血管生成素与烟雾血管病两者关系的直接研究最早见于 2014 年 He J 等发表的研究，研究者基于上述实验室或动物实验结果推测血管生成素可能与烟雾血管病存在相关性。因此，该研究团队对烟雾血管病患者及健康对照组的术前、术后血管生成素进行了比较分析，结果发现手术前两组患者的 Ang-1、Ang-2 差异无统计学意义；手术后不论侧支循环形成如何，两组患者的 Ang-1、Ang-2 差异也不存在统计学意义。随后 Blecharz K G 等则对从烟雾血管病和动脉粥样硬化性脑血管病患者获得的大脑中动脉标本进行了 Ang-2 基因的表达分析。在烟雾血管病患者的 MCA 中 Ang-2 明显上调，而可溶性 Ang 的血清浓度没有变化。为了进行进一步评估，应用这些患者的血清在体外孵育脑血管内皮细胞，发现：与动脉粥样硬化性脑血管疾病患者血清相比，烟雾血管病血清诱导 Ang-2 过表达和分泌，并伴有内皮完整性的丧失（图 5-29）；这些作用在非脑来源的内皮细胞中不存在或相反，提示该现象为脑内皮细胞特异性的（图 5-30）；Ang-2 的抑制（加入 Ang-1）可部分抑制烟雾血管病血清对脑内皮细胞的去稳定作用（图 5-31）。因此，内皮细胞通过自分泌的形式表达 Ang-2，并作用于自身引起血管崩解。

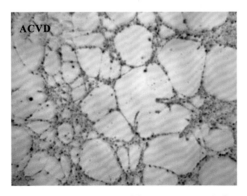
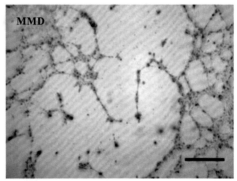

图 5-29　ACVD 组与 MMD 组内皮完整性比较

MMD 组基质胶管数目下降、分支点减少、长度变短。说明 MMD 组 EC-EC 细胞间的完整性受损

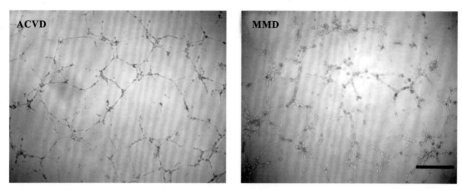

图 5-30　在非脑血管来源的 EC 的血浆中培养后烟雾血管病组的 Ang-2 与对照组含量比较

两者无差异，说明 Ang-2 是由 EC 分泌的

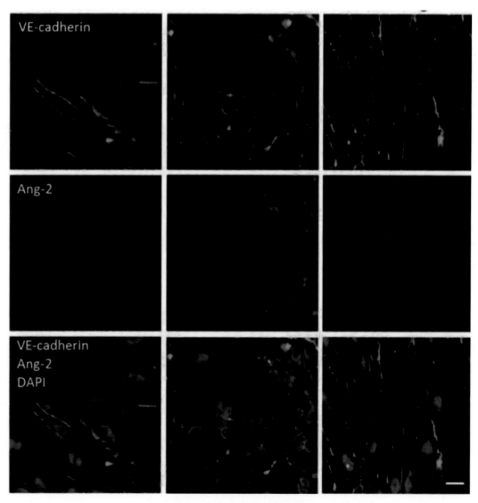

图 5-31　加入 Ang-1 的影响

加入外源性的 Ang-1 可以有效减少烟雾血管病患者血浆中 Ang-2 的表达量，与 Ang-1 加入量正相关，并可以维持 occludin 和 VE-cadherin 的量以维持 EC 完整性。烟雾血管病组 EC-EC 细胞间的形态发生改变，加入 Ang-1 后 EC-EC 细胞间的形态部分恢复，TER 升高

第十五节　烟雾血管病相关标志物——内皮祖细胞及内皮细胞

一、概述

内皮祖细胞（endothelial cell progenitors，EPC）最早是从人外周血中循环的单核细胞中分离出来的，并显示它们被整合到新生血管形成的病灶中，与出生后的血管生成一致。在体外，这些 EPC 细胞可以分化为内皮细胞（EC）。在局部缺血的动物模型中，可以将异源、同源和自体 EPC 整合到活动性血管生成位点中。这些发现表明，内皮祖细胞可能有助于增加侧支血管向缺血性组织的生长（治疗性血管生成），以及将抗血管生成剂或促血管生成剂分别递送至病理性或功利性血管生成部位。随后的研究表明 EPC 是骨髓来源的细胞，具有分化为成熟内皮细胞的倾向，其在特定条件下可以由骨髓向外周血循环中迁移，与出生后的血管生成及病理性血管新生相关。它们的表型以特异性造血标志物 CD34、干细胞标志物 CD133 和内皮标志物血管内皮生长因子受体-2（VEGFR-2）的表达为特征（图 5-32）。骨髓中 EPC 的动员关键取决于金属蛋白酶的激活和黏附分子的上调。这很可能是由可溶性因子如血管内皮生长因子（VEGF）和粒细胞巨噬细胞集落刺激因子（GM-CSF）介导的。

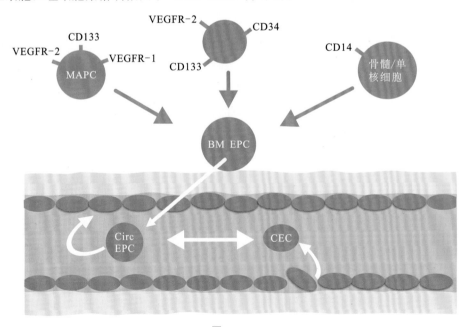

图 5-32

通常认为循环内皮祖细胞（EPC）是由具有表面标记 CD133、CD34 和 VEGFR-2 的细胞产生的。其他报道表明，骨髓/单核细胞（CD14$^+$）细胞也可能产生类似 EPC 的细胞。还可以诱导多能成年祖细胞（MAPC）沿内皮细胞谱系分化。除 EPC 外，循环系统还包含更成熟的循环内皮细胞（CEC），其数量在各种病理状态下会发生变化。EPC 从骨髓（BM EPC）进入循环（Circ EPC）的释放受许多因素控制

关于内皮祖细胞的定义目前尚未完全统一。随着研究的深入，研究者认识到，因为具有不同特征的细胞可以包含在 EPC 培养物中，这使得从血液体外培养的 EPC 的定义受到了挑战。韩国学者提出了使用内皮集落形成细胞（endothelial colony-forming cells，ECFC）替代传统的 EPC，ECFC 是来自外周血贴壁培养的生长细胞，是真正意义上的分化为 EC 的那部分 EPC 细胞。鉴于学术界对此尚无统一说法，本章节中根据文献来源不同，EPC 及 ECFC 两者均采用。

二、临床启示

在 1997 年 Asahara T 等发现人类用抗 CD34 或抗 Flk-1 分离的细胞可以在体外分化为 EC，循环中的 $CD34^+$ 或 $Flk-1^+$ 单核细胞可能有助于成年物种的新血管生成。循环中的 $CD34^+$ 或 $Flk-1^+$ 单核细胞则被认为是 EPC。从此，EPC 逐渐进入研究者的视野，并且发现其与出生后的血管生成及病理性血管新生相关。Ghani U 等在 2005 年发表的一项缺血性卒中患者中进行的研究认为循环中 EPC 水平低是卒中的重要因素。然而，在烟雾血管病中 EC 的作用尚不统一，存在多种观点甚至有相反的研究结论。日本的 Yoshihara T 等在 2008 年首先报道了 EPC 与烟雾状血管关系的研究结果，该研究组中纳入了 24 例 C1 和（或）M1 完全闭塞或>90％的重度狭窄患者，对照组为存在心血管疾病高危因素但既往无心脑血管疾病者，结果发现：有烟雾状血管者的循环中 $CD34^+$ 细胞水平高于无烟雾血管者及健康对照组；无烟雾状血管的研究组患者与对照组循环中 $CD34^+$ 细胞水平差异则无统计学意义。2009 年德国的 Rafat 等首先报道了成年烟雾血管病患者中循环血 EPC 增加的研究；我国的 Zhang W 等发现烟雾血管病患者手术后循环中 $CD34^+$ 细胞水平会下降。此外，尚有研究发现烟雾血管病患者中循环血 EPC 增加，而 EPC 则会分泌某些血管生成因子，包括 VEGF、HGF、血管生成素-1（Ang-1）、胰岛素样生长因子-1（IGF-1）、基质衍生因子-1α（SDF-1α）、bFGF 和 PDGF。与上述研究结论相反的是，韩国的 Kim JH 等的报道发现儿童烟雾血管病患者的循环血 EPC 较健康对照组减少，且 EPC 在体外分化为 EC 的功能受损（有梗死史者更为明显）。Choi 等人指出烟雾血管病患者体内 EPC 的功能恢复能力较对照组低。出现相反研究结果说明烟雾血管病促进或减少了血管生成，异常血管生成与烟雾血管病的发病机制有关，EPC 在烟雾血管病病程演变的不同阶段水平是不同的。

三、机制研究

Sugiyama T 等利用从两名成年 MMD 患者的 ICA 的床突上段标本，用抗 CD34、CD133 和血管内皮生长因子受体-2（VEGFR-2）的第一抗体对标本染色，以将循环 EPCs 定位在闭塞性动脉病变的增厚内膜中。结果发现：

（1）在闭塞性动脉病变的增厚内膜中密集地发现了 CD34 和 VEGFR-2 阳性细胞，特别是聚集在增厚内膜的表层。

（2）但是，CD34 和 CD133 阳性细胞的数量非常少。

（3）CD34 阳性细胞还在增厚的内膜表面表达 von Willebrand 因子，并且在较深层

也对 α 平滑肌肌动蛋白呈阳性。Sugiyama T 等说明循环的 EPCs 可能参与烟雾血管病的闭塞性动脉病变的发展。Hamauchi S 等诱导多能干细胞（induced pluripotent stem cell，iPSC）分化为内皮细胞（CD31$^+$CD144$^+$细胞，图 5-33）进行了一系列研究，结果发现：

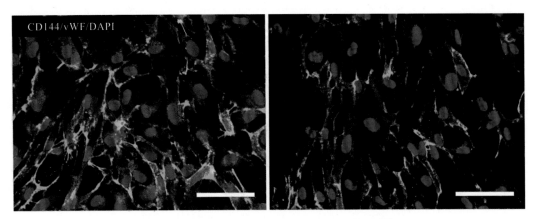

图 5-33　诱导多能干细胞（iPSC）分化为内皮细胞

CD31$^+$CD144$^+$细胞，（a）为健康对照者；（b）为烟雾血管病患者 iPSC 诱导分化后结果。CD144$^+$细胞为绿色，vWF$^+$细胞为红色，DAPI 阳性为蓝色

（1）烟雾血管病患者的 iPSC 来源的 EC 与健康对照组来源的 EC 的细胞增殖能力无差异，但是前者 EC 的血管新生能力明显差于对照组。

（2）即使加入了各种生长因子（如 bFGF、VEGF、BMP4、TGF-β），烟雾血管病患者的 iPSC 来源的 EC 的血管新生能力仍然显著差于对照组（图 5-34）。研究者认为烟雾血管病患者体内各种生长因子水平高于健康对照组是由于 EC 的血管新生能力差对机体的反馈作用所致。该团队进一步研究发现 EC 的血管新生能力差是由于细胞外基质相关受体基因改变的结果，主要包括整联蛋白 β$_3$ 被显著下调、细胞骨架相关蛋白被下调及剪接调控相关蛋白被上调。

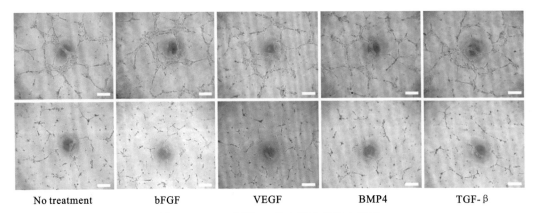

| No treatment | bFGF | VEGF | BMP4 | TGF-β |

图 5-34　iPSC 来源 EC 的血管分化能力检测

No treatment 指无生长因子环境下培养 72 h 结果；后续各列为在加入相应生长因子进行培养 72 h 结果。说明烟雾血管病患者 EC 的血管生成功能受损，即使加入各种生长因子仍然差于对照组

正常血管新生过程中，内皮细胞和血管平滑肌细胞都起着重要的作用，两者分别来自 EPC（或称为 ECFC）及平滑肌组细胞（smooth muscle progenitor cells，SPCs）。烟雾血管病患者的血管平滑肌细胞存在异常（相关内容见烟雾血管病病理相关章节），研究发现烟雾血管病患者的 SPCs 也是异常的。与此不同的是，Phi JH 等的研究发现 MMD 患者的 ECFC 可以引起多达 49 种细胞因子及其 MRNA 水平的表达异常，并能通过趋化因子配体-5（chcemokine ligand 5，CCL5）促进 SPC 的迁移，从而协同互动促进血管新生。在该研究还进行了血管新生能力评估，发现 MMD 患者的 ECFC 产生的小管数少于、管壁薄于正常 ECFC；MMD 患者的 SPC 产生的小管数少于正常 SPC，但管壁更厚（图 5-35）。因此，结合烟雾血管病理特征，他们推测 MMD 主要责任因素是 ECFC 而非 SPC。此外，该研究中研究者还将健康对照者与烟雾血管病患者的 ECFC 及 SPC 在体外两两组合后培养，进行血管生成能力测试，结果发现（图 5-36）：①正常

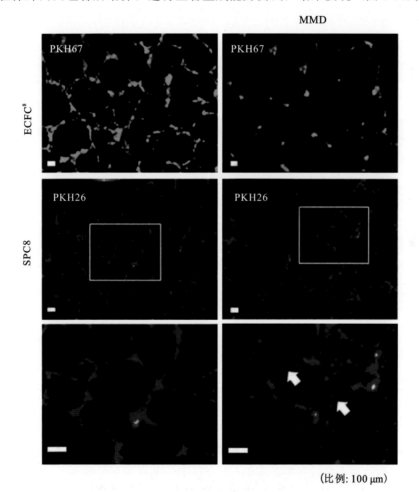

（比例：100 μm）

图 5-35　ECFC 及 SPC 在体外血管形成能力评估

左列：健康者；右列：烟雾血管病患者。MMD 患者的 ECFC 产生的小管数少于、管壁薄于正常 ECFC；MMD 患者的 SPC 产生的小管数少于正常 SPC，但管壁更厚

血管新生过程中 ECFC 及 SPC 对小管新生贡献相当；② ECFC 与 SPC 不同的组合中，只有正常 ECFC＋正常或 MMD 的 SPC 可以产生较多的小管并形成网，同时含有 ECFC 及 SPC 成分；③MMD ECFC＋MMD SPC 只能产生很少小管且小管主要由 SPC 构成；④MMD ECFC＋正常 SPC 无法产生小管。综上所述，ECFC 及 SPC 协同互动是血管新生的重要因素，且正常功能的 ECFC 是促进血管新生的必要因素。

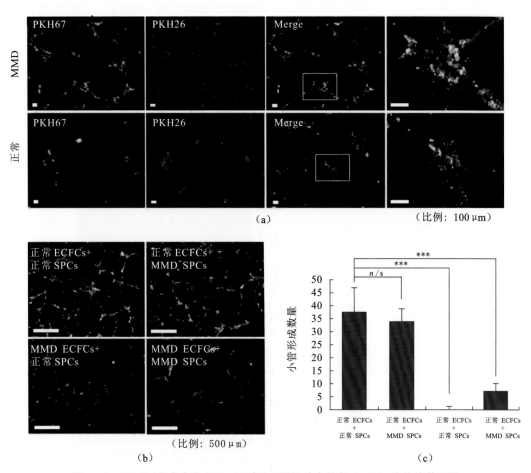

图 5-36　ECFC（绿色）和 SPC（红色）（原始放大倍数×100）的共培养实验

Choi JW 等则发现了烟雾血管病患者的 ECFC 的线粒体存在异常，包括：①形态异常（线粒体形态更短、更圆，图 5-37）；②功能异常（耗氧率 OCR 下降，细胞内 Ca²⁺ 升高；活性氧 ROS 升高）。烟雾血管病患者的 ECFC 的血管新生能力缺陷可能是由其线粒体的形态及功能异常导致的，但目前尚无直接证据。此外，该研究尚发现 ROS 清除剂可以逆转 MMD 线粒体形态异常并重新激活 MMD ECFCs 的血管新生能力。

Nagata ED 等在烟雾血管病患者中的研究发现 MMD 患者培养的 PBMNCs 分泌细胞因子中白细胞介素-10（IL-10）的水平低于对照组；在从 MMD 患者培养的 PBMNCs 中添加人重组 IL-10 可恢复 EPC 菌落形成 MMD PBMNCs 的潜力。因此，他们认为烟雾血管病患者外周血单核细胞来源的 M2 巨噬细胞产生的 IL-10 不足会损害烟雾血管病患者的内皮祖细胞（EPCs）的扩增和分化，最终引起烟雾血管病特有的血管改变。该研究说明了 IL-10 与烟雾血管病的发病相关，并且可能是通过对 EPC 的影响来实现的。

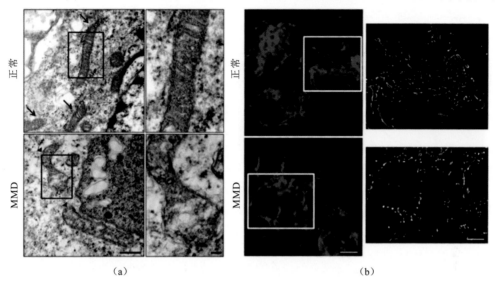

图 5-37 烟雾血管病患者 ECFCs 存在形态异常（线粒体形态更短、更圆）

（a）电子显微镜显示 MMD ECFC 中线粒体形态被破坏；（b）MtoTracker 染色显示了 MMD ECFC 中线粒体形态的变化

四、临床运用

Choi JW 等的研究发现 ROS 清除剂（N-乙酰基-1-半胱氨酸，N-acetyl-l-cysteine，NAC）可以逆转 MMD 线粒体形态异常并重新激活 MMD ECFCs 的血管新生能力。这说明 ROS 清除剂（NAC）可能有临床应用前景，但目前尚无相关研究。

第十六节 烟雾血管病相关标志物——平滑肌祖细胞与平滑肌细胞

一、概述

平滑肌细胞（smooth muscle cells，SMCs）是独特的细胞，不仅可以在动脉树的发育和生长过程中改变其表型，而且还可以对个体一生中发生的血管损伤和环境提示进行"分化/收缩"与"去分化/合成"两种表型间改变（图 5-38）。

在正常的生理情况下，静态和非增殖性血管 SMC 通过收缩以调节血管张力和连续血流的分布。这些细胞通过表达平滑肌特异性肌丝（如 α-肌动蛋白和 β-肌球蛋白重链）及其他收缩蛋白（如肌钙蛋白和平滑肌蛋白）来获得其收缩表型。细胞还通过下调收

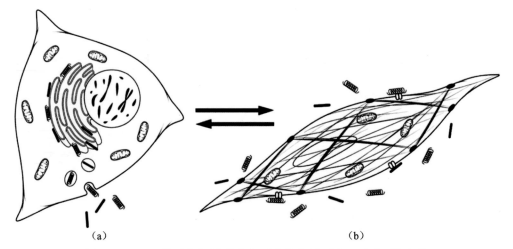

（a）　　　　　　　　　　　　　　　　　　　　　（b）

图 5-38　SMCs 的"分化/收缩"与"去分化/合成"两种表型间切换

（a）代表去分化的平滑肌细胞，其在成人中的主要目的是通过增殖、迁移和调节细胞外基质来修复血管壁，从而对血管损伤做出反应。（b）代表分化的平滑肌细胞，其主要特征是跨越细胞体的大量收缩纤维。这些纤维收缩以产生对抗细胞外基质的力并调节血管壁中的张力

缩性基因表达和上调表示相对去分化状态的标志物如 S100A4 的表达来对血管损伤或其他局部刺激做出反应。这些损伤反应性细胞迅速增殖，分泌基质消化酶，在病灶内迁移，并合成新的细胞外基质，以修复和重塑组织。这种合成表型的过度采用与许多硬化性血管疾病中所观察到的病理学有关，到目前为止，最常见的是动脉粥样硬化，烟雾血管病可能也与此相关。

关于内膜 SMC 的来源早期的理论是内环境的变化导致 SMC 从介质迁移到内膜；其他可能的来源包括外膜成纤维细胞或内皮细胞。最近的报道表明，骨髓衍生的平滑肌祖细胞（smooth muscle progenitor cells，SPCs）是 SMC 的重要来源。在健康条件下，已经在补充了血小板衍生生长因子（PDGF）-BB 的选择培养基中从人外周血的单核细胞部分培养了 SPC。Simper 等人首次描述了 SPC 的快速生长和扩展，它们对 α-SMA、平滑肌肌球蛋白重链（smooth muscle myosin heavy chain，SM MHC）和钙皂素呈阳性。此外，整联蛋白 $\alpha_5\beta_1$ 表达增加并促进与细胞外基质蛋白纤连蛋白的黏附。在随后的研究中，更详细地研究了人外周血中 SPC 的整合素谱及其在体外与细胞外基质的黏附性；此外，将 SPC 注射到猪冠状动脉中显示 SPC 可以在体内黏附到纤连蛋白涂层的网状支架上。

循环 SPC（circulating SPC）已被证实与多种疾病相关，包括 1 型糖尿病、冠心病等动脉粥样硬化性疾病及烟雾血管病。

二、临床启示与机制

早期的病理学研究已证实烟雾血管病患者增厚的血管内膜主要由 SMC 组成，其次是一些巨噬细胞与 T 细胞的混合物。随后，在 1993 年日本的 Aoyagi M 等报道了烟雾

血管病患者的血管平滑肌细胞（smooth muscle cells derived from moyamoya disease, HMSMC）对 PDGF 的增殖反应下降密切相关，提供了烟雾血管病内膜增生这一过程中存在血管细胞功能改变的证据。该研究中来自 MMD 的细胞在 37℃时 I-PDGF 结合的动力学显示相应的结合位点更少（少于对照组的 1/3），每个细胞的降解更低，尽管在每个受体的内在化或降解方面均未观察到差异。当 SMC 在 37℃下暴露于较低浓度的未标记 PDGF 时，来自 MMD 的细胞上残留结合位点的百分比显著低于对照组。来自烟雾血管病的 SMC 中 PDGF 受体的这种过度下调可以解释为 PDGF 受体的再循环不足或细胞内池减少。

Masuda J 等在 4 名烟雾血管病患者的增厚的内膜中，发现了以 PCNA 阳性核和肌动蛋白阳性细胞质，即存在平滑肌细胞增生。中间丝的免疫组织化学染色显示内膜平滑肌细胞显示波形蛋白为阳性，结蛋白显示阴性，与合成平滑肌细胞的表型兼容。炎性细胞和 PCNA 阳性细胞的共定位表明，炎性刺激可诱导 SMC 的增殖反应，并有助于烟雾血管病中颅内闭塞性病变的形成。

那么，健康对照者的血管平滑肌细胞（smooth muscle cells derived from healthy controls, HCSMC）与 HMSMC 是否在生物学差数上有所差异呢？Fukai N 等进行了比较研究发现与 HMSMC 相同，HMSMC 具有正常二倍体染色体结构，两者的体外寿命几乎相同，并且与年龄相关的生物学参数模式也基本相同。但是，HMSMC 的早期传代明细长于 HCSMC，两者的晚期传代时间无统计学差异；此外，在整个生命周期中，HMSMC 持续存在对 PDGF 的不良反应。由该研究结论我们可以推测烟雾血管病患者的血管 SMC 发生了功能改变，进而导致异常的内膜增生。Yamamoto M 等对 HMSMC 与 HCSMC 进行了更深的比较，结果发现：

（1）与 HCSMC 相比，所有 HMSMC 中的弹性蛋白 mRNA 和蛋白水平均升高。

（2）虽然 TGF-β_1 上调了 MMD 和对照组受试者 SMCs 的弹性蛋白 mRNA 和蛋白水平，但是 HMSMCs 中对外源性 TGF-β_1 的弹性蛋白合成和弹性蛋白基因转录物的最大水平显著高于 HCSMCs。

（3）与静态 HCSMC 相比，静态 HMSMC 在培养基中分泌的 TGF-β_1 明显更多。

这些研究结果说明烟雾血管病的发病可能至少部分是由于细胞外基质代谢异常调节引起的，该调节异常导致内膜增厚的弹性蛋白 mRNA 和弹性蛋白积聚的稳态水平升高，并且弹性蛋白积聚是 HMSMCs 的稳定标志。Yamamoto M 等在其后的研究中比较了 HMSMC 与 HCSMC 对各种细胞因子的反应，发现两者对 BFGF 及 HGF 的反应是相同，但是两者对 PDGF 及 IL-1β 的反应存在差异：

（1）对于 HCSMCs，PDGF-AA 只能刺激其 DNA 合成；PDGF-BB 则明显刺激其迁移＋DNA 合成；对于 HMSMCs，PDGF-AA 和 PDGF-BB 都只能促进细胞迁移但 DNA 合成不增加。

（2）IL-1β 能促进 HCSMCs 的迁移及合成，对 HMSMCs 的迁移起抑制作用。研究者还比较了 HCSMC 与 HMSMC 两者在 IL-1β 诱导下产生的一氧化氮 NO 量，无统计学差异，说明 IL-1β 抑制 HMSMCs 细胞迁移为非 NO 途径，但这种抑制作用的具体途径不清。该团队在后续研究中发现 IL-1β 抑制 HMSMCs 细胞迁移是通过 COX-2 途径实现的：先激活并增加 COX-2→PGE2 表达增加→血管渗透性↑、张力↓ → 增加血液接触面积→内膜增厚，这一过程可以被非选择性 COX 抑制剂吲哚美辛或选择性 COX 抑制剂 NS-398 抑制。

除了上述几种因子外，趋化因子配体-5（Chemokine Ligand 5，CCL5）也能促进 SPC 的迁移，并能与 ECFC 协同互动促进血管新生。

三、基因研究

Guo DC 等报道了 SMCs 的肌动蛋白基因（*ACTA2*）基因突变会导致动脉闭塞或扩大引起的弥散性血管疾病，包括胸主动脉瘤和夹层、早发性冠心病、缺血性卒中和 MMD。其中，与烟雾血管病发病相关的基因位点为 p. R258C/H。血管平滑肌细胞（SMC）的主要功能是响应脉搏性血流引起的拉伸而收缩，该过程取决于细丝之间的循环相互作用，细丝之间由 SMC 特异性的 α-肌动蛋白同工型（由 *ACTA2* 编码的 SM α-肌动蛋白）和由 SMC 特异性 β-肌球蛋白组成的细丝。多种证据支持 SMα-肌动蛋白对 SMC 功能的重要性：

（1）首先，SMα-肌动蛋白表达是 SMC 分化的特征，并且是分化的 SMC 中最丰富的蛋白质，约占总细胞蛋白的 40% 和肌动蛋白的 70%。

（2）其次，*ACTA2* 基因敲除的小鼠表现出正常的心血管发育，但是血管收缩力、张力和血流受到损害。

（3）最后，人类 *ACTA2* 的杂合突变导致了胸主动脉瘤和断层（TAAD）的遗传易感性；所有 *ACTA2* 突变携带者均具有明显且持续的网状皮疹，这是由真皮动脉闭塞引起的紫色网状皮疹；在 *ACTA2* 突变主动脉中，也注意到血管壁中 SMC 增多导致脉管血管阻塞。这些发现增加了 *ACTA2* 突变也可能导致血管闭塞的可能性。

韩国的 Kang HS 等分别有烟雾血管病及健康对照者的外周血中培养和分离出 SPCs，并从细胞中提取 RNA，并使用市售基因芯片鉴定差异表达基因、进行实时定量逆转录聚合酶链反应以确认推定的致病差异表达基因：

（1）MMD 患者的 SPC 型增生细胞在显微镜检查下始终呈丘陵状，并表现出高 α-平滑肌肌动蛋白，肌球蛋白重链和钙蛋白表达（分布为：96.5%±2.1%，42.8%±18.6，87.1%±8.2%）和最小的 CD31 表达（小于 1%）。

（2）MMD 组中的 SPC 在血管形成试验中倾向于形成更不规则排列和增粗的血管（图 5-39）。

（3）在 MMD SPC 中，有 286 个基因呈差异表达（124 个上调和 162 个下调，图 5-40），它们与细胞黏附、细胞迁移、免疫反应和血管发育有关（表 5-4）。

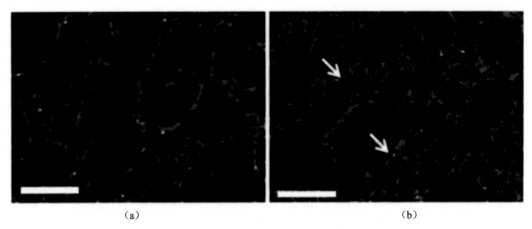

（a） （b）

图 5-39 血管形成试验（SPCs 荧光染色）

（a）显微照片显示与健康志愿者获得的 SPC 相比；（b）MMD 患者获得的 SPC 倾向形成大小不规则的小血管，在某些区域存在增粗的小血管（箭头）

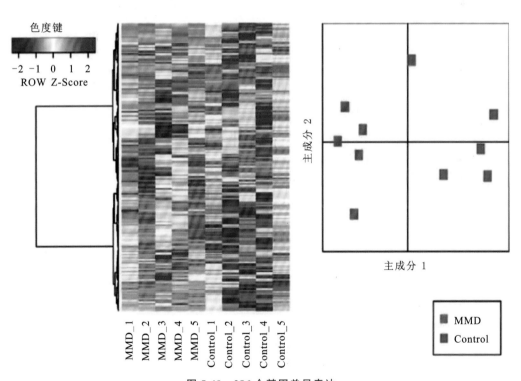

图 5-40 286 个基因差异表达

（a）热图；（b）主成分图

表 5-4　差异表达的 286 个基因属于每个 GO 术语的代表性集合

GO 术语	DEGS
未调整的	
对内源性刺激的反应	CTTNBP2，CDKN1A，BTG2，PGF，HDAC9，DDIT3，VLD-LR
前/后模式形成	HOXC10，KIF3A，BTG2，HOXA5
肾上腺素受体信号通路下调	EPHA2，EPH62
细胞黏附	PLXNC1，PDPN，COL3A1，CNKSR3，LEF1，SPOCK1，NID1，NEO1，CXCL12，CDSN，LAMA2，iSLR，WISP2，SNED1，ITGB8，TEK，ROR2，BOC，SPON1
细胞迁移的调控	LAMA2，ACVRL1，PDPN，SMAD7，CXCL16，TEK，PDG-FRA，BDKRB1，CXCL12
固有免疫应答	TMEM173，CFB，CXCL16，CLU，TLR3，COLEC12，SERP-ING1，CFD
酶联卷轴受体蛋白信号通路	MSX2，FMOD，ACVRL1，SOCS2，SMAD7，STAT54，TEK，COL3A1，PDGFRA，ROR2，BDKRB2
脉管发育	ACVRL1，MEOX2，PDPN，SMAD7，COL3A1，HS6ST1，PPAP2B，CXCL12

注：DEGs，差异表达基因；ACVRL1＝Ⅱ型激活素 A 受体-1；BDKRB1、BDKRB2＝缓激肽受体 B1、B2；BOC＝CDO 前体同系物的兄弟；BTG2＝B 细胞易位基因家族成员 2；CDKN1A＝细胞周期蛋白依赖性激酶抑制剂 1A（p21）；CDSN＝角蛋白 CFB＝补体因子 B；CFD＝补体因子 D（adipsin）；CNKSR3＝ras 家族成员 3 的激酶抑制剂的连接子增强子；CLU＝簇蛋白；COLEC12＝collectin 亚家族成员 12；COL3A1＝胶原，Ⅲ 型，α₁；CTTNBP2＝皮质激素结合蛋白 2；CXCL12＝趋化因子（C-X-C 基序）配体 12（基质细胞衍生因子 1）；CXCL16＝趋化因子（C-X-C 基序）配体 16；DDIT3＝DNA 损伤诱导转录本 3；EPHA2、EPHB2＝EPH 受体 A2、B2；FMOD＝纤维调节蛋白；HDAC9＝组蛋白脱乙酰基酶 9；HOXA5、HOXC10＝同源框 A5，C10；HS6ST1＝硫酸乙酰肝素 6-O-磺基转移酶 1；ISLR＝含有富含亮氨酸重复序列的免疫球蛋白超家族；ITGB8＝整合素 beta 8；KIF3A＝驱动蛋白家族成员 3A；LAMA2＝层粘连蛋白 α₂；LEF1＝淋巴增强因子结合因子 1；MEOX2＝间充质同源盒 2；MSX2＝msh homeobox 2；NEO1＝牛新蛋白同系物 1；NID1＝Nidogen 1；PDGFRA＝血小板衍生的生长因子受体 α 多肽；PDPN＝Podoplanin；PGF＝胎盘生长因子；PLXNC1＝plexin C1；PPAP2B＝2B 型磷脂酸磷酸酶；ROR2＝受体酪氨酸激酶样孤儿受体-2；SERPING1＝丝氨酸蛋白酶抑制剂肽酶抑制剂进化枝 G（C1 抑制剂）成员 1；SMAD7＝母亲反对去中眼瘫 7。SNED1＝寿司，硝化蛋白和 EGF 类结构域 1；SOCS2＝细胞因子信号传导抑制因子 2；SPOCK1＝sparc/osteoectin，cwcv 和 kazal 样结构域蛋白聚糖（testican）1；SPON1＝spondin 1；STAT5A＝信号转导子和转录激活子 5A；TEK＝内皮 TEK 酪氨酸激酶；TLR3＝收费型受体 3；TMEM173＝跨膜蛋白 173；VLDLR＝非常低密度脂蛋白受体；WISP2＝WNT1 诱导信号通路蛋白 2

第十七节 烟雾血管病相关标志物——促红细胞生成素

一、概述

促红细胞生成素（erythropoietin，EPO）是通过刺激细胞生长、分化和抗凋亡作用于祖红细胞的主要造血激素。胎儿发育后 EPO 的主要来源是肝脏，而成年人中的主要来源是肾脏。EPO 的作用是通过与 EPO 受体（EPOR）相互作用而介导的，EPOR 是细胞因子受体家族的成员。但是，EPOR 主要在红细胞中优先表达，但在许多非造血细胞中表达，包括血管内皮细胞（EC）和癌细胞。复杂的 EPO/EPOR 的形成导致参与基本信号转导的蛋白质的激活，如 Janus 激酶 2（JAK-2）及信号转导和转录激活剂（STAT），EPO/EPOR 的形成还参与控制细胞增殖、存活和基因表达的其他信号途径。在这方面，EPO 强烈诱导人脐静脉内皮细胞（HUVEC）中的 STAT-5 磷酸化，但在平滑肌细胞中却非常弱，这表明细胞之间的差异。ECs 中 EPO 的信号传导是通过 STAT-5 的磷酸化介导的，类似于红细胞中的磷酸化。此外，EPO 可稳定血管完整性，增加 EC 数量，保护这些细胞免于缺血和凋亡；实验表明 EPO 可以在体内和体外刺激血管生成。除了全长 EPOR 外，脑毛细血管 ECs 还表达可溶性 EPOR（sEPOR），而 EPO 作为一种能力因子直接作用于脑毛细血管 ECs。

EPO 是多效性生长因子，在许多细胞和组织上均表现出生长刺激和细胞/组织保护作用。EPO 可在缺氧缺血性脑卒中模型中增加缺氧/缺血期间的氧利用率，并与缺氧缺血后的神经保护作用相关。

二、临床启示与机制

Wang L 等的研究发现重组人 EPO（recombinant human EPO，rhEPO）通过磷酸肌醇 3 激酶 PI3K/AKT 和有丝分裂原激活的蛋白激酶 ERK1/2 信号传导诱导神经祖细胞中 VEGF 的分泌，然后上调脑 EC 中 VEGFR-2 的表达并促进血管生成。该研究中大鼠实验性卒中后 24 h（MCAO 有模型）开始的 rhEPO 显著改善了功能恢复，并增强了血管生成和神经生成，这与脑源性神经营养因子（BDNF）和 VEGF 的水平升高密切相关。由此看来，EPO 为卒中恢复过程中的神经元可塑性提供了一个允许的微环境。Li 等的研究证实局灶性局部缺血后腹膜内给予 rhEPO 可减少 ECs 的细胞死亡，增强血管生成，并明显恢复局部脑血流。在缺血半影带的血管内皮细胞中，血管生成素受体 Tie-2、Ang-2、VEGF 和 EPOR 的表达增加在分子水平上支持了新血管保护和血管生成。此外，Li 等人还证明了 rhEPO 能诱导针对血脑屏障渗漏的保护作用，即血脑屏障通透性降低和脑水肿减轻的有效保护作用，这通常是由损伤后急性期的局灶性局部缺血引起的。与上调的 VEGF 蛋白相反，在损伤后 rhEPO 注射后的第 3 天其受体 VEGFR-1 和 VEGFR-2 明显降低。EPO 介导的预防缺血后血脑屏障破坏的措施可能涉及 EC 的储存，微血管完整性的维持及 VEGFR-1 和 VEGFR-2 受体的下调。

rhEPO 给药后增加的 VEGF 表达和激活的 VEGF/VEGFR-2 信号通路也导致缺氧后脑修复的改善。研究证实 rhEPO 可增强缺氧大鼠的血管生成，减少白质损伤并促进认知恢复。此外，EPO 通过增加脑 VEGF 的表达和 VEGFR-2 的磷酸化介导大鼠脑损伤后的神经血管重塑和神经行为恢复。

EPO 缺陷小鼠（EPO-TAgh）研究表明在常氧条件下，HIF-1α、VEGF、EPOR、pSTAT-5/STAT-5 比值和 eNOS 的 mRNA 和蛋白水平均增加，并且脑毛细血管密度比野生型小鼠更高。同样，野生型小鼠在缺氧后表现出与缺氧相关基因的表达相同的增加及毛细血管密度的增加，而在慢性缺氧下则没有任何其他变化。此外，除 NO 代谢物外的慢性缺氧会降低 EPO-TAgh 小鼠中 HIF-1α、VEGF、EPOR 和 pSTAT-5/STAT-5 的表达。尽管在常氧条件下，EPO-TAgh 小鼠的脑血管生成是通过 HIF-1α/VEGF 途径形成的，但 EPO-TAgh 小鼠的神经保护和血管生成途径似乎有所改变。最近，Pichon 等通过 EPO-TAgh 模型证明，EPO 在神经适应通气适应低氧和低氧通气反应中起着关键的调节作用。此外，EPO-TAgh 小鼠的慢性 EPO 缺乏会诱导脑血管和心脏血管生成，这可能不仅在神经和心脏保护方面，而且在优化 O_2 供应方面具有协同作用。

HIF-1α 在烟雾血管病病程中起着重要的作用，上述研究表明 EPO 与 HIF-1α 存在相关，并且是可以相互反馈的。相关证据包括 Souvenir R 等通过神经生长因子（NGF）分化的大鼠嗜铬细胞瘤（PC-12）细胞的氧气和葡萄糖剥夺（OGD）建立缺氧缺血模型进行实验，证实了：EPO 作为缺氧诱导因子（HIF）的下游基因，在体外缺氧缺血模型中以剂量依赖的方式抑制 HIF-1α；EPO 通过上调 PHD-2 转录和翻译来抑制 HIF-1α 表达。Chen GH 等在实验（MCAO 小鼠）证实了缺血再灌注后腹膜注射 EPO 可以改善缺血小鼠预后，并且证实 EPO 是通过激活 AMPK-KLF2 信号通路来促进 VEGE 及其受体（KDR）的表达并参与 HIF-1α（降低）和 eNOS（增加）蛋白表达的调节，从而促进脑缺血后新的血管发育。在另一项实验中，Li J 等在短暂性脑中动脉阻塞（tM-CAO）大鼠卒中模型中研究了 HIF-1α 通过上调促红细胞生成素（EPO）抑制神经元凋亡的潜力。结果发现 tMcAO 后所有大鼠均表现出功能改善，而用 Ad-HIF-1α 治疗的大鼠与所有其他组相比，改善速度更快；EPOR 抑制剂部分逆转了 AdHIF1α 的益处；Ad-HIF-1α 显著抑制 tMCAO 诱导的细胞凋亡（$P < 0.05$）；通过免疫组织化学在神经元或星形胶质细胞中评估的 HIF-1α 表达被 Ad-HIF-1α 上调。Ad-HIF-1α 可以增加 EPO mRNA 和蛋白质的表达，但是，无论在 mRNA 水平还是蛋白质水平上，EPOR 均无明显变化。此外，EMP9 不会改变被 Ad-HIF-1α 上调的 EPO 表达；Ad-HIF-1α 抑制神经元中活化的 caspase 3，EMP9 则可以部分阻断 HIF-1α 下调活化的 caspase 的作用。

此外，尚有研究表明聚乙二醇化促红细胞生成素（P-EPO）通过抑制 NF-κB 的活化而具有抗氧化和抗炎特性，从而对脑缺血损伤具有神经保护作用。

综上所述，EPO 在缺氧后与血管新生相关的信号通路可以用图 5-41 概括。

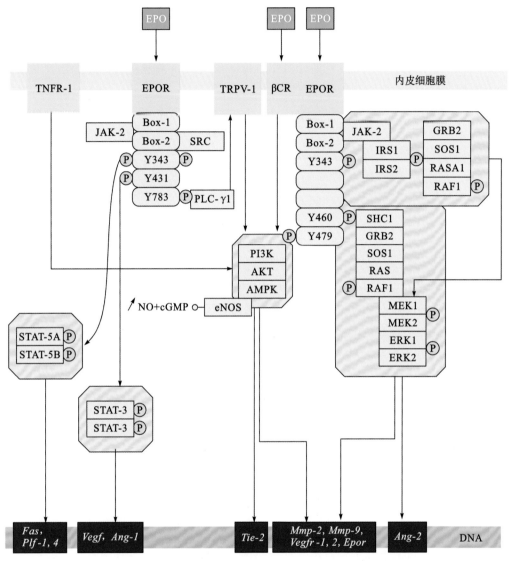

图 5-41 EPO 诱导的 EC 信号传导及与血管生成相关的靶基因

几种信号蛋白的对接位点用 P 标记；只有正面互动会显示为全黑箭头

三、临床运用

基于令人鼓舞的科学结果，2014 年发表的一项临床试验证明了在极端早产和新生儿缺氧缺血性脑病中使用 EPO 的神经保护剂量的安全性和有效性。Hong JM 等进一步将 EPO 用于烟雾血管病的治疗。这是一项前瞻性单臂研究，研究者在表现为短暂性脑缺血发作或急性脑梗死的烟雾血管病患者（<2 周）中，使用多处颅骨钻孔联合 EPO 静脉注射进行治疗。该临床试验共治疗了包括来自 37 位患者的 50 个半球。与出院相

比，改良的 Rankin 量表评分在 6 个月时有显著改善（2.0 vs. 1.0，$P<0.001$）。多数患者成功进行了血运重建：颅骨孔处动脉生成（89.5%）、半球性动脉生成（98.0%）和足够的血运重建（52.0%）；无钻孔手术相关并发症；出院后 TIA 发生率 5.4%（2例），脑梗死 2.7%（1例）。该研究说明了对短暂性脑缺血发作或急性脑梗死的烟雾血管病患者在急性期（<2 周内）进行多处颅骨钻孔＋EPO 静脉注射的联合治疗是安全和有效的。

第十八节　烟雾血管病相关标志物——内皮型一氧化氮合酶及一氧化氮

一、概述

一氧化氮（nitric oxide，NO）是在氨基酸 L-精氨酸氧化为 L-瓜氨酸的过程中由 NO 合酶（nitric oxide synthase，NOS）产生的。NO 存在于血管内皮和与血管壁相邻的神经末梢，是一种有效的血管扩张剂，可介导控制脑循环的信号；响应诸如剪应力的刺激而抑制血小板聚集；它可能在蛛网膜下腔出血后的急性脑缺血性卒中和脑血管痉挛等病理状况中发挥重要作用。内皮型一氧化氮合酶（endothelial nitric oxide synthase，eNOS）衍生的 NO 是血管调节过程中的主要分子之一，它改善了缺血性损伤并促进了脑缺血的恢复。综上所述，内皮源性 NO 作用：减少血管紧张度，血小板活化和聚集；减少激活的血管平滑肌增殖并损害白细胞黏附。

二、临床启示及相关基因研究

Noda A 等比较了 18 例烟雾血管病及 18 例面肌痉挛/未破裂颅内动脉瘤等其他疾病患者手术中获得的脑脊液标本的 NO 代谢产物，发现烟雾血管病患者脑脊液样品中 NO 代谢物的浓度显著高于对照组 [（17.6±1.2）$\mu mol/L$ vs.（10.5±1.0）$\mu mol/L$，$P<0.01$]。该研究的另一个有意思的发现：在 8 名烟雾血管病患者中，第二次手术获得的脑脊液中 NO 代谢产物浓度明显低于第一次获得的 CSF 样本 [（15.7±1.8）$\mu mol/L$ vs.（20.5±2.3）$\mu mol/L$，$P<0.01$]；烟雾状血管较多的 Suziki 3 和 4 期患者 CSF 中 NO 代谢产物浓度高于烟雾状血管少的 1、2、5 期者。因此，可以推测在烟雾血管病患者的脑脊液中的一氧化氮浓度长期升高，可能反映了侧支循环（烟雾状血管）异常的发展；血管搭桥手术可以减少一氧化氮的产生，从而减少异常的侧支循环。

韩国的 Park YS 等在患烟雾血管病的儿童和成人患者中评估了 4 种 eNOS 多态性的频率和分布（eNOS-922A>G，eNOS-786T>C，eNOS-4a4b 和 eNOS-894G>T），并将其与对照组的频率和分布进行比较，结果发现：虽然 MMD 与健康对照组的 4 种

eNOS 多态性的频率和分布无显著差异，但是成人中 4a4b 序列的频率较低。这或许是成人与儿童 MMD 患者临床表现差异的基因背景。然而，烟雾血管病似乎是一种多因素、多基因的疾病，并未表现出经典的遗传模式。eNOS 可能只是影响烟雾血管病的众多候选基因之一。法国的 Herve D 等报道了 3 个不相关的家庭中因常染色体隐性遗传疾病导致严重的烟雾血管病和早发性贲门失弛缓症。该综合征在所有 3 个家族中均与 GUCY1A3 中的纯合突变有关，该突变编码可溶鸟苷酸环化酶（sGC）（一氧化氮的主要受体）的 α_1 亚基。血小板分析显示可溶性 $\alpha_1\beta_1$ 鸟苷酸环化酶完全丧失，并显示 sGC 对血小板具有意想不到的刺激作用。NO-sGC-cGMP 途径是控制血管平滑肌松弛、血管张力和血管重塑的主要途径。该途径的改变可能会导致敏感血管区域（如 ICA 分叉）的异常血管重塑过程。这些数据为受影响的个体提供了治疗选择，并强烈建议在孤立的早发性贲门失弛缓症和非综合征性烟雾血管病中都需要对 GUCY1A3 和 NO-sGC-cGMP 途径的其他成员进行研究。随后美国的 Wallace S 等对来自无关家族的先证者（$n=96$）接受了 GUCY1A3 的测序，进行功能研究以确认已鉴定的 GUCY1A3 变体的致病性。发现两个无关家庭的受影响个体在 GUCY1A3 中具有复合杂合突变：MM041 在 4 岁时被诊断为门失弛缓症，在 18 岁时被诊断为高血压和 MMD；MM149 在 20 个月大时被诊断患有 MMD 和高血压。两个人都携带一个预期导致单倍体功能不全的等位基因和另一个预期产生突变蛋白的等位基因。这些等位基因之一（GUCY1A3 Cys517Tyr）的生化研究表明：突变蛋白（可溶性鸟苷酸环化酶的一个亚基）暴露于一氧化氮后，信号反应明显减弱。可见无论是否患有贲门失弛缓症，GUCY1A3 错义和单倍体不足突变均会破坏一氧化氮信号，导致 MMD 和高血压。

第十九节　烟雾血管病相关标志物——骨髓基质细胞

一、概述

人类有两种类型的骨髓：红骨髓和黄骨髓。红骨髓由造血干细胞（HSC）、间充质干细胞（MSCs）、内皮祖细胞（EPC）和非常小的胚胎样干细胞（VSEL）组成。红骨髓位于扁平骨中，如长骨的骨盆、胸骨、头盖骨、肋骨、椎骨、肩骨和长骨的骨骺端。黄骨髓由脂肪细胞组成，位于长骨的髓腔中。红骨髓是人体的造血器官，分布于骨髓腔内，哈佛氏管内也含有少量，它主要是由血窦和造血组织构成。因此，造血是红骨髓最主要的功能。除造血功能之外，红骨髓还有防御、免疫和创伤修复等多种功能。这些功能的关键物质是骨髓基质细胞（bone marrow-derived stromal cells，BMSC），也被称为骨髓间质基质细胞（bone mesenchymal stromal cells，BMSC）。它们具有自我更新和多系分化的潜力，因此使其在特定条件下能够分化为神经元和神经胶质。

BMSC 表达许多非特异性标记物，如 CD105（SH2）、CD73（SH3/4）、CD44、CD90（Thy-1）、CD71、Stro-1、黏附分子 CD106 和 CD166、细胞间黏附分子 1 和 CD29。BMSC 具有旁分泌作用、免疫调节和多能性的特征。在脑缺血时 BMSC 分泌许多神经营养因子，形成神经元和血管标志物，并有助于修复缺血性脑组织。这些 BMSC 分泌的神经营养因子包括肝细胞生长因子（HGF）、血管内皮生长因子（VEGF）、脑源性神经营养因子（BDNF）、碱性成纤维细胞生长因子（bFGF）和胰岛素生长因子 1（IGF-1）具有多种保护作用效应，如血管生成、神经发生、神经保护和突触形成。

二、现象、机制及临床运用

BMSC 移植在中枢神经系统的应用最早是用于脑损伤及脊髓损伤，随后 Chen J 等的实验证明大鼠卒中后（MCAO 模型）静脉输注 BMSC 可以进入大脑并减少神经功能缺损。该团队随后的研究显示在源自缺血性脑提取物的上清液中培养的 BMSC 增加了脑源性神经营养因子（BDNF）、神经生长因子（NGF）、血管内皮生长因子（VEGF）和肝细胞生长因子（HGF）的产生。并且这些神经营养蛋白和血管生成生长因子以缺血后时间依赖性方式增加。Kim HS 等在 CCAO 脑缺血大鼠模型中进行了对照研究：BMSC 移植组大鼠在 EMS 术中将标记的 BMSC（$1 \times 10/100$ μL）直接注入邻近的颞肌，对照组大鼠 EMS 术中颞肌内注入等量的培养液。三周后检测发现与对照组相比，BMSC 移植组的颞肌毛细血管/肌肉比率增加，显示出更多的血管生成（$P < 0.05$）且在颞肌中注射的 BMSC 为血管内皮生长因子（VEGF）阳性。这项研究说明局部注射 BMSC 这种方法会增加颞肌的血管新生，可能是基于当组织处于缺血状态时干细胞增加 VEGF 表达的现象。

多处颅骨钻孔（multiple cranial burr hole，MCBH）是临床上治疗烟雾血管病的经典手段之一，其机制尚不明确。Nam TK 等的实验证明了 MCBH 的机制可能是钻孔处的 BMSC 穿过骨孔进而诱发血管新生。该研究中将 20 只 Sprague-Dawley 大鼠（250 g，雄性）分为四组：正常对照组（$n=5$），MCBH 组（$n=5$），缺血组（$n=5$，MCAO 法）和缺血＋MCBH 组（$n=5$，MCAO 法建模一周后行 MCBH 手术）。随后处死大鼠区脑组织标本，进行了 BrdU、CD34、VEGF、Doublecortin 和 Nestin 的免疫组织化学染色，结果发现：①在缺血＋MCBH 组中在骨孔下方的皮质切口部位发现了 BrdU[+]、CD34[+] 和 Doublecortin[+] 细胞，在皮质切开部位周围的脑实质中发现了许多带有 Nestin[+] 或 VEGF[+] 的细胞，上述发现与脑室下区域没有任何联系（图 5-42、图 5-43）；②在其他组中，在相应区域中未检测到 BrdU[+]、CD34[+]，Doublecortin[+] 和 Nestin[+] 细胞。这些发现表明 BrdU[+] 和 CD34[+] 细胞是源自骨髓的干细胞，其可能来自通过骨孔的颅骨骨髓。CD34[+] 和 VEGF[+] 细胞的存在表明血管生成增加，而 Doublecortin[+]、Nestin[+] 细胞的存在表明神经发生增加。

近年来，已经开发出几种技术来加速 VEGF 在缺血组织中的表达，包括直接注射

VEGF 蛋白、质粒和病毒，用载体进行基因治疗，如用 EPC 或 BMSCs 进行细胞治疗，或将两种或更多种联合使用以上技术。但是，直接注射蛋白质时，蛋白质的半衰期很短，因此该技术需要相对较高的蛋白质浓度和重复步骤，从而增加了产生副作用的可能性。另外，用媒介物进行基因治疗的安全性尚未完全证明可直接用于患者。尽管已经报道了在脑硬膜肌肉血管融合手术中将自体 BMSCs 移植到相应的肌肉中，但自体 BMSCs 的直接移植仍不可接受。

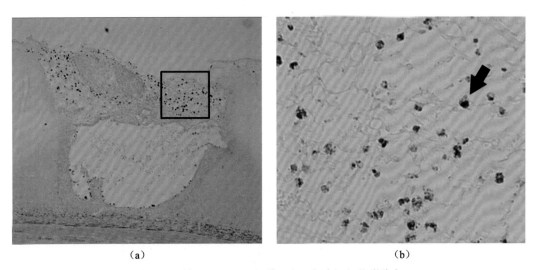

(a)   (b)

图 5-42 缺血＋MCBH 组的 CD34 免疫组织化学染色

(a) 在骨孔的位置检测到 CD34（＋）细胞（箭头），×100。(b) 左侧的黑色矩形放大图，×400

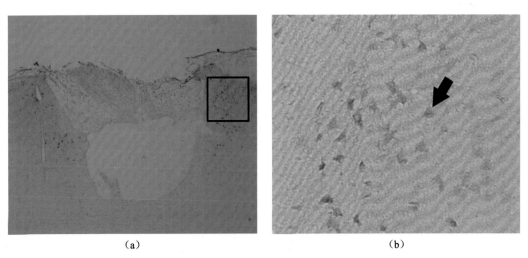

(a)   (b)

图 5-43 缺血＋MCBH 组的 VEGF 免疫组织化学染色

(a) 在骨孔下发现许多 VEGF（＋）细胞（箭头），×100。VEGF（＋）细胞在靠近骨孔下方皮质切口部位的脑实质中明显增加。(b) 左侧的黑色矩形放大图，×400

第二十节　烟雾血管病相关标志物——小窝蛋白1

一、概述

小窝蛋白1（caveolin-1，Cav-1）是 caveolae 质膜结构域的支架蛋白成分，在调节内皮细胞分化中发挥重要的积极作用，这是血管生成过程中的必要步骤。血管重塑是结构改变的活跃过程，涉及细胞生长、细胞死亡、细胞迁移及细胞外基质的产生/降解的变化。正性（向外）重塑定义为斑块负荷增加引起的局部血管大小的补偿性增加，并与斑块不稳定相关。负性（收缩）重塑定义为血管尺寸的局部缩小。MMD 的特征在是动脉的负性重塑和斑块缺失，是研究负性重塑与临床表现之间关系的生物学意义的良好候选模型。动脉重塑的机制可能很复杂，涉及脑血流量（剪切应力）和交感性血管神经支配的区域差异。已有的研究表明小窝蛋白-1 可能参与了动脉重塑：Cav-1 的下调与毛细血管形成的减少和病理性血管生成的增加有关，而 Cav-1 的过表达促进毛细血管的形成；Cav-1 在缺血后肢模型中从骨髓募集内皮祖细胞中起着关键作用；与 Cav-1 缺乏相关的血管细胞凋亡增强可能是与 MMD 成像和病理学发现（狭窄段变薄）相关的机制之一；重塑是一种适应性过程，可响应血流动力学状况的长期变化而发生，并且 Cav-1 可能参与了该过程。

二、临床启示与机制

Bang OY 等在烟雾血管病组、动脉粥样硬化组及健康组中进行了比较，结果发现：①MMD病患者的 Caveolin-1 水平降低，尤其是 RNF213 变异携带者更明显降低；②各组之间的循环因子如 VEGF 和 VEGFR-2 并无差异；③颅内动脉粥样硬化性卒中患者的内皮功能障碍指标明显更高，而烟雾血管病患者则为正常水平。根据这些现象，研究者提出烟雾血管病是一种小窝障碍所致的疾病，但与内皮功能障碍或循环细胞因子的调节异常无关。Chung JW 等使用高分辨率磁共振成像检查了远端 ICA 的外径，并评估 MMD 患者的负重塑程度是否与 RNF213 多态性、Cav-1 水平或各种临床和血管危险因素相关；使用小管形成和凋亡分析研究了衍生因子是否与细胞水平的负重塑有关。结果发现：MMD 患者的血清 Cav-1 水平低于对照组 ［（0.47±0.29）vs.（0.86±0.68）ng/mL；$P=0.034$］；MMD 患者中 126 例受累远端 ICA 的平均 ICA 直径为（2.48±0.98）mm，对照组中无症状 ICA 的平均 ICA 直径为（3.84±0.42）mm（$P<0.001$）；调整混杂因素后，MMD 患者的 Cav-1 水平（系数 1.018，$P<0.001$）与远端 ICA 直径独立相关。因此，研究者认为 Cav-1 的下调抑制了内皮细胞的血管生成，并诱导了平滑肌细胞的凋亡，Cav-1 可能在 MMD 的负性动脉重构中起主要作用。

第二十一节　烟雾血管病相关标志物——脑啡肽原

一、概述

脑啡肽原或称为前脑啡肽（proenkephalin，PENK），人的前脑啡肽 A 广泛分布于全身，包括整个神经系统、肾上腺髓质和其他人体组织。PENK 143-183 则是前脑啡肽 A 产生过程中产生的片段肽。研究已证实人脑脊液中存在 PENK 143-183（也称为 PENK 119-159 或中部原脑啡肽）。PENK 143-183 可能与阿尔兹海默病、血管性痴呆等疾病相关。血清中 PENK 143-183 的浓度不能反映 CSF 中的浓度。如有报道发现脑脊液中 PENK 143-183 的浓度比血清中高 100 倍，这表明脑脊液中 PENK 143-183 的来源是颅内组织。最近的临床试验报道，血清中的 PENK 143-183 反映了血脑屏障损害的程度，并与脑梗死和蛛网膜下腔出血的严重程度和预后相关。前脑啡肽 A 处理过程中会产生 4 份甲硫氨酸-脑啡肽（Met-ENK）和一份亮氨酸-脑啡肽（Leu-ENK）。Met-ENK 和 Leu-ENK 在脑脊液和血清中迅速代谢并分解，难以准确测量浓度，但 PENK 143-183 在脑脊液和血清中均稳定，因此反映了这些脑啡肽的浓度。

二、临床启示与机制

Araki Y 等及 Maruwaka M 等发现烟雾血管病患者的脑脊液中有两种肽类物质（m/z 4588 和 m/z 4473）明显高于对照组。Yokoyama K 等对这些肽类物质的氨基酸序列进一步分析，确定了这些肽类物质为前脑啡肽 143-183（PENK 143-183）。该研究还对这些肽类物质进行了定量分析，发现 MMD 患者（中位数为 8 270 pmol/L）的 PENK 143-183 浓度显著高于对照患者（中位数为 3 760 pmol/L，$P<0.001$），并且在 MMD 患者中呈以年龄依赖性降低的模式（$r=-0.57$，$P<0.001$），并且脑啡肽浓度与烟雾血管病患者的烟雾状血管存在相关性。研究者认为脑啡肽通过阿片样生长因子受体或 δ 阿片样受体的作用可能与 MMD 的病理生理有关。首先，在脑啡肽中，Met-ENK（也称为阿片类生长因子，OGF）通过 OGF 受体（OGFR）抑制 DNA 合成，从而抑制细胞增殖。OGF 是正常细胞和肿瘤细胞的有效抑制剂，并且这两种肽类和受体都已通过组织的抗体染色被检测到，已经证明了其生长作用。在心脏、血管系统、角膜上皮、脑星形胶质细胞和内皮细胞，以及间充质和其他正常细胞中也观察到 OGF 的抑制作用。在使用鸡绒膜尿囊膜的体外实验中，有报道 OGF 抑制血管生成。根据这些数据，假设 MMD CSF 中的 PENK 143-183 反映了 MMD 中血管生成抑制系统的激活。在 EMS 后观察到的血管生成与 PENK 143-183 浓度之间只有很小的相关性，这可能是因为 PENK 143-183 仅间接反映了血管生成。第二个假设是，Met-ENK 和 Leu-ENK 是 δ 阿片样肽，主要作用于 δ 阿片受体（DOR）。两种化合物都参与神经传递和疼痛控制，但迄今为止的研究表明，阿片样物质系统还与针对缺氧和缺血事件的神经保护作

用有关，这些作用主要是通过 δ-阿片样物质肽和 DOR 介导的。DOR 激活减少缺血后神经元中 K^+ 的流出，从而减少神经元死亡。还显示 DOR 激活可通过刺激蛋白激酶 C 和促分裂原激活的蛋白激酶-ERK1/2 来阻断 p38 磷酸化，从而预防神经元死亡。以上证据表明，MMD CSF 中 PENK 143-183 的浓度升高可能反映了 δ 阿片类药物和 DOR 对脑缺血的神经保护作用。

（刘创宏　徐　斌）

参考文献

[1] SEMENZA GL. Hydroxylation of HIF-1：oxygen sensing at the molecular level[J]. Physiology(Bethesda，Md)，2004，19：176-82.

[2] THURSTON G，NOGUERA-TROISE I，YANCOPOULOS GD. The Delta paradox：DLL4 blockade leads to more tumour vessels but less tumour growth[J]. Nature reviews Cancer，2007，7（5）：327-331.

[3] SIEKMANN AF，COVASSIN L，LAWSON ND. Modulation of VEGF signalling output by the Notch pathway[J]. BioEssays：news and reviews in molecular，cellular and developmental biology，2008，30(4)：303-313.

[4] ADAMS RH，ALITALO K. Molecular regulation of angiogenesis and lymphangiogenesis [J]. Nature reviews Molecular cell biology，2007，8(6)：464-478.

[5] QUTUB AA，POPEL AS. A computational model of intracellular oxygen sensing by hypoxia-inducible factor HIF1 alpha[J]. Journal of cell science，2006，119(16)：3467-3480.

[6] QUTUB AA，POPEL AS.Reactive oxygen species regulate hypoxia-inducible factor 1alpha differentially in cancer and ischemia[J]. Molecular and cellular biology，2008，28(16)：5106-5119.

[7] VEMPATI P，KARAGIANNIS ED，POPEL AS. A biochemical model of matrix metalloproteinase 9 activation and inhibition[J]. The Journal of biological chemistry，2007，282(52)：37585-37596.

[8] SCHäFFER L，SCHEID A，SPIELMANN P，et al. Oxygen-regulated expression of TGF-beta 3，a growth factor involved in trophoblast differentiation[J]. Placenta，2003，24(10)：941-950.

[9] NISHI H，NAKADA T，HOKAMURA M，et al. Hypoxia-inducible factor-1 transactivates transforming growth factor-beta3 in trophoblast[J]. Endocrinology，2004，145(9)：4113-4118.

[10] TAKAGI Y，KIKUTA K，NOZAKI K，et al. Expression of hypoxia-inducing factor-1 alpha and endoglin in intimal hyperplasia of the middle cerebral artery of patients with Moyamoya disease [J]. Neurosurgery，2007，60(2)：338-345.

[11] HOLIFIELD JS，ARLEN AM，RUNYAN RB，et al. TGF-beta 1，-beta 2 and-beta 3 cooperate to facilitate tubulogenesis in the explanted quail heart[J]. Journal of vascular research，2004，41(6)：491-498.

[12] LARIO S，MENDES D，BESCóS M，et al. Expression of transforming growth factor-beta1 and hypoxia-inducible factor-1alpha in an experimental model of kidney transplantation[J]. Transplantation，2003，75(10)：1647-1654.

[13] SOUVENIR R，FLORES JJ，OSTROWSKI RP，et al. Erythropoietin inhibits HIF-1alpha expression via upregulation of PHD-2 transcription and translation in an in vitro model of hypoxia-ische-

mia[J]. Transl Stroke Res，2014，5(1):118-127.

[14] LI J，TAO T，XU J，et al. HIF1 alpha attenuates neuronal apoptosis by upregulating EPO expression following cerebral ischemiareperfusion injury in a rat MCAO model[J]. International journal of molecular medicine，2020，45(4):1027-1036.

[15] YANO A，SHINGO T，TAKEUCHI A，et al. Encapsulated vascular endothelial growth factor-secreting cell grafts have neuroprotective and angiogenic effects on focal cerebral ischemia[J]. J Neurosurg，2005，103(1):104-114.

[16] CARMELIET P. VEGF as a key mediator of angiogenesis in cancer[J]. Oncology，2005，69(3): 4-10.

[17] PARDANAUD L，LUTON D，PRIGENT M，et al. Two distinct endothelial lineages in ontogeny，one of them related to hemopoiesis[J]. Development(Cambridge，England)，1996，122(5): 1363-1371.

[18] KEARNEY JB，AMBLER CA，MONACO KA，et al. Vascular endothelial growth factor receptor Flt-1 negatively regulates developmental blood vessel formation by modulating endothelial cell division[J]. Blood，2002，99(7):2397-2407.

[19] MIKKOLA HK，ORKIN SH. The search for the hemangioblast[J]. Journal of hematotherapy & stem cell research，2002，11(1):9-17.

[20] GITTENBERGER-DE GROOT AC，DERUITER MC，BERGWERFF M，et al. Smooth muscle cell origin and its relation to heterogeneity in development and disease[J]. Arterioscler Thromb Vasc Biol，1999，19(7):1589-1594.

[21] BARON M. Induction of embryonic hematopoietic and endothelial stem/progenitor cells by hedgehog-mediated signals[J]. Differentiation；research in biological diversity，2001，68(4-5): 175-185.

[22] SHINTANI S，MUROHARA T，IKEDA H，et al. Mobilization of endothelial progenitor cells in patients with acute myocardial infarction[J]. Circulation，2001，103(23):2776-2779.

[23] HALL CJ，FLORES MV，DAVIDSON AJ，et al. Radar is required for the establishment of vascular integrity in the zebrafish[J]. Developmental biology，2002，251(1):105-117.

[24] YOSHIMOTO T，HOUKIN K，TAKAHASHI A，et al. Angiogenic factors in moyamoya disease [J]. Stroke，1996，27(12):2160-2165.

[25] SAKAMOTO S，KIURA Y，YAMASAKI F，et al. Expression of vascular endothelial growth factor in dura mater of patients with moyamoya disease[J]. Neurosurgical review，2008，31(1): 77-81.

[26] KANG HS，KIM JH，PHI JH，et al. Plasma matrix metalloproteinases，cytokines and angiogenic factors in moyamoya disease[J]. J Neurol Neurosurg Psychiatry，2010，81(6):673-678.

[27] 王明光,李济世,邓星强,等. 血清血管内皮生长因子及碱性成纤维细胞生长因子水平与儿童烟雾血管病的相关性研究[J]. 儿科药学杂志，2015，21(4):3-6.

[28] BANG OY，CHUNG J-W，KIM SJ，et al. Caveolin-1，Ring finger protein 213，and endothelial function in Moyamoya disease[J]. International Journal of Stroke，2016，11(9):999-1008.

[29] 吴凌峰,曹文锋,屈新辉,等. 肝细胞生长因子、碱性成纤维细胞生长因子及血管源性生长因子在成人烟雾血管病不同阶段的变化[J]. 中国医药导报，2016，13(16):46-49.

[30] YANG GY，XU B，HASHIMOTO T，et al. Induction of focal angiogenesis through adenoviral

vector mediated vascular endothelial cell growth factor gene transfer in the mature mouse brain[J]. Angiogenesis, 2003, 6(2):151-158.

[31] KUSAKA N, SUGIU K, TOKUNAGA K, et al. Enhanced brain angiogenesis in chronic cerebral hypoperfusion after administration of plasmid human vascular endothelial growth factor in combination with indirect vasoreconstructive surgery[J]. J Neurosurg, 2005, 103(5):882-890.

[32] MARUSHIMA A, NIEMINEN M, KREMENETSKAIA I, et al. Balanced single-vector co-delivery of VEGF/PDGF-BB improves functional collateralization in chronic cerebral ischemia[J]. J Cereb Blood Flow Metab, 2020, 40(2):404-419.

[33] RODER C, PETERS V, KASUYA H, et al. Polymorphisms in TGFB1 and PDGFRB are associated with Moyamoya disease in European patients[J]. Acta Neurochir(Wien), 2010, 152(12):2153-2160.

[34] MOHREN S, WEISKIRCHEN R. Non-synonymous gene polymorphisms in the secretory signal peptide of human TGF-beta1 affect cellular synthesis but not secretion of TGF-beta1[J]. Biochemical and biophysical research communications, 2009, 379(4):1015-1020.

[35] LIU C, RODER C, SCHULTE C, et al. Analysis of TGFB1 in European and Japanese Moyamoya disease patients[J]. European Journal of Medical Genetics, 2012, 55(10):531-534.

[36] HOSHIMARU M, TAKAHASHI JA, KIKUCHI H, et al. Possible roles of basic fibroblast growth factor in the pathogenesis of moyamoya disease: an immunohistochemical study[J]. J Neurosurg, 1991, 75(2):267-270.

[37] TAKAHASHI A, SAWAMURA Y, HOUKIN K, et al. The cerebrospinal fluid in patients with moyamoya disease(spontaneous occlusion of the circle of Willis) contains high level of basic fibroblast growth factor[J]. Neuroscience letters, 1993, 160(2):214-216.

[38] SUZUI H, HOSHIMARU M, TAKAHASHI JA, et al. Immunohistochemical reactions for fibroblast growth factor receptor in arteries of patients with moyamoya disease[J]. Neurosurgery, 1994, 35(1):20-24.

[39] ZOU D, ZHAO J, ZHANG D, et al. Enhancement expression of bFGF in Chinese patients with Moyamoya disease[J]. Biomed Environ Sci, 2011, 24(1):74-80.

[40] MALEK AM, CONNORS S, ROBERTSON RL, et al. Elevation of cerebrospinal fluid levels of basic fibroblast growth factor in moyamoya and central nervous system disorders[J]. Pediatric neurosurgery, 1997, 27(4):182-189.

[41] YOSHIMOTO T, HOUKIN K, TAKAHASHI A, et al. Evaluation of cytokines in cerebrospinal fluid from patients with moyamoya disease[J]. Clin Neurol Neurosurg, 1997, 99(2):218-220.

[42] 张岩,孟国路,赵继宗,等. 碱性成纤维细胞生长因子在烟雾血管病发生机制中的作用[J]. 中国神经精神疾病杂志, 2003, 1:39-41.

[43] HELLSTRöM M, GERHARDT H, KALéN M, et al. Lack of pericytes leads to endothelial hyperplasia and abnormal vascular morphogenesis[J]. The Journal of cell biology, 2001, 153(3):543-553.

[44] AOYAGI M, FUKAI N, MATSUSHIMA Y, et al. Kinetics of 125I-PDGF binding and down-regulation of PDGF receptor in arterial smooth muscle cells derived from patients with moyamoya disease[J]. Journal of cellular physiology, 1993, 154(2):281-288.

[45] YAMAMOTO M, AOYAGI M, FUKAI N, et al. Differences in cellular responses to mitogens in

arterial smooth muscle cells derived from patients with moyamoya disease[J]. Stroke, 1998, 29 (6):1188-1193.

[46] WANG X,ZHANG Z,LIU W,et al. Impacts and interactions of PDGFRB,MMP-3,TIMP-2,and RNF213 polymorphisms on the risk of Moyamoya disease in Han Chinese human subjects[J]. Gene, 2013, 526(2):437-442.

[47] JUNG W,CASTREN E,ODENTHAL M,et al. Expression and functional interaction of hepatocyte growth factor-scatter factor and its receptor c-met in mammalian brain[J]. The Journal of cell biology, 1994, 126(2):485-494.

[48] YAMADA T,TSUBOUCHI H,DAIKUHARA Y,et al. Immunohistochemistry with antibodies to hepatocyte growth factor and its receptor protein(c-MET) in human brain tissues[J]. Brain Res, 1994, 637(1-2):308-312.

[49] HONDA S,KAGOSHIMA M,WANAKA A,et al. Localization and functional coupling of HGF and c-Met/HGF receptor in rat brain:implication as neurotrophic factor[J]. Brain research Molecular brain research, 1995, 32(2):197-210.

[50] HAMANOUE M,TAKEMOTO N,MATSUMOTO K,et al. Neurotrophic effect of hepatocyte growth factor on central nervous system neurons in vitro[J]. J Neurosci Res, 1996, 43(5): 554-564.

[51] NAKAMURA Y,MORISHITA R,HIGAKI J,et al. Expression of local hepatocyte growth factor system in vascular tissues[J]. Biochemical and biophysical research communications, 1995, 215 (2):483-488.

[52] NALDINI L,VIGNA E,NARSIMHAN RP,et al. Hepatocyte growth factor(HGF) stimulates the tyrosine kinase activity of the receptor encoded by the proto-oncogene c-MET[J]. Oncogene, 1991, 6(4):501-504.

[53] NANBA R,KURODA S,ISHIKAWA T,et al. Increased expression of hepatocyte growth factor in cerebrospinal fluid and intracranial artery in moyamoya disease[J]. Stroke, 2004, 35(12): 2837-2842.

[54] HAYASHI T,ABE K,SAKURAI M,et al. Inductions of hepatocyte growth factor and its activator in rat brain with permanent middle cerebral artery occlusion[J]. Brain Res, 1998, 799(2): 311-316.

[55] TSUZUKI N,MIYAZAWA T,MATSUMOTO K,et al. Hepatocyte growth factor reduces the infarct volume after transient focal cerebral ischemia in rats[J]. Neurol Res, 2001, 23(4): 417-424.

[56] NAGAYAMA T,NAGAYAMA M,KOHARA S,et al. Post-ischemic delayed expression of hepatocyte growth factor and c-Met in mouse brain following focal cerebral ischemia[J]. Brain Res, 2004, 999(2):155-166.

[57] SHIMAMURA M,SATO N,OSHIMA K,et al. Novel therapeutic strategy to treat brain ischemia:overexpression of hepatocyte growth factor gene reduced ischemic injury without cerebral edema in rat model[J]. Circulation, 2004, 109(3):424-431.

[58] MCCAWLEY LJ,MATRISIAN LM. Matrix metalloproteinases:they're not just for matrix anymore[J]. Current opinion in cell biology, 2001, 13(5):534-540.

[59] MURPHY G,NAGASE H. Progress in matrix metalloproteinase research[J]. Mol Aspects Med,

2008，29(5):290-308.

[60] OPDENAKKER G，VAN DEN STEEN PE，VAN DAMME J. Gelatinase B:a tuner and amplifier of immune functions[J]. Trends in immunology，2001，22(10):571-579.

[61] FUJIMURA M，WATANABE M，NARISAWA A，et al. Increased expression of serum Matrix Metalloproteinase-9 in patients with moyamoya disease[J]. Surgical neurology，2009，72(5): 476-480.

[62] KANG HS，KIM SK，CHO BK，et al. Single nucleotide polymorphisms of tissue inhibitor of metalloproteinase genes in familial moyamoya disease[J]. Neurosurgery，2006，58(6):1074-1080.

[63] LI H，ZHANG ZS，LIU W，et al. Association of a functional polymorphism in the MMP-3 gene with Moyamoya Disease in the Chinese Han population[J]. Cerebrovasc Dis，2010，30(6): 618-625.

[64] MA J，YOU C. Association between matrix metalloproteinase-3 gene polymorphism and moyamoya disease[J]. J Clin Neurosci，2015，22(3):479-482.

[65] SONOBE S，FUJIMURA M，NIIZUMA K，et al. Increased vascular MMP-9 in mice lacking RNF213:moyamoya disease susceptibility gene[J]. Neuroreport，2014，25(18):1442-1446.

[66] RUNDHAUG JE. Matrix metalloproteinases and angiogenesis[J]. J Cell Mol Med，2005，9(2): 267-285.

[67] WEI LN. Cellular Retinoic Acid Binding Proteins:Genomic and Non-genomic Functions and their Regulation[J]. Subcell Biochem，2016，81:163-178.

[68] BI J，HU X，ZHOU FC，et al. Upregulation of cellular retinoic acid-binding protein I expression by ethanol[J]. Development，growth & differentiation，2001，43(5):553-561.

[69] DONOVAN M，OLOFSSON B，GUSTAFSON AL，et al. The cellular retinoic acid binding proteins[J]. The Journal of steroid biochemistry and molecular biology，1995，53(1-6):459-465.

[70] HOJO M，HOSHIMARU M，MIYAMOTO S，et al. Hashimoto N. A cerebrospinal fluid protein associated with moyamoya disease:report of three cases[J]. Neurosurgery，1999，45(1):170-173.

[71] KIM SK，YOO JI，CHO BK，et al. Elevation of CRABP-I in the cerebrospinal fluid of patients with Moyamoya disease[J]. Stroke，2003，34(12):2835-2841.

[72] JEON JS，AHN JH，MOON YJ，et al. Expression of cellular retinoic acid-binding protein-I (CRABP-I) in the cerebrospinal fluid of adult onset moyamoya disease and its association with clinical presentation and postoperative haemodynamic change[J]. J Neurol Neurosurg Psychiatry，2014，85(7):726-731.

[73] BOYLE BJ，HARRIS VK，LIAUDET-COOPMAN ED，et al. Differential regulation of a fibroblast growth factor-binding protein by receptor-selective analogs of retinoic acid[J]. Biochemical pharmacology，2000，60(11):1677-1684.

[74] MIANO JM，BERK BC. Retinoids:versatile biological response modifiers of vascular smooth muscle phenotype[J]. Circ Res，2000，87(5):355-362.

[75] KATO S，SASAGURI Y，MORIMATSU M. Down-regulation in the production of matrix metalloproteinase 1 by human aortic intimal smooth muscle cells[J]. Biochemistry and molecular biology international，1993，31(2):239-248.

[76] MIANO JM，TOPOUZIS S，MAJESKY MW，et al. Retinoid receptor expression and all-trans retinoic acid-mediated growth inhibition in vascular smooth muscle cells[J]. Circulation，1996，93

(10):1886-1895.

[77] YAMAMOTO M,AOYAGI M,FUKAI N,et al. Increase in prostaglandin E(2) production by in-terleukin-1beta in arterial smooth muscle cells derived from patients with moyamoya disease[J]. Circ Res,1999,85(10):912-918.

[78] NAGATA E,MASUDA H,NAKAYAMA T,et al. Insufficient production of IL-10 from M2 macrophages impairs in vitro endothelial progenitor cell differentiation in patients with Moyamoya disease[J]. Sci Rep,2019,9(1):16752.

[79] FUJIMURA M,FUJIMURA T,KAKIZAKI A,et al. Increased serum production of soluble CD163 and CXCL5 in patients with moyamoya disease:Involvement of intrinsic immune reaction in its pathogenesis[J]. Brain Res,2018,1679:39-44.

[80] WANG Y,CHEN Q,ZHANG Z,et al. Interleukin-10 overexpression improves the function of en-dothelial progenitor cells stimulated with TNF-α through the activation of the STAT3 signaling pathway[J]. International journal of molecular medicine,2015,35(2):471-477.

[81] MIKAMI T,SUZUKI H,KOMATSU K,et al. Influence of Inflammatory Disease on the Patho-physiology of Moyamoya Disease and Quasi-moyamoya Disease[J]. Neurol Med Chir(Tokyo),2019,59(10):361-370.

[82] HAWKINS PT,STEPHENS LR. PI3K signalling in inflammation[J]. Biochimica et biophysica acta,2015,1851(6):882-897.

[83] BLANKESTEIJN WM,VAN GIJN ME,ESSERS-JANSSEN YP,et al. Beta-catenin,an inducer of uncontrolled cell proliferation and migration in malignancies,is localized in the cytoplasm of vas-cular endothelium during neovascularization after myocardial infarction[J]. The American journal of pathology,2000,157(3):877-883.

[84] YUAN K,HUANG C,FOX J,et al. Elevated inflammatory response in caveolin-1-deficient mice with Pseudomonas aeruginosa infection is mediated by STAT3 protein and nuclear factor kappaB (NF-kappaB)[J]. The Journal of biological chemistry,2011,286(24):21814-21825.

[85] LIU J,WANG XB,PARK DS,et al. Caveolin-1 expression enhances endothelial capillary tubule formation[J]. The Journal of biological chemistry,2002,277(12):10661-10668.

[86] JASMIN JF,MALHOTRA S,SINGH DHALLU M,et al. Caveolin-1 deficiency increases cerebral ischemic injury[J]. Circ Res,2007,100(5):721-729.

[87] GORTAZAR AR,MARTIN-MILLAN M,BRAVO B,et al. Crosstalk between caveolin-1/extra-cellular signal-regulated kinase(ERK) and β-catenin survival pathways in osteocyte mechanotrans-duction[J]. The Journal of biological chemistry,2013,288(12):8168-8175.

[88] TAYLOR CT,DOHERTY G,FALLON PG,et al. Hypoxia-dependent regulation of inflammatory pathways in immune cells[J]. The Journal of clinical investigation,2016,126(10):3716-3724.

[89] ZHANG Z,YAO L,YANG J,et al. PI3K/Akt and HIF-1 signaling pathway in hypoxia-ischemia (Review)[J]. Mol Med Rep,2018,18(4):3547-3554.

[90] WENG L,CAO X,HAN L,et al. Association of increased Treg and Th17 with pathogenesis of moyamoya disease[J]. Sci Rep,2017,7(1):3071.

[91] FERRERAS M,FELBOR U,LENHARD T,et al. Generation and degradation of human endostatin proteins by various proteinases[J]. FEBS letters,2000,486(3):247-251.

[92] HE J,WANG R,ZHANG D,et al. Expression of circulating vascular endothelial growth factor-

antagonizing cytokines and vascular stabilizing factors prior to and following bypass surgery in patients with moyamoya disease[J]. Exp Ther Med, 2014, 8(1):302-308.

[93] LIN TN,KIM GM,CHEN JJ,et al. Differential regulation of thrombospondin-1 and thrombospondin-2 after focal cerebral ischemia/reperfusion[J]. Stroke, 2003, 34(1):177-186.

[94] KYRIAKIDES TR,TAM JW,BORNSTEIN P. Accelerated wound healing in mice with a disruption of the thrombospondin 2 gene[J]. The Journal of investigative dermatology, 1999, 113(5):782-787.

[95] GAO JB,TANG WD,WANG HX,et al. Predictive value of thrombospondin-1 for outcomes in patients with acute ischemic stroke[J]. Clin Chim Acta, 2015, 450:176-180.

[96] BORNSTEIN P,AGAH A,KYRIAKIDES TR. The role of thrombospondins 1 and 2 in the regulation of cell-matrix interactions,collagen fibril formation,and the response to injury[J]. The international journal of biochemistry & cell biology, 2004, 36(6):1115-1125.

[97] CALZADA MJ,ROBERTS DD. Novel integrin antagonists derived from thrombospondins[J]. Current pharmaceutical design, 2005, 11(7):849-866.

[98] LAWLER J. Thrombospondins[J]. Current drug targets, 2008, 9(10):820-821.

[99] TAN K,LAWLER J. The interaction of Thrombospondins with extracellular matrix proteins[J]. Journal of cell communication and signaling, 2009, 3(3-4):177-187.

[100] LI Y,TURPIN CP,WANG S. Role of thrombospondin 1 in liver diseases[J]. Hepatology research:the official journal of the Japan Society of Hepatology, 2017, 47(2):186-193.

[101] WANG Y,CHEN W,HOU B,et al. Altered expression of thrombospondin-1/-2 in the cortex and synaptophysin in the hippocampus after middle cerebral artery occlusion and reperfusion[J]. International journal of clinical and experimental pathology, 2018, 11(7):3267-3276.

[102] PFAFF D,FIEDLER U,AUGUSTIN HG. Emerging roles of the Angiopoietin-Tie and the ephrin-Eph systems as regulators of cell trafficking[J]. Journal of leukocyte biology, 2006, 80(4):719-726.

[103] THURSTON G,RUDGE JS,IOFFE E,et al. Angiopoietin-1 protects the adult vasculature against plasma leakage[J]. Nature medicine, 2000, 6(4):460-463.

[104] ZHANG ZG,ZHANG L,CROLL SD,et al. Angiopoietin-1 reduces cerebral blood vessel leakage and ischemic lesion volume after focal cerebral embolic ischemia in mice[J]. Neuroscience, 2002, 113(3):683-687.

[105] VALABLE S,MONTANER J,BELLAIL A,et al. VEGF-induced BBB permeability is associated with an MMP-9 activity increase in cerebral ischemia:both effects decreased by Ang-1[J]. J Cereb Blood Flow Metab, 2005, 25(11):1491-1504.

[106] BLECHARZ KG,FREY D,SCHENKEL T,et al. Autocrine release of angiopoietin-2 mediates cerebrovascular disintegration in Moyamoya disease[J]. J Cereb Blood Flow Metab, 2017, 37(4):1527-1539.

[107] RAFII S,LYDEN D. Therapeutic stem and progenitor cell transplantation for organ vascularization and regeneration[J]. Nature medicine, 2003, 9(6):702-712.

[108] HRISTOV M,WEBER C. Endothelial progenitor cells:characterization, pathophysiology, and possible clinical relevance[J]. J Cell Mol Med, 2004, 8(4):498-508.

[109] GRAD S,ERTEL W,KEEL M,et al. Strongly enhanced serum levels of vascular endothelial

growth factor（VEGF）after polytrauma and burn［J］. Clinical chemistry and laboratory medicine，1998，36(6)：379-383.

[110] HEESCHEN C，AICHER A，LEHMANN R，et al. Erythropoietin is a potent physiologic stimulus for endothelial progenitor cell mobilization［J］. Blood，2003，102(4)：1340-1346.

[111] POWELL TM，PAUL JD，HILL JM，et al. Granulocyte colony-stimulating factor mobilizes functional endothelial progenitor cells in patients with coronary artery disease［J］. Arterioscler Thromb Vasc Biol，2005，25(2)：296-301.

[112] PHI JH，SUZUKI N，MOON YJ，et al. Chemokine Ligand 5(CCL5) Derived from Endothelial Colony-Forming Cells(ECFCs) Mediates Recruitment of Smooth Muscle Progenitor Cells(SPCs) toward Critical Vascular Locations in Moyamoya Disease［J］. PLoS One，2017，12(1).

[113] CHOI JW，SON SM，MOOK-JUNG I，et al. Mitochondrial abnormalities related to the dysfunction of circulating endothelial colony-forming cells in moyamoya disease［J］. J Neurosurg，2018，129(5)：1151-1159.

[114] GHANI U，SHUAIB A，SALAM A，et al. Endothelial progenitor cells during cerebrovascular disease［J］. Stroke，2005，36(1)：151-153.

[115] YOSHIHARA T，TAGUCHI A，MATSUYAMA T，et al. Increase in circulating CD34-positive cells in patients with angiographic evidence of moyamoya-like vessels［J］. J Cereb Blood Flow Metab，2008，28(6)：1086-1089.

[116] NI G，LIU W，HUANG X，et al. Increased levels of circulating SDF-1alpha and CD34$^+$CXCR4$+$ cells in patients with moyamoya disease［J］. Eur J Neurol，2011，18(11)：1304-1309.

[117] II M，NISHIMURA H，IWAKURA A，et al. Endothelial progenitor cells are rapidly recruited to myocardium and mediate protective effect of ischemic preconditioning via "imported" nitric oxide synthase activity［J］. Circulation，2005，111(9)：1114-1120.

[118] JUJO K，II M，LOSORDO DW. Endothelial progenitor cells in neovascularization of infarcted myocardium［J］. Journal of molecular and cellular cardiology，2008，45(4)：530-544.

[119] ROSELL A，MORANCHO A，NAVARRO-SOBRINO M，et al. Factors secreted by endothelial progenitor cells enhance neurorepair responses after cerebral ischemia in mice［J］. PLoS One，2013，8(9).

[120] SUGIYAMA T，KURODA S，NAKAYAMA N，et al. Bone marrow-derived endothelial progenitor cells participate in the initiation of moyamoya disease［J］. Neurol Med Chir(Tokyo)，2011，51(11)：767-773.

[121] HAMAUCHI S，SHICHINOHE H，UCHINO H，et al. Cellular Functions and Gene and Protein Expression Profiles in Endothelial Cells Derived from Moyamoya Disease-Specific iPS Cells［J］. PLoS One，2016，11(9).

[122] KANG HS，MOON YJ，KIM YY，et al. Smooth-muscle progenitor cells isolated from patients with moyamoya disease：novel experimental cell model［J］. J Neurosurg，2014，120(2)：415-425.

[123] MILEWICZ DM，KWARTLER CS，PAPKE CL，et al. Genetic variants promoting smooth muscle cell proliferation can result in diffuse and diverse vascular diseases：evidence for a hyperplastic vasculomyopathy［J］. Genetics in medicine：official journal of the American College of Medical Genetics，2010，12(4)：196-203.

[124] SAIURA A，SATA M，HIRATA Y，et al. Circulating smooth muscle progenitor cells contribute

to atherosclerosis[J]. Nature medicine, 2001, 7(4):382-383.

[125] SHIMIZU K, SUGIYAMA S, AIKAWA M, et al. Host bone-marrow cells are a source of donor intimal smooth-muscle-like cells in murine aortic transplant arteriopathy[J]. Nature medicine, 2001, 7(6):738-741.

[126] SATA M, SAIURA A, KUNISATO A, et al. Hematopoietic stem cells differentiate into vascular cells that participate in the pathogenesis of atherosclerosis[J]. Nature medicine, 2002, 8(4): 403-409.

[127] TANAKA K, SATA M, HIRATA Y, et al. Diverse contribution of bone marrow cells to neointimal hyperplasia after mechanical vascular injuries[J]. Circ Res, 2003, 93(8):783-790.

[128] SIMPER D, STALBOERGER PG, PANETTA CJ, et al. Smooth muscle progenitor cells in human blood[J]. Circulation, 2002, 106(10):1199-1204.

[129] DEB A, SKELDING KA, WANG S, et al. Integrin profile and in vivo homing of human smooth muscle progenitor cells[J]. Circulation, 2004, 110(17):2673-2677.

[130] NGUYEN TQ, CHON H, VAN NIEUWENHOVEN FA, et al. Myofibroblast progenitor cells are increased in number in patients with type 1 diabetes and express less bone morphogenetic protein 6:a novel clue to adverse tissue remodelling[J]. Diabetologia, 2006, 49(5):1039-1048.

[131] SUGIYAMA S, KUGIYAMA K, NAKAMURA S, et al. Characterization of smooth muscle-like cells in circulating human peripheral blood[J]. Atherosclerosis, 2006, 187(2):351-362.

[132] SCHOBER A, HOFFMANN R, OPRéE N, et al. Peripheral CD34[+] cells and the risk of in-stent restenosis in patients with coronary heart disease[J]. The American journal of cardiology, 2005, 96(8):1116-1122.

[133] MASUDA J, OGATA J, YUTANI C. Smooth muscle cell proliferation and localization of macrophages and T cells in the occlusive intracranial major arteries in moyamoya disease[J]. Stroke, 1993, 24(12):1960-1967.

[134] FUKAI N, AOYAGI M, YAMAMOTO M, et al. Human arterial smooth muscle cell strains derived from patients with moyamoya disease:changes in biological characteristics and proliferative response during cellular aging in vitro[J]. Mechanisms of ageing and development, 1994, 75 (1):21-33.

[135] YAMAMOTO M, AOYAGI M, TAJIMA S, et al. Increase in elastin gene expression and protein synthesis in arterial smooth muscle cells derived from patients with Moyamoya disease[J]. Stroke, 1997, 28(9):1733-1738.

[136] GUO DC, PAPKE CL, TRAN-FADULU V, et al. Mutations in smooth muscle alpha-actin (ACTA2) cause coronary artery disease, stroke, and Moyamoya disease, along with thoracic aortic disease[J]. Am J Hum Genet, 2009, 84(5):617-627.

[137] TOMASEK JJ, HAAKSMA CJ, SCHWARTZ RJ, et al. Deletion of smooth muscle alpha-actin alters blood-retina barrier permeability and retinal function[J]. Investigative ophthalmology & visual science, 2006, 47(6):2693-2700.

[138] GUO DC, PANNU H, TRAN-FADULU V, et al. Mutations in smooth muscle alpha-actin (ACTA2) lead to thoracic aortic aneurysms and dissections[J]. Nature genetics, 2007, 39(12): 1488-1493.

[139] JELKMANN W. Erythropoietin:structure, control of production, and function[J]. Physiological

reviews，1992，72（2）：449-489.

[140] HARDEE ME，ARCASOY MO，BLACKWELL KL，et al. Erythropoietin biology in cancer[J]. Clinical cancer research：an official journal of the American Association for Cancer Research，2006，12（2）：332-339.

[141] HALLER H，CHRISTEL C，DANNENBERG L，et al. Signal transduction of erythropoietin in endothelial cells[J]. Kidney international，1996，50（2）：481-488.

[142] WESTENBRINK BD，LIPSIC E，VAN DER MEER P，et al. Erythropoietin improves cardiac function through endothelial progenitor cell and vascular endothelial growth factor mediated neo-vascularization[J]. European heart journal，2007，28（16）：2018-2027.

[143] RIBATTI D，PRESTA M，VACCA A，et al. Human erythropoietin induces a pro-angiogenic phe-notype in cultured endothelial cells and stimulates neovascularization in vivo[J]. Blood，1999，93（8）：2627-2636.

[144] AHN S，MIN SK，MIN SI，et al. Early sustained injections of erythropoietin improve angiogenesis and restoration of perfusion in the ischemic mouse hindlimb[J]. Journal of Korean medical science，2012，27（9）：1073-1078.

[145] KAWACHI K，ISO Y，SATO T，et al. Effects of erythropoietin on angiogenesis after myocardial infarction in porcine[J]. Heart and vessels，2012，27（1）：79-88.

[146] YAMAJI R，OKADA T，MORIYA M，et al. Brain capillary endothelial cells express two forms of erythropoietin receptor mRNA[J]. European journal of biochemistry，1996，239（2）：494-500.

[147] WANG L，ZHANG Z，WANG Y，et al. Treatment of stroke with erythropoietin enhances neuro-genesis and angiogenesis and improves neurological function in rats[J]. Stroke，2004，35（7）：1732-1737.

[148] LI Y，LU Z，KEOGH CL，et al. Erythropoietin-induced neurovascular protection，angiogenesis，and cerebral blood flow restoration after focal ischemia in mice[J]. J Cereb Blood Flow Metab，2007，27（5）：1043-1054.

[149] LI Y，LU ZY，OGLE M，et al. Erythropoietin prevents blood brain barrier damage induced by fo-cal cerebral ischemia in mice[J]. Neurochemical research，2007，32（12）：2132-2141.

[150] XIONG Y，ZHANG Y，MAHMOOD A，et al. Erythropoietin mediates neurobehavioral recovery and neurovascular remodeling following traumatic brain injury in rats by increasing expression of vascular endothelial growth factor[J]. Transl Stroke Res，2011，2（4）：619-632.

[151] CHEN GH，LI XL，DENG YQ，et al. The Molecular Mechanism of EPO Regulates the Angio-genesis after Cerebral Ischemia through AMPK-KLF2 Signaling Pathway[J]. Critical reviews in eukaryotic gene expression，2019，29（2）：105-112.

[152] IM JH，YEO IJ，HWANG CJ，et al. PEGylated Erythropoietin Protects against Brain Injury in the MCAO-Induced Stroke Model by Blocking NF-kappaB Activation[J]. Biomolecules & thera-peutics，2020，28（2）：152-162.

[153] RANGARAJAN V，JUUL SE. Erythropoietin：emerging role of erythropoietin in neonatal neu-roprotection[J]. Pediatric neurology，2014，51（4）：481-488.

[154] HONG JM，LEE SJ，LEE JS，et al. Feasibility of Multiple Burr Hole With Erythropoietin in A-cute Moyamoya Patients[J]. Stroke，2018，49（5）：1290-1295.

[155] BREDT DS，HWANG PM，SNYDER SH. Localization of nitric oxide synthase indicating a

neural role for nitric oxide[J]. Nature, 1990, 347(6295):768-770.

[156] CASTILLO J, RAMA R, DáVALOS A. Nitric oxide-related brain damage in acute ischemic stroke[J]. Stroke, 2000, 31(4):852-857.

[157] BASSENGE E. Coronary vasomotor responses: role of endothelium and nitrovasodilators[J]. Cardiovascular drugs and therapy, 1994, 8(4):601-610.

[158] SUZUKI Y, SATOH S, OYAMA H, et al. Regional differences in the vasodilator response to vasopressin in canine cerebral arteries in vivo[J]. Stroke, 1993, 24(7):1049-1053.

[159] NODA A, SUZUKI Y, TAKAYASU M, et al. Elevation of nitric oxide metabolites in the cerebrospinal fluid of patients with moyamoya disease[J]. Acta Neurochir(Wien), 2000, 142(11): 1275-1279.

[160] HERVE D, PHILIPPI A, BELBOUAB R, et al. Loss of alpha1beta1 soluble guanylate cyclase, the major nitric oxide receptor, leads to moyamoya and achalasia[J]. Am J Hum Genet, 2014, 94(3):385-394.

[161] WALLACE S, GUO DC, REGALADO E, et al. Disrupted nitric oxide signaling due to GUCY1A3 mutations increases risk for moyamoya disease, achalasia and hypertension[J]. Clinical genetics, 2016, 90(4):351-360.

[162] YANG Z, ZHU L, LI F, et al. Bone marrow stromal cells as a therapeutic treatment for ischemic stroke[J]. Neuroscience bulletin, 2014, 30(3):524-534.

[163] CHEN X, LI Y, WANG L, et al. Ischemic rat brain extracts induce human marrow stromal cell growth factor production[J]. Neuropathology: official journal of the Japanese Society of Neuropathology, 2002, 22(4):275-279.

[164] CHOPP M, ZHANG XH, LI Y, et al. Spinal cord injury in rat: treatment with bone marrow stromal cell transplantation[J]. Neuroreport, 2000, 11(13):3001-3005.

[165] LI Y, CHOPP M, CHEN J, et al. Intrastriatal transplantation of bone marrow nonhematopoietic cells improves functional recovery after stroke in adult mice[J]. J Cereb Blood Flow Metab, 2000, 20(9):1311-1139.

[166] CHEN J, LI Y, WANG L, et al. Therapeutic benefit of intravenous administration of bone marrow stromal cells after cerebral ischemia in rats[J]. Stroke, 2001, 32(4):1005-1011.

[167] KIM HS, LEE HJ, YEU IS, et al. The neovascularization effect of bone marrow stromal cells in temporal muscle after encephalomyosynangiosis in chronic cerebral ischemic rats[J]. J Korean Neurosurg Soc, 2008, 44(4):249-255.

[168] NAM TK, PARK SW, PARK YS, et al. Role of a Burr Hole and Calvarial Bone Marrow-Derived Stem Cells in the Ischemic Rat Brain: A Possible Mechanism for the Efficacy of Multiple Burr Hole Surgery in Moyamoya Disease[J]. J Korean Neurosurg Soc, 2015, 58(3):167-174.

[169] FRANK PG, WOODMAN SE, PARK DS, et al. Caveolin, caveolae, and endothelial cell function [J]. Arterioscler Thromb Vasc Biol, 2003, 23(7):1161-1168.

[170] CHANG SH, FENG D, NAGY JA, et al. Vascular permeability and pathological angiogenesis in caveolin-1-null mice[J]. The American journal of pathology, 2009, 175(4):1768-1776.

[171] SBAA E, DEWEVER J, MARTINIVE P, et al. Caveolin plays a central role in endothelial progenitor cell mobilization and homing in SDF-1-driven postischemic vasculogenesis[J]. Circ Res, 2006, 98(9):1219-1227.

[172]　CHUNG JW,KIM DH,OH MJ,et al. Cav-1(Caveolin-1) and Arterial Remodeling in Adult Moyamoya Disease[J]. Stroke, 2018, 49(11):2597-2604.

[173]　ERNST A,KöHRLE J,BERGMANN A. Proenkephalin A 119-159,a stable proenkephalin A precursor fragment identified in human circulation[J]. Peptides, 2006, 27(7):1835-1840.

[174]　DOEHNER W,VON HAEHLING S,SUHR J,et al. Elevated plasma levels of neuropeptide proenkephalin a predict mortality and functional outcome in ischemic stroke[J]. Journal of the American College of Cardiology, 2012, 60(4):346-354.

[175]　MOSNAIM AD,PUENTE J,SAAVEDRA R,et al. In vitro human plasma leucine(5)-enkephalin degradation is inhibited by a select number of drugs with the phenothiazine molecule in their chemical structure[J]. Pharmacology, 2003, 67(1):6-13.

[176]　CHENG F,ZAGON IS,VERDERAME MF,et al. The opioid growth factor(OGF)-OGF receptor axis uses the p16 pathway to inhibit head and neck cancer[J]. Cancer research, 2007, 67(21):10511-10518.

[177]　CHENG F,MCLAUGHLIN PJ,VERDERAME MF,et al. The OGF-OGFr axis utilizes the p16INK4a and p21WAF1/CIP1 pathways to restrict normal cell proliferation[J]. Molecular biology of the cell, 2009, 20(1):319-327.

[178]　ZAGON IS,RUTH TB,LEURE-DUPREE AE,et al. Immunoelectron microscopic localization of the opioid growth factor receptor(OGFr) and OGF in the cornea[J]. Brain Res, 2003, 967(1-2):37-47.

[179]　BLEBEA J,MAZO JE,KIHARA TK,et al. Opioid growth factor modulates angiogenesis[J]. J Vasc Surg, 2000, 32(2):364-373.

[180]　XIA Y,HADDAD GG. Major difference in the expression of delta-and mu-opioid receptors between turtle and rat brain[J]. The Journal of comparative neurology, 2001, 436(2):202-210.

[181]　ZHANG J,HADDAD GG,XIA Y. delta-,but not mu-and kappa-,opioid receptor activation protects neocortical neurons from glutamate-induced excitotoxic injury[J]. Brain Res, 2000, 885(2):143-153.

[182]　CHAO D,BALBONI G,LAZARUS LH,et al. Na+mechanism of delta-opioid receptor induced protection from anoxic K+leakage in the cortex[J]. Cellular and molecular life sciences:CMLS, 2009, 66(6):1105-1115.

[183]　LIU D,SLEVIN JR,LU C,et al. Involvement of mitochondrial K+release and cellular efflux in ischemic and apoptotic neuronal death[J]. Journal of neurochemistry, 2003, 86(4):966-979.

[184]　WEI L,YU SP,GOTTRON F,et al. Potassium channel blockers attenuate hypoxia-and ischemia-induced neuronal death in vitro and in vivo[J]. Stroke, 2003, 34(5):1281-1286.

[185]　NARITA M,KUZUMAKI N,MIYATAKE M,et al. Role of delta-opioid receptor function in neurogenesis and neuroprotection[J]. Journal of neurochemistry, 2006, 97(5):1494-1405.

[186]　PENG PH,HUANG HS,LEE YJ,et al. Novel role for the delta-opioid receptor in hypoxic preconditioning in rat retinas[J]. Journal of neurochemistry, 2009, 108(3):741-754.

第六章

烟雾血管病的影像诊断

烟雾血管病的病理改变主要发生于颅底动脉环的前半部分，表现为狭窄段血管内膜增厚、内弹力层不规则变薄扭曲，中层平滑肌变薄或缺失，一般没有炎性细胞浸润。狭窄闭塞段动脉的远端血管则出现管腔塌陷和类似的内弹力层和中层改变。颅底及软脑膜可见代偿增生的异常血管网形成，多表现管壁菲薄、管腔扩张、中层平滑肌纤维化，有时伴内弹力膜断裂和微动脉瘤形成，也可表现血管内膜水肿增厚、微血栓形成而导致管腔狭窄闭塞；随着年龄增大，扩张的小血管亦可出现进行性内膜增厚，从而使狭窄动脉的数量增加。

烟雾血管病在日本、韩国等亚洲东部国家高发，女性发病率高于男性。烟雾血管病好发于 0～10 岁的儿童和 30～40 岁的中年人，儿童较为多见。在我国，近年来成人烟雾血管病的发病率有上升趋势。烟雾血管病临床表现无特异性，主要表现为神经系统功能障碍、单侧或双侧肢体麻木、肌力下降、伴癫痫发作、中枢性面瘫、语言障碍或肢体感觉障碍等。一般认为儿童患者以脑缺血为主，成人患者以脑出血为主。东亚地区的患者更常表现为出血性症状，而东亚以外地区的患者却常表现为缺血性症状。东亚烟雾血管病患者还表现出了一定的家族聚集性、遗传相关性。*RNF213* 基因很可能是东亚人群烟雾血管病的相关致病基因。

诊断要点为颈内动脉终末段和（或）大脑前动脉起始段、大脑中动脉起始段严重狭窄或闭塞，颅底或基底节区出现异常血管网。

诊断时须排除以下疾病所致的脑血管病：动脉粥样硬化、脑膜炎、脑肿瘤、唐氏综合征、神经纤维瘤病、颅脑外伤等。

烟雾血管病的临床治疗，目前暂无可控制或逆转烟雾血管病进程的有效药物，外科手术治疗是最有效的方法，通过血流重建，改变脑血流动力学，增加脑组织的血供，改善局部脑缺血的状态，从而减少继发性卒中概率，手术主要可分为直接血流重建、间接血流重建及两者联合的血流重建方式。

烟雾血管病的诊断标准经由日本 Willis 环自发性闭塞学术委员会提出，并且在世界范围内被广泛接受、认可。过去，数字减影血管造影（digital subtraction angiography，DSA）被视为烟雾血管病金标准，并且其确诊仅能凭借 DSA 技术。DSA 能很好显示狭窄的颈内动脉、大脑中动脉等血管，颅底及基底节区的"烟雾状"血管，颅内血管间及颅内与颅外血管间的侧支循环，是诊断烟雾血管病的"金标准"。依据疾病发生发展过程，Suzuki 将烟雾血管病 DSA 表现分成 6 期（Ⅰ～Ⅵ期）。进一步还可将上述 6 期分为 2 类。第 1 类包括第Ⅰ、Ⅱ、Ⅲ期，主要特点是颅内动脉狭窄逐步发展出现闭塞，颅底逐渐出现烟雾血管至烟雾血管旺盛期，颅外血管与颅内血管侧支循环尚不明显。第 2 类包括Ⅳ、Ⅴ、Ⅵ期，主要特点是颅内动脉闭塞加重，烟雾血管由旺盛转为衰减，甚至消失，颅内外异常血管吻合不断增加。随着对烟雾血管病的认识进展及新技术和其可靠性被验证，根据 2015 年日本烟雾血管病协会提出的诊断标准，磁共振扫描（MRI）及计算机电子断层扫描（CT）也被纳入双侧烟雾血管病确诊手段。除此之外，更多影像诊断新技术被用于烟雾血管病辅助诊断及前沿研究。现将烟雾血管病各影像诊断方法总结如下。

一、数字减影血管造影

自烟雾血管病命名初始，DSA 就被视作为诊断金标准。在显示烟雾血管病闭塞的 Willis 环血管方面，磁共振血管显像（MRA）及电子计算机断层血管成像（CTA）可与 DSA 媲美。然而，CTA 及 MRA 对于烟雾血管病颅底新生血管网的显示精度明显逊色于 DSA。烟雾血管病常由于伴发的动脉瘤破裂或脑室内出血导致出血性卒中发生。目前，只有 DSA 能够精确地检出这些小动脉瘤。（图 6-1）

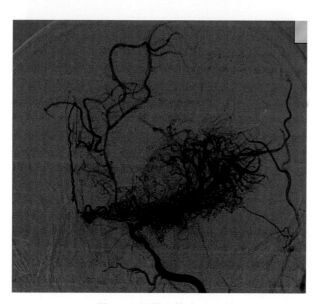

图 6-1　烟雾血管病 DSA

颈内动脉远端及大脑中动脉、大脑前动脉近端狭窄，颅底大量烟雾血管形成，颅外枕动脉与颅内大脑中动脉分支间侧支血管形成

二、计算机电子断层扫描

CT 技术是大部分医院里最常规、最易获得的 24 h 脑部影像检查技术，也是大部分烟雾血管病患者初诊的影像检查。然而，如果单纯依靠 CT，大部分的烟雾血管病患者

将被漏诊。在严重的病例中，扩张的血管及梗死与出血在 CT 上也可以显示。大部分病例中，Willis 环的狭窄闭塞性改变及颅底新生的烟雾状血管网在 CT 平扫图像上没有具体的特异表现，增强 CT 可以部分显示。在具有家族史的高风险人群中，常规的 CT 扫描并不足够，应当建议患者进一步行 MRI 检查。对于难治性头痛的患儿，MRI 检查应当被采纳。由于烟雾血管病出血多为脑室内出血，因此对于脑室内出血的患者，烟雾血管病应当列为鉴别诊断之一。

1. CTA

CTA 技术在烟雾血管病诊断方面没有任何指南。但是，对于显示烟雾血管病患者颅内血管改变，3D-CTA 是一种行之有效的手段。3D-CTA 还常被用于烟雾血管病术前及术后血管的评价。当血流过快，CTA 会有所失真。（图 6-2）

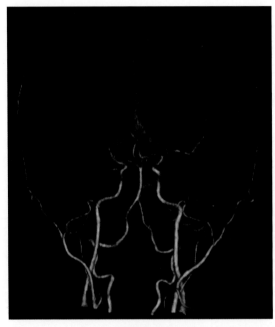

图 6-2　烟雾血管病 CTA

颈内动脉远端及左侧大脑中动脉、双侧大脑前动脉近端狭窄，右侧大脑中动脉近端闭塞，颅底烟雾血管形成

2. CT 灌注

CT 灌注（computed tomography perfusion，CTP）目前是一种被广泛用于烟雾血管病的影像检查手段。可以定量地获得 3 个值：CBF、CBV、MTT。CT 灌注最大的优点是技术广泛普及、扫描便捷而快速。它的弊端主要在于存在一定的放射性，并且部分患者并不适用于应用碘造影剂。最重要的是，根据华山医院临床应用反馈，由于 CTP 存在一定的延迟与造影剂弥散问题，脑血流经常被低估，在术后患者中这种情况尤为明显。（图 6-3）

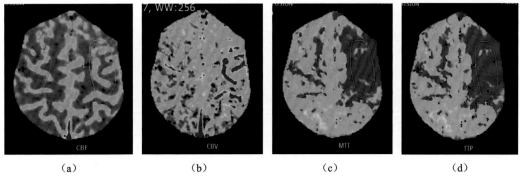

图 6-3 烟雾血管病 CTP

（a）左侧大脑中动脉分布区脑血流量（CBF）与对侧相比差别不大；（b）脑血容量（CBV）较对侧轻度升高；（c）平均通过时间（MTT）及达峰时间（TTP）；（d）比对侧明显延长，提示脑实质为可逆性损伤

3. 氙增强 CT

首次利用氙增强 CT 测量脑内 CBF 值距今已有近 30 年的历史。目前该技术对于烟雾血管病主要的研究方向包括两方面，一是术前评估脑内 CBF，二是在烟雾血管病术后患者用以评价手术疗效及进行随访。该检查的主要弊端在于相对耗时，对于"头动伪影"的敏感性，以及部分患者不能配合在扫描过程中从面罩吸入氙气。

三、正电子断层显像及单光子发射计算机断层扫描

正电子断层显像（positron emission tomography，PET）及单光子发射计算机断层扫描（single photon emission computed tomography，SPECT）常被用于评估脑血流灌注及脑血流动力学。脑内动脉及毛细血管通过收缩、舒张调节脑内正常灌注压力的能力被称为脑血管反应性（cerebrovascular reactivity，CVR）。在静息状态下，低灌注的脑组织的血流灌注一般不存在显著差异；而给予一定药物刺激，低灌注的本质可如"水落石出"般显露。对于颈内动脉狭窄的患者，CVR 值的大小与其发生卒中的风险密切相关。相对于 PET 来说，SPECT 所采用的造影剂半衰期较长，因此有足够的时间采集到质量较高的图像。SPECT 可以显示全脑皮质及深部结构，利用 3D-SPECT 可将不同的脑功能区域进行进一步划分从而评估不同脑功能区域的灌注状态。SPECT 的主要劣势包括：可比性较差，必须结合包括 CT 在内的其他检查以显示结果与解剖结构的关系，所需造影剂生产相对复杂，获得的参数是半定量的。

PET 可测得与脑血流灌注相关的指标包括脑血流量（CBF）、摄氧分数（OEF）、脑血容量（CBV）等。PET 最大的特点是测量 CBF 与 CBV 的精确度较高。临床普遍视 PET 为测量 CBF 和 CBV 的金标准。PET 的劣势主要包括：设备及检查费用昂贵，检查时间过长，辐射剂量较大，对患者的"头动"极为敏感，相对有创等。PET 及 SPECT 检查还经常被用于烟雾血管病术后患者高灌注综合征的检出与随访。

四、磁共振扫描

对于 MRI 诊断烟雾血管病，公认使用 1.5T 以上的磁共振扫描才能保证诊断的准确性。

1. T_2WI 序列

T_2WI 序列是日本烟雾血管病协会推荐的序列。在该序列上，烟雾血管病主要表现为 Willis 环原本粗大的血管流空影由于闭塞、狭窄从而减少、消失。同时，在基底节区域附近的脑实质内，出现多发的小血管流空影。

2. Flair 序列

对于缺血性卒中的患者，在 Flair 序列上，常可在脑表面的附近观察到信号增高的血管信号，被称为"常春藤征""Flair 血管高信号征""血管高信号征"。"常春藤征"不仅仅意味着血管的栓塞或梗死，更多反映的是局部血管壁内流速变慢的、异常的血流。"常春藤征"很可能反映的就是扩张的软脑膜侧支。DSA 研究显示，残留的顺行性或逆行性软脑膜侧支血流是信号增高血管血流的来源。血管近端"常春藤征"出现并没有任何的临床预后意义，而远端的"常春藤征"则提示着较好的预后。逆流的软脑膜侧支循环是急性卒中预后的一个重要因素。"常春藤征"可以反映烟雾血管病颅内血管的局部狭窄、闭塞性改变。对于烟雾血管病术后的患者，Flair 序列上这种局部血管高信号减低可以视作一种脑血流灌注改善的表现。

3. T_1WI 增强序列

T_1WI 增强序列可以显示走行于脑沟内的软脑膜侧支循环。在 SUZUKI 分期接近中期的患者，增强后还可显示位于基底节附近、脑实质深部的烟雾状血管网侧支。在烟雾血管病间接搭桥术后影像研究中，"常春藤征"及颅底异常的烟雾状侧支都随着人工引入颈外侧支的逐渐形成而退化、消失。这提示着烟雾状血管侧支及软脑膜侧支与颈外侧支的关系可能是相互拮抗的。值得注意的是，"常春藤征"阳性与烟雾血管病患者的临床症状严重程度相关。

4. DSCWI 序列

动态磁敏感增强磁共振序列是目前被广泛应用的磁共振序列之一。常用的 DSC 参数包括 T_{max} 值、MTT、CBV 及 CBF 指数。与常规侵入性颅内大血管 DSA 显像、核医学脑血流检查及术后脑血流检测结果比较发现：DSC 序列与这些经典烟雾血管病脑血流灌注检测手段存在相关性。

5. 磁敏感序列

磁敏感序列（SWI 序列）是一种 T_2WI 梯度回波序列。SWI 序列可以很好地揭示烟雾血管病颅内微出血灶，并且这些病灶在 CT 上通常都是阴性的。SWI 上检出的微出血灶与烟雾血管病缺血性症状密切相关，并且与烟雾血管病患者颅内血流动力指标，特别是脑血容量（CVR）改变有关；SWI 序列所展示的"刷征"与烟雾血管病病情的严重程度密切相关。

6. 动脉自旋标记序列

动脉自旋标记（arterial spin labeling，ASL）序列最大的优点是在无辐射的基础上无创、无造影剂显示颅内血流灌注情况。对于烟雾血管病，ASL 序列所取得的脑血流灌注参数与 SPECT 所取得的参数具有相关性，运用 ASL 序列所取得的 CBF 值与 DSC-MRI 及氙增强 CT 所获得的值存在强相关性。在缺血性卒中、烟雾血管病及其他血管常见性疾病中由于 ATT 的延长，导致局部血流信号及组织灌注被一定程度地低估，这种显现又称为动脉传递伪影（arterial transit artifact，ATA）。在烟雾血管病中，动脉传递伪影主要由于大量侧支循环形成。动脉从被标记的血液到达组织所耗费的动脉传递时间不尽相同，传递到两血管的分水岭区耗时最长。这在一定程度上限制了运用 ASL 技术精准测量烟雾血管病脑血流灌注参数。动脉传递时间主要基于后标记延迟时间。适当拉长后标记延迟时间可以显著减少动脉传递伪影。对于一侧颈内动脉闭塞的患者，动脉传递时间需要设定为 2 s 或更久。但是 ASL 信号强度与血液 T_1 时间有关，大于 2.5 s 会发生信号衰减。对于烟雾血管病，后传递时间设定为 2 s 左右是较为合理的。随着 ASL 序列的进一步完善，又出现了一系列可以弥补 ASL 动脉传递伪影缺陷的技术，如 look-locker 技术、速度选择 ASL（velocity-selective ASL，VSASL）等。

1）多参数假连续 ASL（multi-parametric pseudo-continuous ASL，pCASL）：多参数假连续 ASL 技术融合了 3D 单次发射梯度回波（GRASE）、背景抑制技术及假连续 ASL 技术，从而缩短了 ASL 序列的扫描时间，减少了由于动脉传递伪影所导致的图像不稳问题。比较 CTP 与 pCASL 发现，两种检查手段所测出的 CBF、CBV、MTT 值具有一定相关性，但是 pCASL 在 CBF 的定量上具有一定的优越性。作为一种较新的技术，与 2D pCASL 相比，3D pCASL 技术的信噪比（signal-to-noise ratio，SNR）得以提高，动脉传递伪影问题也有所减小。

2）多期 pCASL（multi-delay pCASL）：通过结合 3D 梯度自旋回波（gradient and spin echo，GRASE）、背景抑制技术及 pCASL 在相对短的时间内对烟雾血管病患者运用多期 ASL 得以实现。并且多期 ASL 在稳定性方面较经典 ASL 序列有所提高，最重要的是能呈现一种动态的过程。

3）区域性 ASL 序列（territorial arterial spin-labeling，t-ASL）：在 pCASL 技术的基础上进一步产生了区域性标记血流的 ASL 技术，统称为 t-ASL 序列。2003 年，t-ASL 技术第一次被报道（图 6-4）。从此，t-ASL 系列技术不断地在血管选择性、实用性及可定量方面进一步完善。初始的 t-ASL 系列序列只能在一个厚的层面上一次标记一条血管（图 6-5）。近来，结合 pCASL 技术，利用相位循环和附加梯度使得标记具有空间性并且更行之有效（图 6-6）。其中超选择性（superselective pseudocontinuous pCASL，ss-pCASL）假连续 ASL 技术具有两个显著的优点。

（1）标记的灵活性，可以适用于任何几何形状的血管，甚至是极为扭曲的。

（2）过程简单明了，扫描结束后即可生成区域灌注图。ss-pCASL 序列对于区域性脑血流灌注的显示与 DSA 金标准灌注结果具有高度的一致性。血管编码 ASL 序列（vessel-encoded ASL，VE-ASL）是一种以高效省时为特征且可同时标记多根血管的 t-ASL 序列。

VE-ASL 序列可同时标记 3 根血管，在展示不同血管供血范围的同时揭示侧支循环。在与 MRA 的对照研究中发现，VE-ASL 序列可以很好地评估 Willis 环附近的侧支血流；在与 DSA 对照的研究中发现，VE-ASL 序列具有高效显示远端侧支循环的能力。

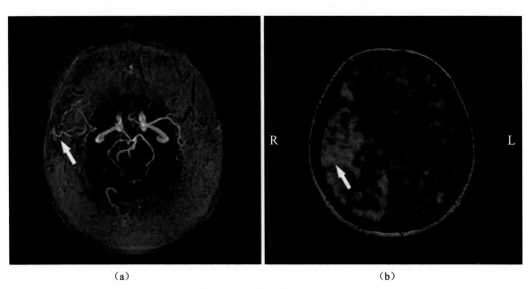

图 6-4　烟雾血管病 t-ASL

烟雾血管病后期右侧颈外动脉侧支入颅内供血

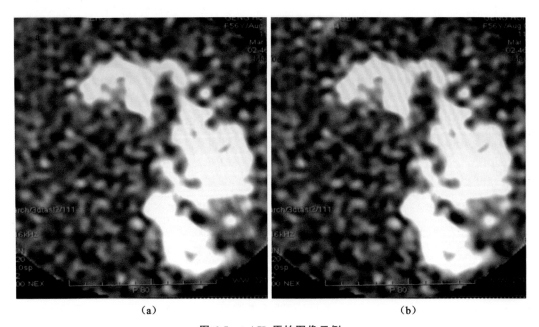

图 6-5　t-ASL 原始图像示例

56 岁女性，双侧烟雾血管病患者，左侧 SUZUKI 分期 4 期，ss-pCASL 标记左侧颈内动脉，（a）为左侧基底节层面；（b）为左侧半卵圆中心层面；脑血流灌注漂移情况：①左侧颈内动脉漂移至左侧后循环供血灌注区域；②左侧颈内动脉漂移至右侧大脑前动脉供血灌注区域

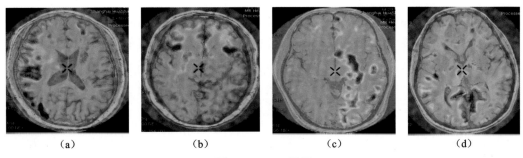

（a）　　　　　　　（b）　　　　　　　（c）　　　　　　　（d）

图 6-6　t-ASL 显示

（a）脑血流从一侧颈内动脉漂移至对侧大脑前动脉供血灌注区；（b）脑血流从一侧颈内动脉漂移至对侧大脑中动脉供血灌注区；（c）脑血流从一侧前循环漂移至同侧后循环供血灌注区；（d）脑血流从一侧后循环漂移至同侧前循环供血灌注区

7. MRA

可以利用较高分辨率的 MRA 进行评分并且对烟雾血管病进行进一步的分类。并且 MRA 还是一种较好的烟雾血管病术后随访颅内血管改变的检测手段。然而，MRA 并不擅长于显示颅底新生的烟雾状血管网。（图 6-7）

包括 NOVA 系统在内的整合定量 MRA 技术的商业化软件目前已经在国内外投入使用。NOVA 软件常被用于测定烟雾血管病术前、术后的脑血流并进行对照比较。

8. 血氧水平依赖 MRI

Donahue 等人证明血氧水平（BOLD）依赖 MRI 可为烟雾血管病提供补充性的组织水平脑组织代谢信息。

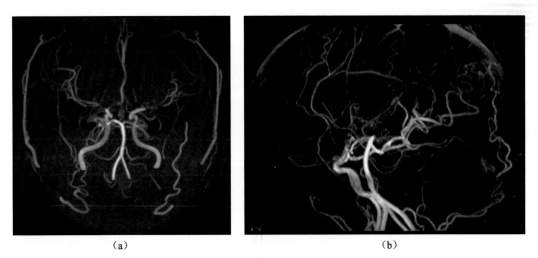

（a）　　　　　　　　　　　　　　　（b）

图 6-7　烟雾血管病 MRA

（a）双侧颈内动脉远端、大脑中动脉及大脑前动脉近端狭窄，颅底少量烟雾血管形成；（b）颅底见大量烟雾血管显影，颅外枕动脉与颅内软脑膜动脉、大脑中动脉分支侧支血管形成

9. 高分辨率磁共振

高分辨率磁共振（high-resolution MRI，HR-MRI）可直接显示血管管壁并且对其进行评价。通常涉及 T_1、T_2 序列成像，质子密度成像，T_1WI 增强序列联合快速自旋回波序列或黑血磁共振技术。烟雾血管病患者颅内狭窄血管在高分辨率磁共振显示下呈现向心性狭窄，一般不伴有斑块形成，增强后呈现向心性强化；动脉粥样硬化所导致的颅内脑血管狭窄呈现偏侧性，并且强化阳性较多见。

10. 磁共振灌注成像

磁共振灌注成像（PWI）如图 6-8 所示。

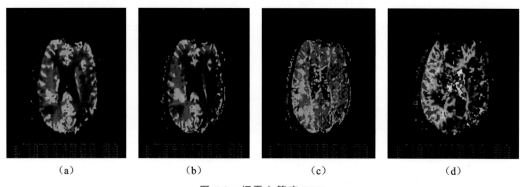

（a）　　　　　　（b）　　　　　　（c）　　　　　　（d）

图 6-8　烟雾血管病 PWI

（a）（b）右侧大脑中动脉分布区大片脑实质 CBF 及 CBV 降低伴局部升高；（c）（d）MTT 及 TTP 大片升高伴局部降低，提示颞叶、枕叶大范围血流灌注降低伴局部过度灌注，脑实质不可逆损伤

（姚振威　王　斌　高心逸）

四、烟雾血管病的 SPECT 评估

烟雾血管病是由于双侧颈内动脉末端及其主要分支如大脑前动脉和大脑中动脉起始段逐渐狭窄甚至闭塞，脑底穿通动脉代偿性扩张，最终形成脑底部和软脑膜处烟雾状细小血管的侧支循环。侧支循环常不能代偿正常脑血流，此类患者在临床上常表现为缺血型，新生的脆弱血管破裂也可导致脑出血。

侧支循环存在，可为狭窄的血管提供代偿血供，因此，仅仅从形态学上评估血管狭窄，并不能对患者病情严重程度、治疗后的效果做出准确评价。在烟雾血管病诊疗中，核医学脑血流灌注评价具有重要价值，使用 SPECT/CT 对烟雾血管病患者脑血流状况评价，手术治疗前后血流灌注情况对比，可对手术评价疗效（图 6-9）。应用脑 SPECT 研究观察受累区域的血流灌注受损情况，通常 SPECT 显示的病灶较 CT 观察到的低密度损伤范围大、数量多。静脉注射乙酰唑胺可扩张脑血管，多用于评价脑血管储备（cerebrovascular reserve，CVR）能力，CVR 是指脑血管通过小动脉和毛细血管的代偿性扩张或收缩（Bayliss 效应）维持脑血流正常稳定的能力。静息期血管扩张，对乙酰唑胺的反应性降低，脑血管储备下降。CVR 对 MMD 的临床评估具有重要价值，MMD 患者 CVR 明显下降时，建议尽早手术治疗，而 CVR 处于正常参考水平时，若采用血管重建术，可因脑组织过度灌注导致脑出血。

NeuroGam 能够把原始图像的体素数据配准到 Talairach 标准图谱中，并得到能够反映脑血流灌注差异的重建图像，从而进行视觉和定性分析；其自带的健康人群数据库可进一步帮助研究者对大脑皮质各叶和不同 Brodmann 功能区进行半定量分析。Han 等在脑 SPECT 显像的基础上，应用 NeuroGam 软件进行基于体素水平的统计分析，同时结合脑血管造影术和 MRI 等方法，建立了一种能够对 MMD 患者进行临床分期的评价体系，通过这种评价体系，可对大脑半球的病变进行评分，进而对患者临床症状的进展做出预测，为临床医师认识和研究 MMD 提供了可靠的选择方案。

SPM 可对图像中的每个体素直接进行标准统计分析，进而获得局部组间差异，常用于多中心临床研究，是目前国际上普遍应用的软件之一。由于手术可致脑的解剖结构发生位移，影响图像的精确配准，因而直接对 MMD 患者术后脑血流的改变进行基于体素的定量分析的研究很少。Ashburner 引入了一种新的数学算法——DARTEL，并运用到 SPM 中，可有效提高图像配准的精确度。Fushimi 在对 32 例 MMD 患者手术前后的 SPECT 图像分析时运用此方法，并与不配有该算法的 SPM 数据进行比较，结果显示，两者对 MMD 患者术后脑血流增加量的评估均较术前增加 15％以内，但前者显示 MMD 术后脑血流的改善范围更大。

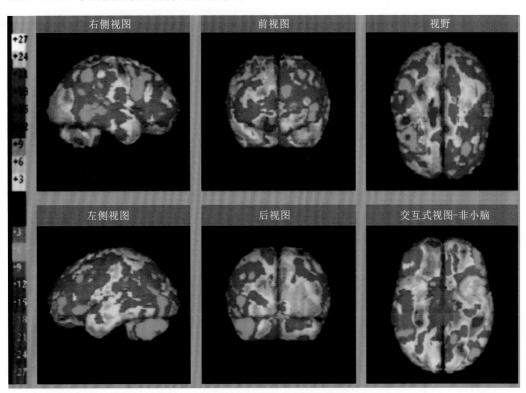

图 6-9 ⁹⁹ᵐTc-ECD SPECT/CT 脑断层显像

右侧额、顶叶、双侧颞叶、右侧基底节及丘脑、右侧小脑血流灌注增加。临床诊断烟雾血管病术后血流灌注好转

这些基于体素水平的分析技术已被国内外广泛认可，其避免了传统视觉分析的主观因素影响，数据结果更加客观可信；软件自带的健康人群数据库有利于医师对图像进行统计分析，但数据库通常基于欧美人群，国内应用时仍须建立相应的健康人群数据库。

尽管脑 SPECT 显像是目前最常用的脑血流灌注显像，但 PET 显像具有更高的灵敏度和更好的分辨率，显影清晰且信噪比良好，因而更易显示异常区域，已成为近年来研究 MMD 的有力工具。相较于数字减影血管造影术、CT 和 MRI 等检查手段，PET 显像对 MMD 的诊断主要反映脑组织的代谢状况，有助于治疗效果的评估。国内常用的显像剂 ^{18}F-FDG 和 ^{13}N-NH$_3$·HH$_2$O 可显示 MMD 大脑皮质或神经核团的异常灌注减低区，可作为脑缺血和脑梗死的诊断依据，但近年来相关研究资料很少。国外对 MMD 的研究以 ^{15}O-H$_2$O PET 显像居多，但目前在国内尚无条件开展。

大脑受损区域的再血管化可有效预防 MMD 继发脑卒中的发生，脑血管储备能力是治疗 MMD 的重要评价参数。应用 ^{15}O-H$_2$O PET 显像，并通过测量 AZA 负荷的局部脑血流变化可对脑血管储备能力进行定量评估。Acker 等研究结果发现，有相当一部分存在狭窄阻塞、有症状而 ^{99}Tcm-六甲基丙二基胺肟 SPECT 显像阴性的患者，可通过 ^{15}O-H$_2$O PET 显像检测出其脑血管储备能力受损。

^{15}O-H$_2$O PET 显像可对脑血流灌注进行定量分析，特别适用于观察 AZA 负荷试验后的脑血管反应。通过计算脑血管储备（cerebrovascular reserve，CVR），可有效地识别梗死高风险区域，对有针对性的个性化手术治疗很有帮助。Kuhn 等对 MMD 患儿分别进行基础水平和 AZA 负荷试验的 ^{15}O-H$_2$O PET 显像，结果显示大脑前、中动脉区域的脑血流灌注和 CVR 异常最为明显。通过比较基础水平、AZA 负荷后及手术前后 CVR 的 ^{15}O-H$_2$O PET 显像结果，可观察到再血管化手术后病灶区的明显改善。该研究结果发现，^{15}O-H$_2$O PET 显像对指导手术治疗 MMD 是一种非常有用的工具。

核医学影像技术可直观地显示 MMD 受累区域的部位、范围和程度，并提供多种血流动力学参数。脑 SPECT 显像和 PET 显像均可反映脑血流动力学状态变化，并对脑血流储备进行评估，特别是在脑血管再生术后评价和预测不良事件的研究中具有较高的价值，但 PET 的空间分辨率更高。整合素 αvβ$_3$ 受体 PET 显像具有独特优势，对评估 MMD 术后血管再生具有重要价值。体素分析技术的应用不受分析人员主观因素的影响，使核医学检查结果更加客观可信，并可进行定量分析，可作为上述方法的有力补充，进而为临床医师深入研究 MMD 提供更多的工具和方法。

参考文献

[1]　高心逸,姚振威.烟雾血管病影像诊断技术与颅内侧支循环评价技术及其新进展[J].中国医学计算机成像杂志,2019,25(2):212-216.

[2]　张海鸥,饶明俐,张淑琴,等.Moyamoya 病病因和发病机制的实验室研究[J].中华神经科杂志,1996,29:178-181.

[3]　TAKAGI Y,KIKUTA K,NOZAKI K,et al.Histological features of middle cerebral arteries from

patients treated for Moyamoya disease[J].Neurol Med Chir(Tokyo),2007,47(1):1-4.

[4] FUKUI M,KONO S,SUEIAHI K,et al.Moyamoya disease[J].Neuropathology,2000,20(Suppl): S61-S64.

[5] 王斌,朱凤萍,周茜,等.运用MR血管成像及灌注加权成像评价烟雾血管病责任血管、术后重建血管及手术前后脑血流动力学变化的研究[J].中华放射学杂志,2014,48(2):381-385.

[6] 王斌,姚振威,李征宇,等.MRA和MR灌注加权成像在不同类型烟雾血管病脑血流动力学中的研究[J].临床放射学杂志,2015,34(4):521-526.

[7] 王斌,周茜,姚振威,等.CT灌注与MR灌注加权成像对烟雾血管病血管重建术疗效的评价[I].中国医学计算机成像杂志,2015,21(1):64-68.

[8] HUISMAN TA,SORENSEN AG. Perfusion-weighted magnetic resonance imaging of the brain: techniques and application in children[J]. Eur Radiol,2004,14(1):59-72.

[9] DAVIES NP,JEZZARD P. Selective arterial spin labeling(SASL):perfusion territory mapping of selected feeding arteries tagged using two-dimensional radiofrequency pulses[J]. Magn Reson Med,2003,49(6):1133-1142.

[10] HELLE M,NORRIS DG,RüFER S,et al. Superselective pseudocontinuous arterial spin labeling [J]. Magnetic Resonance in Medicine Official Journal of the Society of Magnetic Resonance in Medicine,2010,64(3):777-777.

[11] HARTKAMP NS,HELLE M,CHAPPELL MA,et al. Validation of planning-free vessel-encoded pseudo-continuous arterial spin labeling MR imaging as territorial-ASL strategy by comparison to super-selective p-CASL MRI[J]. Magnetic Resonance in Medicine Official Journal of the Society of Magnetic Resonance in Medicine,2014,71(6):2059-2070.

[12] CHAPPELL MA,OKELL TW,JEZZARD P,et al. A general framework for the analysis of vessel encoded arterial spin labeling for vascular territory mapping[J]. Magn Reson Med,2010,64(5): 1529-1539.

[13] CHNG SM,PETERSEN ET,ZIMINE I,et al. Territorial arterial spin labeling in the assessment of collateral circulation:comparison with digital subtraction angiography[J]. Stroke,2008,39 (12):3248-3254.

[14]   WONG EC. Vessel-encoded arterial spin-labeling using pseudocontinuous tagging[J]. Magn Reson Med,2007,58(6):1086-1091-1091.

[15] WU B,WANG X,GUO J,et al. Collateral circulation imaging:MR perfusion territory arterial spin-labeling at 3T[J]. Ajnr American Journal of Neuroradiology,2008,29(10):1855-1855.

[16] HANKEY GJ,WARLOW CP,SELLAR RJ. Cerebral angiographic risk in mild cerebrovascular disease[J]. Stroke,1990,21(2):209-222.

[17] FUJIMURA M,TOMINAGA T. Significance of Cerebral Blood Flow Analysis in the Acute Stage after Revascularization Surgery for Moyamoya Disease[J]. Neurol Med Chir,2015,55(10): 775-781.

[18] KANG KH,KIM HS,KIM SY. Quantitative cerebrovascular reserve measured by acetazolamide-challenged dynamic CT perfusion in ischemic adult Moyamoya disease:initial experience with angiographic correlation[J]. AJNR Am J Neuroradiol,2008,29(8):1487-1493.

[19] YAMADA I,SUZUKI S,MATSUSHIIMA Y. Moyamoya disease:comparison of assessment with MR angiography and MR imaging versus conventional angiography[J]. Radiology,1995,196

(196):211-218.

[20] CHYATTE C,MELE KE,ANDERSON BL. Brain blood-shift theory:verification of predicted gradient in tactual-auditory rivalry[J]. International Journal of Neuropsychiatry,1967,3(4):360.

[21] HAYASHI T,SHIRANE R,FUJIMURA M,et al. Postoperative neurological deterioration in pediatric moyamoya disease:watershed shift and hyperperfusion[J]. Journal of Neurosurgery Pediatrics,2010,6(1):73-81.

[22] SCOTT RM,SMITH JL,ROBERTSON RL, et al. Long-term outcome in children with moyamoya syndrome after cranial revascularization by pial synangiosis[J]. J Neurosurg,2004,100(2):142-149.

[23] SCOTT R M,SMITH E R. Moyamoya disease and moyamoya syndrome[J]. N Engl J Med, 2009,360(12):1226-1237.

[24] MATHEJA P,WECKESSER M,DEBUS O,et al.Moyamoya syndrome:impaired hemodynamics on ECD SPECT after EEG controlled hyperventilation[J]. Nuklearmedizin,2002,41(1):42-46.

[25] MARUSHIMA A,TSURUSHIMA H,SUZUKI K,et al.Time-course analysis of brain perfusion single photon emission computed tomography using a three-dimensional stereotactic region-of-interest template in patients with moyamoya disease[J]. World Neurosurg,2011,76(3-4):304-310.

[26] LOU J,LIU Z,XU B,et al.Evaluation of 99 mTC-ECD SPECT/CT brain Imaging with NeuroGam analysis in Moyamoya disease after surgical revascularization[J].Medicine(Baltimore),2019,98(46):e16525.

[27] VICENTE JS,PRUDENCIO LF,TORRE JRI,et al.Mismatch in Brain Perfusion and Metabolism Detected with 99 mTc-Hexamethyl Propylene Amine Oxime Single Photon Emission Computed Tomography and 18F-Fluorodeoxyglucose Positron Emission Tomography in Moyamoya Disease[J].Indian J Nucl Med, 2018,33(2):154-157.

[28] KANG CG,CHUN MH,KANG JA,et al.Neurocognitive Dysfunction According to Hypoperfusion Territory in Patients With Moyamoya Disease[J].Ann Rehabil Med, 2017,41(1):1-8.

[29] SEO HJ,PAGSISIHAN JR,PAENG JC,et al.Hemodynamic Significance of Internal Carotid or Middle Cerebral Artery Stenosis Detected on Magnetic Resonance Angiography[J].Yonsei Med J, 2015 56(6):1686-1693.

[30] MORIOKA T,NISHIO S,SASAKI M,et al.Functional imaging in schizencephaly using [18F] fluoro-2-deoxy-D-glucose positron emission tomography(FDG-PET) and single photon emission computed tomography with technetium-99m-hexamethyl-propyleneamine oxime (HMPAO-SPECT)[J].Neurosurg Rev, 1999 22(2-3):99-101.

[31] LI J,JIN M,SUN X,et al.Imaging of Moyamoya Disease and Moyamoya Syndrome:Current Status.J Comput Assist Tomogr[J]. 2019,43(2):257-263.

第七章

烟雾血管病与认知功能障碍

随着人类对生活质量要求的提高，在脑血管病门诊以"记性变差""反应变慢""考试成绩下降"等为主诉的患者比例越来越高，引起了临床和科研人员的广泛关注。上述临床症状被统称为血管性认知损害（vascular cognitive impairment，VCI），是由临床或亚临床血管性脑损伤导致人脑在信息获取、编码、提取和使用过程中的某一个或多个环节发生异常。作为 VCI 的重要组成部分，由烟雾血管病引起的认知障碍既表现出 VCI 的基本特征，又由于其独特的病理生理学基础而表现出很多特殊性。由烟雾血管病导致的认知障碍不仅严重影响了患者的社会适应能力和全面康复，更给患者家庭及社会带来沉重的精神和经济负担，所以探讨如何进行烟雾血管病认知障碍的早期预防、早期治疗和早期康复具有极为重要的社会意义和科学价值。烟雾血管病认知障碍的研究尚处于初级阶段，故本章节将在探讨 VCI 共性的基础上，对当前烟雾血管病各方面的研究进展进行述评。

一、基本概念

VCI 包括记忆、计算、理解判断、执行、视空间、语言、定向等多个方面，根据 2011 年美国心脏协会/美国卒中协会对血管性认知损害的声明，至少应评价执行功能/注意力、记忆、语言及视空间功能这 4 个认知域。VCI 是一个渐进发展的过程，早期为症状隐匿的血管性轻度认知损害（vascular mild cognitive impairment，VMCI），晚期则发展为难以逆转的血管性痴呆（vascular dementia，VD）。

相较于缺血组中的动脉硬化和出血组中的高血压脑出血等常见脑血管病引起的 VCI，烟雾血管病引起的 VCI 少见且发病年龄轻，但发病机制和易损认知域却更复杂。此外，烟雾血管病有儿童和中青年两个发病高峰，有出血、缺血和无症状 3 种临床过程，又有铃木分期和双侧进展不一致现象，无论是儿童型与成人型，出血型、缺血型与无症状，还是不同分期和病变侧，其发病机制、易损认知域和临床预后均不同，须分别讨论。

二、流行病学调查

目前全世界约有 3 600 万人患有痴呆，这一数字将分别在 2030 年和 2050 年达到 6 600 万和 11 500 万，由于既往流行病学调查未特殊区分 VCI 与 VD 的概念，认为由血管病引起的痴呆占全部痴呆的 15%～30%，在痴呆病因中排名第二，仅次于阿尔茨海默病。VCI 的患病率随年龄显著增长，每 5.3 年增高 1 倍，其经年龄调整后的年发病率为 14.6/1 000。在 65 岁以上人群中，VMCI 报道的发病率均显著高于 VD，在其他年龄段也应如此，但相关报道不多，即便如此，由于 VD 明显比 VMCI 容易临床识别，两者的发病比例及 VCI 的整体发病率均被严重低估。VCI 的性别差异不明显，但其在经济发达地区的患病率显著低于经济欠发达地区，考虑与各地区在健康宣教和体检的意识和经济投入相关。

烟雾血管病发病率较低，有关其认知损害的流行病学调查鲜有报道。通过回顾华山医院基于单中心 466 例成人烟雾血管病神经心理学评估结果，发现认知障碍患者约占就诊患者的 45%（各省份 28%～58%），其中烟雾血管病高发区（安徽、江西等）及经济较发达地区的认知障碍发生率较高，同时 VMCI 占认知障碍患者的一半以上，考虑是疾病高发地区及经济较发达地区的体检检出率较高的缘故。

三、病因及发病机制

多种机制可能参与了 VCI 的发生与发展过程。从病理学的角度，肉眼可见脑梗死/微梗死、白质变性、脑出血/微出血、小动脉硬化/脂质透明样变性、动脉粥样硬化及脑淀粉样血管病等均可引发认知功能障碍。其中脑梗死/微梗死、白质变性和脑出血/微出血等反映了脑结构的直接损伤，而小动脉硬化、动脉粥样硬化、脑淀粉样血管病等原发性血管病变则可能直接通过脑功能损伤而影响认知功能。烟雾血管病发病机制的复杂性在于其可能涵盖上述病理基础的所有类型。

对于缺血型烟雾血管病，脑梗死的发生加速了认知障碍的进展，是导致烟雾血管病认知障碍最常见且重要的病理基础。脑梗死多意味着皮质及皮质下区域神经元的凋亡，梗死的体积越大、位置越接近功能脑区，VCI 的发生率越高，损害越重，于是对于发生在"哑区"的脑梗死并不会造成认知功能障碍。然而近来发现，尚未出现肉眼可见梗死灶的患者，也发生包括 VD 在内的不同程度的认知功能障碍，更新了学界对脑梗死与 VCI 关系的认识。此类烟雾血管病患者多以短暂性脑缺血发作或头痛、癫痫等症状就诊，也包括体检发现的无症状烟雾血管病。其发病机制一方面考虑是 Willis 环进行性狭窄闭塞引发的慢性脑血流动力学异常，导致认知相关脑区局部的弥散性缺氧、炎症、氧化应激或血脑屏障破坏，所以发生血流异常的程度和时间都是 VCI 的影响因素；另一方面参考原发性血管病，考虑与局灶性或弥漫性白质变性或炎症反应有关。对于出血型烟雾血管病，除了与脑梗死相仿的局部出血灶引起的特定认知域损害以外，出血前的慢性脑血流动力学异常及出血后的血液分解产物毒性作用，都是引起 VCI 发生发展的重要机制。此外，年龄、β-滨粉样蛋白及其他混杂因素也参与了烟雾血管病认知障碍的发病过程，但无论如何，慢性脑血流动力学异常始终是引起烟雾血管病认知障碍最重要的始发因素。

四、危险因素

依照发病机制来判断烟雾血管病认知障碍的危险因素是合理的。

（1）遗传因素。由于发现常染色体显性遗传病合并皮质下梗死和白质脑病（CA-DASIL）及载脂蛋白 E 等位基因 ε4 与 VCI 的密切关系，考虑作为同样有遗传倾向的烟雾血管病，其基因异常可能导致特定血管及认知域的损害。

（2）人口统计学因素。65 岁以后，VCI 的发病率随年龄增大而呈指数级增长，但在任何年龄段均未发现显著的性别差异。较低的受教育水平和经济能力也显著增加 VCI 的发病率。

（3）生活方式因素。戒烟、减少饮酒、调整饮食（增加抗氧化剂如维生素 E 及多不饱和脂肪酸等的摄入）及适度运动将有助于减少氧化应激和炎症反应等，从而降低 VCI 发生率。

（4）慢性疾病。对于高血压、糖尿病、高脂血症、房颤、冠状动脉疾病、肥胖、慢性肾病及系统性炎症等，其病程及严重程度均被认为是 VCI 的重要促进因素。

五、诊断与分型

烟雾血管病认知障碍的诊断需基于 3 个条件：

（1）影像学检查明确烟雾血管病诊断。

（2）进行神经心理学评估并确诊认知功能障碍。

（3）无证据表明认知障碍与烟雾血管病无关联。

对于第一条的解释须注意烟雾血管病诊断的双侧性。对于第二条的解释，由于临床常用各量表的正常参考值范围均是基于老年痴呆人群统计获得，而烟雾血管病发病年龄低，这些正常值范围并不适用，故根据 2011 年美国 AHA/ASA 声明，建议将劣于以年龄、性别和受教育程度匹配的类似人群 1 或 1.5 个标准差作为各量表检测结果的异常阈值；同时，至少评价记忆力、执行功能/注意力、语言及视空间功能这 4 个认知域。对于第三条的解释，如若患者在 3 个月内存在抑郁症状、醉酒或服用影响认知行为的药品，则其认知评价结果不可靠。此外，如若患者同时有房颤、高龄等也可引起认知障碍的疾病，不可贸然进行血管性认知障碍的诊断，但诊断的困难并不会造成治疗上太大的困惑。

对于治疗上意义较大的是如何区分 VCI 的严重程度，因为一旦进展为 VD 便难以逆转，需要在早期敏感识别 VMCI 阶段并积极治疗。当前认为，VD 的诊断要点：①至少 2 个认知域受损；②认知损害程度足以影响患者日常生活，但与神经功能障碍无关。VMCI 的诊断要点：①至少 1 个认知域受损；②认知损害程度不影响患者日常生活或仅轻度影响，但与神经功能障碍无关。

2011 年的声明建议，可根据记忆力或执行力损害对 VCI 进行分型，但笔者所在团队认为对于烟雾血管病认知损害并不适用也没必要，因为无论是以记忆力抑或执行力分型，并未见到对早期诊治的指导价值。笔者所在团队建议，可根据烟雾血管病的临床表现进行分型，可能更符合临床需求，如根据年龄分为儿童型与成人型，或根据是否存在颅内出血分为出血型与非出血型。根据既往研究，儿童型主要表现为智商受损和执行功能障碍，如语言理解力、短期记忆及信息处理速度，而长期记忆未见明显影响；成人型主要表现为记忆力和执行功能障碍，智商未见明显影响，不过相关研究评价的认知域及评价结果均未见到一致性结论。对于出血型和非出血型的比较研究，也未见到基于较大样本的可靠结论。

六、神经心理学评估

当前认为，VCI 表现为以执行功能/注意力损害为主的多认知域损害，而记忆力常表现正常。由于 VCI 的概念是参照 MCI 而来，所以部分学者认为应该参照 MCI 的分组，将 VCI 分为遗忘型 VCI、遗忘型 VCI 合并其他认知损害、非遗忘型单认知域损害及多认知域损害，而另外一些学者则认为应该以执行功能/注意力来分组，并由此展开关于 VCI 是以记忆力还是执行功能/注意力分组的讨论。落实到烟雾血管病这一具体疾病，根据我们的经验积累和理论探索，认为烟雾血管病应表现为以记忆力和（或）执行功能/注意力损害为主的多认知域损害，记忆力和执行功能/注意力是平行关系而无主次之分。原因：①理论上，基于烟雾血管病独特的血管异常改变，额、颞、顶叶的血流动力学异常并无主次关系或先后顺序；②经验上，基于华山医院单中心 466 例烟雾血管病认知评估结果，记忆力和执行功能损害的比例未见显著差异。

此外，神经心理学量表作为测量认知障碍的主要手段，其敏感性、特异性及优缺点均应被深入了解。

（1）筛查量表。当前最常用的筛查量表为 1975 年提出的简易精神状态量表（MMSE），该量表因简单易行而长期用于 AD 的筛查。然而，由于量表自身缺陷（敏感度和特异度低），也由于其设计之初并未考虑有神经功能障碍的 VCI 患者，导致很多偏瘫和失语的 VCI 患者无法完成 MMSE 量表。由此，神经心理学界经过长期摸索，提出了诸如蒙特利尔认知评估量表（MoCA）和记忆与执行筛查量表（MES）等若干具有较好实用性的量表。MoCA 量表评定了包括执行功能/注意力、记忆、语言、计算和定向力等广泛认知功能，测试仅需 10 min，且内容易于理解，也便于临床医生掌握。MES 量表分为记忆力模块和执行功能/注意力模块，各模块可单独用于统计分析，该量表同时具有耗时少、易操作、不受教育和文化影响等优点。MoCA 量表与 MES 量表虽然均较 MMSE 量表有所改良，但也各自存在明显缺点，不建议单独使用。

（2）各认知域检测量表。当前对各个认知域的评估，均有不少量表可供选择，但对同领域各量表的敏感性和特异性的比较还不够，尤其在 VCI 患者中的比较还十分有限。笔者所在团队曾尝试对一些常用量表在评价 VCI 的价值进行评价及横向比较，发现在反映记忆力的各量表中，MES-记忆力、听觉词语学习测验（AVLT）及复杂图形测验（CFT）-延迟回忆不仅对 VaMCI 与非 VCI 或健康对照之间的差异比较敏感，对 VD 与 VMCI 之间的差异也十分敏感，而检测阳性率方面，MES-记忆力＝AVLT-长延迟回忆＞CFT-延迟回忆＞SDMT-偶然记忆；在反映执行功能/注意力的各量表中，MES-执行力、连线测验（TMT）、符号数字模式测验（SDMT）及词语流畅性测验（VFT）-范畴交替对 VMCI 与非 VCI 或健康对照之间的差异比较敏感，MES-执行力及TMT 对 VD 与 VMCI 之间的差异较为敏感，而检测阳性率方面，TMT-A＞SDMT，

TMT-B＞MES-执行力＞VFT-范畴交替；对于语言，语义相似性测验、波士顿命名测验（BNT）及 VFT 对 VaMCI 与非 VCI 或健康对照之间的差异比较敏感，语义相似性测验及 BNT 对 VaD 与 VaMCI 之间的差异较为敏感，而检测阳性率方面，BNT＞VFT-城市＞语义相似性测验＞VFT-动物；对于视-空间功能，未发现特别敏感的量表，而检测阳性率方面，画钟测验＞CFT-临摹。

七、影像学评估

1. 灌注及代谢成像

自 1997 年开始，Kuwabara 等就对就对烟雾血管病的脑灌注及代谢特征展开分析，迄今对于脑灌注的评估已经成为烟雾血管病病情判断的常规检查并被写入各国的指南，方法包括氙 CT（Xe-CT）、正电子发射计算机断层显像（PET）、CT 灌注成像（CTP）、磁共振灌注成像及单光子发射计算机断层显像（SPECT）等（推荐等级 B）。研究发现，颈内动脉供血区对乙酰唑胺及二氧化碳的脑血管反应性下降，也即脑灌注压的下降，并伴随脑血容量或氧摄取分数的代偿性升高，这一状况会在有效的脑血流重建术后得以纠正。但这些文献也同时指出，由于脑血流重建手术的解剖学限制，颞顶叶的脑血流动力学改善可以较为明显，而额叶的血灌注不一定能够得到改善。

对烟雾血管病认知损害的关注同样绕不开脑血流灌注及代谢异常这一可能的始动因素。2010 年 Calviere 等首次对烟雾血管病认知损害的脑血流动力学特征进行描述，发现执行力损害与额叶的脑血流储备能力下降相关，但该研究受限于分组设计缺陷及样本量不足，无法得出烟雾血管病执行力损害仅与额叶低灌注有关，或者烟雾血管病仅有执行力损害与局部脑灌注有关等结论，后续也未见到有基于大样本的系统描述烟雾血管病各认知域损害及局部脑区血流动力学异常的报道，考虑可能与各科研院所在方法学、样本量等受到限制有关。此外，研究发现在脑血流重建术后，脑血流量的改善与儿童的智商及成人的执行功能改善均相关，但均未进行亚组分析，笔者所在团队在改善了方法学的基础上证实了该相关性，并提出执行功能能否改善与右额叶某几个特定脑区的血流量改善存在一致性关联。

2. 脑结构成像

有关烟雾血管病脑结构成像与认知的关联研究不多，下面按照脑结构的层次进行逐一描述。

（1）灰质结构。脑灰质是神经元胞体和树突的主要集中区域，对于信息的分析、存储和使用起到至关重要的作用。Kazumata 等采集了 23 例成人烟雾血管病患者的磁共振数据，发现后扣带回的灰质密度相对健康对照显著降低，且降低的程度与白质的各向异性分数（FA）呈正相关，同时发现有灌注损害的患者相较于无损害的患者，后扣带回的密度有显著差异。后扣带回是大脑进行认知交互网络中默认网络的重要节点，在内部导向的认知功能中起到核心作用，参与了环境监控、觉醒、注意及部分记忆功能。遗憾的是，该研究并未得到后扣带回与神经心理学评分的密切关联。华山医院在另一组成人烟雾血管病患者中发现，额叶的灰质体积较对照组显著降低，主要包括双侧的前额叶后外侧皮质、额上回眶部、左侧辅助运动区，同样也发现双侧后扣带回灰质体积的下降。在与神经心理学评分的相关性分析中发现，TMT-B与双侧前额叶后外侧皮质及后扣带回的灰质体积线性相关相关，画钟测验与右侧额上回眶部的灰质体积线性相关，CFT-延迟回忆与右侧后扣带回灰质体积线性相关。

（2）白质结构。脑白质是神经元轴突的主要集中区域，对于信息的传递和反馈起到至关重要的作用。Kazumata等发现烟雾血管病白质的弥漫性损害，在与神经心理学评分的相关性分析中发现，自左侧额上回发出白质的FA与信息处理速度线性相关，自左侧额中回及双侧缘上回发出白质的FA与TMT-A线性相关，自左侧后扣带回发出白质的FA与TMT-A及TMT-B线性相关。此处对白质研究的重要意义在于其先于肉眼可见损害的出现，大部分神经元仍处于缺血引发的脱髓鞘及轴突缺失早期，也同时证实烟雾血管病白质损害这一病理过程的长期性和持续性。

3. 脑功能成像

当前对烟雾血管病认知损害的脑功能改变主要通过功能磁共振反映（fMRI）。华山医院于2013年首次在国际上发布了烟雾血管病脑功能损害图谱，我们根据MMSE量表将23例成人烟雾血管病患者区分为VCI与无VCI（NonVCI），并利用fMRI中低频振幅（ALFF）的算法，绘制了从健康人群逐渐发展为烟雾血管病再到VCI出现的脑功能动态变化图谱。我们发现，3组在额、顶、颞叶，尤其在额叶的前扣带回及右侧辅助运动区，表现出明显的组间差异和动态变化。此外，伴随认知功能的下降，患者在顶叶、右侧额上回、右侧颞上回及左侧尾状核表现出ALFF值的线性关联。右侧顶下小叶在维持注意控制及对突现新信息进行反应方面发挥重要作用，楔前叶是多个脑区和功能的交通中继枢纽，而前扣带回、右侧辅助运动区等均与执行功能/注意力有明确的关联。

随着认知神经科学及脑成像技术的快速发展，单纯判别脑功能损害节点已经不能满足认知损害的深入研究。随着图论的提出，认知功能被看作是信息通过脑功能复杂交互而进行编码和解码执行的过程，从而提出脑网络的概念以试图分析脑功能交互的过程。笔者所在团队通过fMRI局部一致性（ReHo）的算法，发现烟雾血管病ReHo下降的脑区主要集中于执行控制网络（ECN）中的前额叶后外侧皮质、顶下小叶及额上回，默认网络（DMN）的楔前叶、额上回内侧及眶额回内侧，以及突显网络（SN）的额中回及辅助运动区。此外，该研究还发现ECN、DMN和SN的平均ReHo值随铃木分期而进行性降低，而ECN是唯一与执行力量表呈线性相关的网络，提示ECN在烟雾血管病执行力损害过程中的主导地位。

八、治疗

1. 内科治疗

在2012年日本的烟雾血管病诊治指南及2017年中国烟雾血管病诊治的专家共识均已明确指出，尚无明确有效的烟雾血管病治疗用药，对于卒中危险因素及某些合并症状，可以采用对症性的用药，但对于并发的认知功能障碍，没有进行内科药物推荐。

在 2011 年美国 ANA/AHA 关于 VCI 的声明中也提到，控制血管危险因素及对症用药是治疗 VCI 的主要方法，并推荐了系列用药。由于经验不足及更高级别的证据支持，目前仍参考阿尔茨海默病的药物治疗，可使用多奈哌齐（VD，Ⅱa 级推荐，A 级证据）或加兰他敏（VD，Ⅱb 级推荐，A 级证据）对 VCI 进行治疗，但疗效和副作用均不明确，尚需要加强相关研究。

2. 外科治疗

脑血流重建手术目前是烟雾血管病的主要治疗方法，可以显著降低缺血及出血性卒中的风险（Ⅱb 级推荐）。当前的主流思想是对已经发生缺血症状或出血事件的烟雾血管病采取相对积极的手术策略，而对尚未发生神经功能症状的患者进行完备的神经心理学及多模态影像评估以判断是否需要早期手术。此处需要强调的是，由于脑梗死及脑出血的不可逆性及高致残致死率，术者总希望能够在发生卒中之前尽早手术，但是不加选择的早期手术可能会破坏患者已经形成的侧支循环代偿而导致过度医疗，或由于对个体化脑灌注及代谢紊乱情况评估不足而导致术后高灌注（甚至出血）及灌注不充分（甚至脑梗死）的发生，从而过犹不及地引发医源性损害。当前只有不足 15% 的研究提及烟雾血管病的手术指征，且在早期手术的指证方面含糊其词，由于认知功能障碍远在卒中发生前就已逐渐出现，被学界认为可以作为烟雾血管病早期手术的敏感指证。从另一个角度，烟雾血管病认知障碍一旦进展为 VD，则手术治疗的效果同样很差，造成极重的社会经济负担，但早期的 VMCI 则可以完全通过手术逆转，所以无论从预防脑卒中还是痴呆的发生，均应将认知障碍作为烟雾血管病最重要的早期手术指征之一。烟雾血管病的手术方法分为直接血流重建、间接血流重建及联合血流重建术，但尚未见到将两种术式的认知预后进行比较的高级别证据，但已有血流重建改善灰质体积及认知功能的报道。关于手术效果，笔者所在团队的经验：①3 种术式本身对于认知改善的效果并无差异，而且从理论角度来讲，认知能否改善取决于某几个关键脑区的灌注能否改善，而非采用何种术式；②直接及联合血流重建对于认知的短期改善效果可能优于间接血流重建，但远期效果不应有差异；③认知功能能否改善除了取决于术式本身，还有围手术期的管理、术后高灌注综合征、癫痫等症状的混杂因素参与，因此对烟雾血管病及其认知障碍的治疗，还有很长的路要走。

3. 康复治疗

参考阿尔茨海默病的非药物治疗措施，可以对烟雾血管病认知障碍患者进行认知训练、经皮电神经刺激、体育锻炼、经颅磁刺激、音乐疗法、针灸、作业治疗及虚拟现实技术等。其中认知训练主要包括记忆训练、注意力训练、灵活性训练等，而计算机辅助认知训练可在家进行，操作性好。这些康复治疗措施可以通过增强突触的效率、促进神经功能重组而在一定程度上改善认知功能，其对 VCI 的治疗安全性和有效性需要进一步探索。

九、展望

总而言之，烟雾血管病所致认知障碍虽然发现较早，但一方面因为长期未能得到重视，另一方面因为研究方法的局限，以至未能得到快速和有效的研究进展和成果。随着脑成像技术及认知神经科学的快速发展，烟雾血管病所致认知障碍也必将成为该领域的热点和难点。由此，基于大样本、客观有效的评估手段及长期疗效观察的随机对照临床试验，理应成为今后本领域的研究方向。

（雷　宇）

参考文献

［1］ ALLEN E A,DAMARAJU E,PLIS S M,et al. Tracking whole-brain connectivity dynamics in the resting state［J］. Cereb，2014，24，663-676.

［2］ BONNICI H M,RICHTER F R,YAZAR Y,et al. Multimodal feature integration in the angular gyrus during episodic and semantic retrieval［J］. J Neurosci，2016，36，5462-5471.

［3］ CAO H,DUAN J,LIN D,et al. Sparse representation based biomarker selection for schizophrenia with integrated analysis of fMRI and SNPs［J］. Neuroimage，2014，102：220-228.

［4］ CHEN X,ZHANG H,GAO Y,et al. High-order resting-state functional connectivity network for MCI classification［J］. Hum Brain Mapp，2016，37：3282-3296.

［5］ LEI Y,SONG B,CHEN L,et al.Reconfigured functional network dynamics in adult moyamoya disease：a resting-state fMRI study［J］.Brain Imaging Behav，2020，14(3)：715-727.

［6］ LEI Y,LI Y,NI W,et al.Spontaneous brain activity in adult patients with moyamoya disease：a resting-state fMRI study［J］.Brain Res，2014，1546：27-33.

［7］ BIRKS J,MCGUINNESS B,CRAIG D.Rivastigmine for vascular cognitive impairment［J］.Cochrane Database Syst Rev，2013，31(5)：CD004744.

［8］ VALSASINA P,HIDALGO DE LA CRUZ M,FILIPPI M,et al.Characterizing Rapid Fluctuations of Resting State Functional Connectivity in Demyelinating,Neurodegenerative,and Psychiatric Conditions：From Static to Time-Varying Analysis［J］.Front Neurosci，2019，13：618.

第八章

烟雾血管病的联合手术

第一节　颞浅动脉-大脑中动脉搭桥联合脑硬脑膜肌肉血管融合术

颞浅动脉-大脑中动脉（STA-MCA bypass）搭桥联合脑硬脑膜肌肉血管融合术（encephalo-duro-myo-synangiosis，EDMS）是华山医院最常用的联合手术方式。过去20年间，数千例的经验表明该术式在烟雾血管病治疗中具有令人满意的疗效和安全性。本节将通过手术过程详细介绍这一术式。

一、皮瓣

头皮切开应到达颞浅筋膜浅层与深层之间的疏松结缔组织层，颞肌筋膜尽量保持完整，沿着这一层分离皮瓣一般很少出血。疏松结缔组织层尽量留在皮瓣侧而非颞肌侧，这样做的好处是便于颞浅动脉游离后进行原位的筋膜修补。额部的骨膜与颞肌连成一个整体留在颅骨一侧（图8-1）。

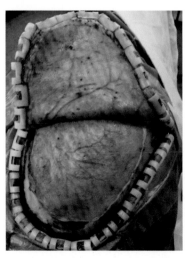

图8-1　皮瓣形成，在皮瓣内侧面，可以清晰见到颞浅动脉和颞浅静脉走行

二、颞肌瓣

在未做过手术的患者中，颞肌的主要供血动脉颞中深动脉几乎从不会与颅内形成自发吻合。但做过开颅手术的患者另当别论，因此需要做造影明确其自发吻合的部位和范围，如果已经与皮质形成自发吻合，则不建议再去剥离，剩余的部分颞肌通常仍可作为间接手术的供体。

颞肌从颅骨上剥离时，采用剥离子连带骨膜钝性剥离。剥离的方向是近心端向远心端剥离，这样可以完整保留颞肌内的颞中深动脉网络。由于对颞肌的任何形式的劈分都将不可避免地造成颞中深动脉网络的损害，不利于形成自发吻合，因此一般较薄的颞肌不做劈分。只有颞肌很厚时，可以将其劈分成内外两层。

三、骨瓣

对于没有脑膜中动脉自发吻合的单个骨窗扩大翼点的骨瓣，我们常采用骨瓣下缘避开蝶骨嵴的肾形骨瓣，因为此处脑膜中动脉常嵌入蝶骨嵴，采用这种方式可以很好地保护较细的脑膜中动脉主干。将留下的蝶骨嵴打磨平整，其两端的硬脑膜固定在蝶骨嵴两端，可以防止此处硬脑膜中动脉撕脱（图 8-2）。

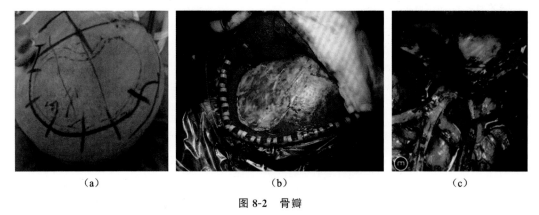

(a)　　　　　　　　　(b)　　　　　　　　　(c)

图 8-2　骨瓣

（a）肾形骨瓣；（b）骨瓣下缘避开蝶骨嵴，防止损伤脑膜中动脉；（c）蝶骨嵴两旁的硬脑膜固定，防止撕脱损坏脑膜中动脉

在颈外与颈内动脉系统的自发吻合中，来自脑膜中动脉者最为常见，在开颅过程中应该严加保护。脑膜中动脉与其伴随的脑膜中静脉在颅骨较薄时可以在颅骨外板下隐约看到，这种情况表明脑膜中动脉已深深嵌入颅骨，不宜强行分离，可以采用在其前后各做一个骨瓣的双骨窗法。

如果颅骨表面无法判断脑膜中动脉，可以参照 DSA 颈外动脉造影上脑膜中动脉与冠状缝的相对关系加以判断，在颅骨表面冠状缝是很容易看清楚的。然后留一个较宽的骨桥，骨桥两侧的骨瓣翻开后，可以很清楚地看到脑膜中动脉主要分支的走行，根据其双侧分支的走行可以判断其主干的走行部位，用剥离子轻轻游离沿骨桥双侧外下方的硬膜 3~7 mm，用铣刀再铣去部分骨条，将骨桥做成一个下宽上窄、截面呈梯形的骨桥，这样给颞肌贴敷留下了空间。将骨桥下方的硬膜用丝线固定在骨桥上，形成脑膜中动脉-脑膜中静脉-骨桥复合体，这是保护已形成自发吻合的脑膜中动脉最好的方式（图 8-3）。

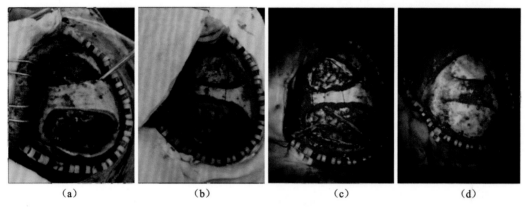

（a）　　　　　　（b）　　　　　　（c）　　　　　　（d）

图 8-3　双骨窗的形成与复位

（a）可以根据造影上脑膜中动脉与冠状缝的相对关系，先留较宽的骨桥；（b）根据脑膜中动脉的主要分支，可以判断其主干的大致走行，将骨桥变窄，形成截面呈梯形的骨桥，这样给颞肌贴敷留下了空间；（c）STA-MCA 在侧裂上下各做吻合，硬膜瓣形成并翻转贴敷，脑膜中动脉主要分支保留；（d）颞肌贴敷后，骨瓣复位，骨瓣与骨桥之间的间隙合适，不卡压颞肌，牢固固定

颞枕部马蹄形切口，可以利用颞肌的后半部分进行贴敷，颞浅顶支和枕动脉可以用于吻合，骨瓣形成过程并无特殊（图 8-4）。

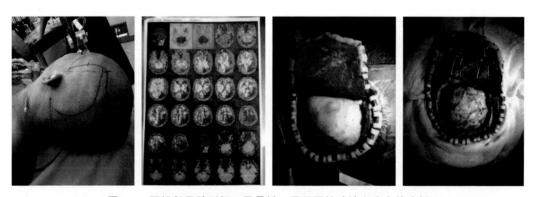

图 8-4　颞枕部马蹄形切口及骨瓣，用于颞枕叶缺血为主的病例

其他常用的骨瓣设计主要是为了精确地靶向搭桥，将血流引至缺血最严重的区域。在以双侧前额叶缺血为主的患者，通畅采用冠状切口，双额骨瓣，以改善双侧前额叶的血流灌注。某些儿童患者，可以通过骨瓣和多点钻孔的方式扩大手术收益范围。而对有些患者，MMA 已经在额叶凸面形成自发吻合，打开该部位骨瓣会损伤这些自发吻合，诱发脑梗死，所以只需打开 MMA 后方的骨瓣即可，因为不暴露就不存在损伤的

可能，是最有效的保护方法（图 8-5）。

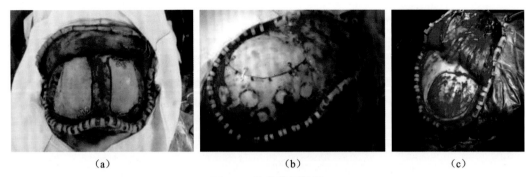

（a）　　　　　　　　　　（b）　　　　　　　　　　（c）

图 8-5　其他常用骨瓣

（a）双额叶骨瓣；（b）额颞顶枕骨瓣，加上多个颅骨钻孔，多用于婴幼儿；（c）脑膜中动脉主干已形成自发吻合，额叶缺血程度轻，位于脑膜中动脉后方的单个骨窗

四、硬脑膜瓣

硬脑膜沿着脑膜中动脉的主干及分支呈柳条形切开，其他部分放射状切开，止血后将血管丰富的硬脑膜外侧面反转贴敷于脑表面（图 8-6）。

烟雾血管病患者脑膜静脉的渗血通常更为严重，而且由于其类似于硬膜静脉窦的结构，翻开骨瓣后，其表面可形成孔洞状的出血，不能用双极烧灼止血，因为这样势必损伤脑膜中动脉。这种情况下采用"春卷样缝合"可以有效控制这种静脉性的出血，可以沿脑膜中动脉两侧剪开，用吸收性明胶海绵条压迫，并用连续交锁缝合，将明胶条包裹在内，这样既能给脑膜中静脉止血，又能保护脑膜中动脉的完整（图 8-7）。

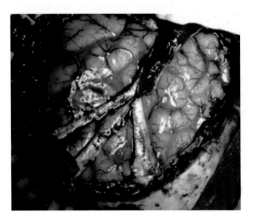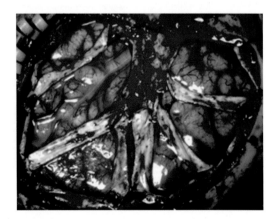

图 8-6　切开硬脑膜

根据脑膜中动脉的具体走行，沿其两旁柳条形切开，并翻转贴敷于脑表面

五、游离颞浅动脉

采用筋膜间分离技术，可以在翻开皮瓣时获得一个完美的界面，既能保留一层筋

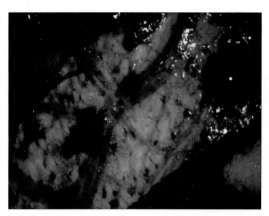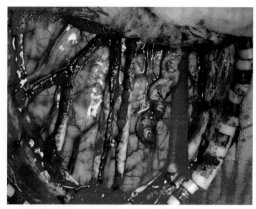

图 8-7 硬脑膜出血及止血

（a）显微镜下可见脑膜中静脉中表面孔洞状的出血；（b）春卷样缝合：沿脑膜中动脉两侧剪开，用吸收性明胶海绵条压迫，并用连续交锁缝合，将明胶条包裹在内

膜覆盖于颞浅动脉表面起到有效的保护作用，又可以让动脉的走形清晰可辨，便于将其从皮瓣内表面分离（图 8-8）。

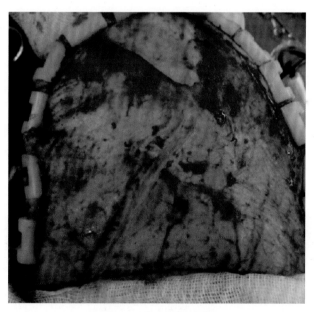

图 8-8 激离颞浅动脉

六、修补皮瓣内侧面颞浅动脉沟

颞浅动脉游离后皮瓣上留下的创面须进行修复，尤其是皮肤较薄的患者，以降低该部位穿孔、感染或愈合不良等风险。通常的方法是将两侧的筋膜连续绞锁缝合；而当该创面较宽时，可以用筋膜或硬膜条移植修补（图 8-9）。

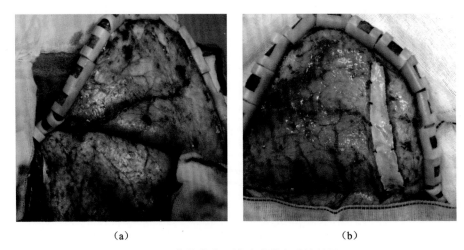

（a）　　　　　　　　　　　　　　（b）

图 8-9　修补游离颞浅动脉游离后的创面

（a）直接绞锁缝合创面双侧的筋膜；（b）用自体硬膜条移植修补

七、受体动脉的选择

受体动脉的选择标准通常包括但不局限于：避开功能区和脑梗死区，表浅而非深藏于脑沟，走形平直且分支少或无，管径 1 mm 以上。根据这些标准，大脑中动脉角回支通畅、较为平直粗大，颞叶皮质支由于离功能区更远，通常被认为是更理想选择。但由于烟雾血管病的特殊病理特征，其 MCA 分布区的皮质支通常较为纤细，且很多为小动脉扩张所致，管壁菲薄，选择的余地不大（图 8-10）。此外，侧裂上下方的皮质支，由于其血流方向不同，在吻合时应尽可能使供受体的血流方向保持一致，以减少血流竞争引起的并发症。但是，由于烟雾血管病者复杂的侧支代偿，其血流方向与生理情况并非完全一致，应根据脑血管造影进行个体化的调整。对于缺血严重且较为广泛的患者，可考虑行双支搭桥。

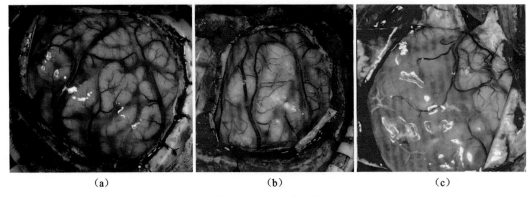

（a）　　　　　　　　　（b）　　　　　　　　　（c）

图 8-10　MCA 分布区

（a）典型的烟雾血管病皮质血管网，动脉均极纤细，有时可见明显扩张但管壁菲薄的动脉；（b）（c）分别为亚急性好陈旧性的脑梗死，受体动脉应避开这些区域

八、端侧吻合过程

颞浅动脉-大脑中动脉端侧吻合迄今已有超过 50 年的历史，大量的书籍文献对这一技术进行过详细的描述，这里不再赘述。简而言之，将前述游离备用的颞浅动脉穿过颞肌后，将近端临时阻断，远端剪成斜口，修剪外膜并用亚甲基蓝标记动脉内膜，肝素盐水冲洗备用。挑开受体动脉表面的蛛网膜，游离长度 6～8 mm，用弯的迷你夹将其两端临时阻断，鱼口状剪开并冲洗后取亚甲基蓝标记动脉内膜，然后用 10-0 的 prolene 缝线进行端侧吻合，通常采用间断缝合。吻合后常采用超声多普勒或者吲哚菁绿造影验证吻合口的通畅性（图 8-11）。

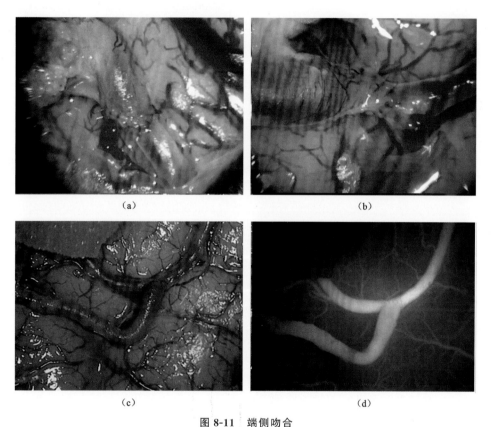

(a) (b) (c) (d)

图 8-11 端侧吻合

（a）（b）（c）剪断缝合形成的吻合口；（d）术中吲哚菁绿造影证实吻合口通畅

九、颞肌和骨瓣的复位固定

关颅过程，将颞肌贴敷于皮质表面，边缘与硬脑膜反折处缝合后固定于骨孔，重建颞肌的附着点，防治其术后萎缩。由于该手术将颞肌与颅骨调换了位置，骨瓣下部复位时必须切除部分以免卡压颞肌和吻合口。在部分颞肌肥厚的患者，甚至须通过连接片的塑形将其下部稍抬起以减少卡压（图 8-12）。

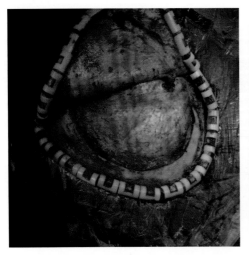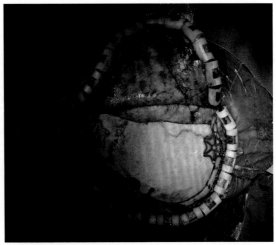

图 8-12 颞肌和骨瓣的复位和固定

第二节 最简化颞浅动脉-大脑中动脉吻合术

颞浅动脉-大脑中动脉吻合是端侧吻合术，也是最常用的增加颅内血流的术式。适应证包括烟雾血管病、复杂动脉瘤、大脑中或颈内动脉闭塞。有时也用于颅底肿瘤切除需要牺牲颈内动脉时。需要做这个血管吻合时，第一种情况最为常见，即已经存在慢性缺血，比如烟雾血管病、中动脉或颈内动脉闭塞；第二种情况是发生意外的急性缺血，如夹闭颈内动脉主干上的动脉瘤，瘤颈撕裂需要急诊搭桥；或栓塞手术时造成非计划的颈内动脉闭塞需要急诊搭桥；或者切除巨大肿瘤时误伤颈内动脉，需要急诊搭桥。第三种情况是事先行搭桥以减轻有目的地牺牲颈内动脉时引起的缺血，如切除晚期已侵犯颈内动脉血管壁的颅底恶性肿瘤，如鼻咽癌。第四种最少，即保护性搭桥，以争取更多时间直接夹闭近端的动脉瘤（注意不同于血流替代性搭桥，即阻断载瘤动脉近端加远端搭桥）。

在烟雾血管病手术中，由于皮质已经处于缺血缺氧的状态，所以受体血管阻断和完成吻合的时间越短越好。

典型烟雾血管病的受体血管通常壁薄，分支较多。以前常用的做法是用双极烫闭分支，在受体血管下方垫上硅胶垫片，或者在血管腔内先塞进一段柔软的硅胶管。这些操作并不是必不可少的。因为对于受体血管来说，无非需要阻断血流即可，这一目的采用 2～3 个弯曲的迷你临时阻断夹完全可以达到。

由于烟雾血管病的供体血管壁常明显厚于受体，其厚度比甚至可达 4：1～5：1，对于厚度差别明显的不建议采用连续缝合，因其张力掌握困难，而且术后吻合口不能再扩张。间断缝合是我们的常用方法，好处是有一针是一针，相邻的针结不会相互影响，而且术后吻合口可以随着血流改变而增长扩大。

皮质：在吻合前，脑表面要保持湿润，以温吸收性明胶海绵覆盖不必要暴露的部分，仅露出受体血管周围的一小片区域，这样既保持皮质湿润不脱水，也能防止显微文和器械和缝针不小心碰到皮质，也可防止显微镜下光照性的热损伤，还可盖住创面内的血迹，防止粘住缝线。

手套要保持干净，不要有血迹，也不要有干粉。手套上的血迹易粘住缝线，如果缝线一头被粘住，在另一个手拉住针头引线时，线会如弓弦一样绷紧并切割、拉破脆弱的血管壁。干粉则容易像止血粉那样吸附血小板引起血栓形成。

1. 受体血管、皮质组织与临时阻断夹的地形学关系

受体血管一般位于皮质的表面（图 8-13），临时阻断夹可以较方便地阻断受体血管及其分支。有时两边的皮质高度并不相等，类似于位于坡面上（图 8-14），临时阻断夹可以调整角度夹闭受体血管及分支，为了防止重力作用引起夹子倒下引起受体血管扭曲，可以用吸收性明胶海绵作为临时阻断夹的支撑。有时受体血管嵌入脑沟中（图 8-15），需要剪开蛛网膜，分开皮质组织，将受体血管轻轻拉起，再用临时阻断夹阻断受体血管及分支，通过调整临时阻断夹的位置和角度，可以使受体血管的上壁高于皮质平面，便于下一步操作。极少数情况下，可能需要打开侧裂，暴露侧裂内的中动脉分支作为受体，其操作同动脉瘤搭桥，此处不再详述。

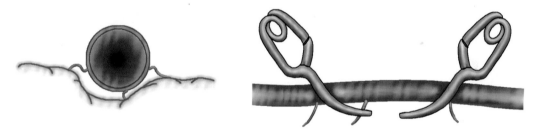

图 8-13　受体血管位于皮质表面

2. 供体端的血管修剪

供体端疏松结缔组织的血管外膜尽量锐性剪除，以防止其卷入吻合口引起血栓形成，不要撕扯外膜，因为这种撕扯动作容易损伤内膜。内膜尽量不要碰触，但是在血管痉挛时，常呈现中膜与内膜分层，此时可以用镊尖并在一起（呈圆锥形），插入血管，注意圆锥尖部不要顶到血管壁，扩张后，再剪除分层最明显的部分 1～2 mm，通常就能解决这个问题。供体血管比受体粗大时，供体端斜行剪开，就能呈现为一个较好的卵圆形，根据受体血管的实际大小，可以通过角度的调节来剪出合适的吻合口长径。供体血管直径小于受体血管时，推荐在供体端鱼嘴样剪开，鱼嘴样剪开后，两侧的三角形部分应该剪除，使吻合口还是呈卵圆形。如果不剪除这个三角形的部分，会在局部造成两个局部膨隆，易引起湍流，并容易引起远期的吻合口动脉瘤。

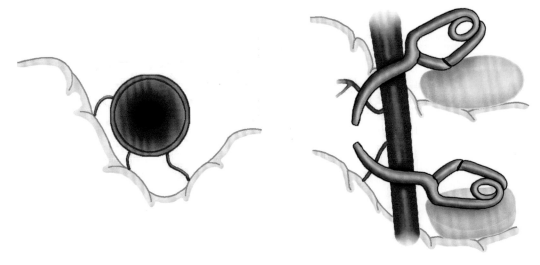

图 8-14 受体血管位于坡面上

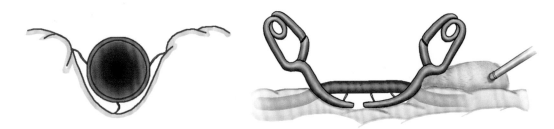

图 8-15 受体血管嵌入脑沟中

可以将受体血管轻轻拉起，再用临时阻断夹阻断受体血管及分支，通过调整临时阻断夹的位置和角度，可以使受体血管的上壁高于皮质平面，便于下一步操作

3. 剪开受体血管壁

我们的血管吻合口应该尽量模仿自然的血管分叉口的形态。任何的自然分叉口，其截面都是呈卵圆形的，因此我们剪开的受体血管壁也应该呈卵圆形，而不是一直线。剪开的大小应与供体端一致。

4. 着色和冲洗

由于血管壁薄，在不着色时不易看清，吻合口的供体端和受体端均可用亚甲蓝少量着色，然后用肝素盐水冲洗干净。有时在供体端会有少量血栓形成，可以放开临时阻断夹让血液连同血栓一起冲出，然后再用肝素盐水冲洗即可，肝素盐水浓度为 25～50 ml。供体端用肝素盐水冲洗时，如果有较大的分支在漏水，及时缝好，如果仅有极小的分支，不必急于修补。

5. 受体血管内血液少量返流的处理

当受体血管比较厚，临时夹夹上后，两层壁的厚度大于受体血管底部的小分支直径，此时会有来自小分支的血流返流进入剪开准备吻合的管腔，这种情况下在相应的部位再加一枚迷你夹夹闭分支即可，有时用吸收性明胶海绵调整一下夹子尾端和受体血管的夹角可能起到阻断分支的作用。

但是有些情况下，尤其是血管壁极薄时，这种少量的血液返流未必是坏事。因为其可使受体血管壁保持一定的张力，上下、前后之间不容易粘在一起，有红色的血液在其内反而易于看清血管壁，有助于血管吻合及最后判断哪里还需要补充缝合。只要在吻合过程中，由助手用肝素盐水经常冲洗，则不会形成血栓。因此有时可以有意识地留下一个小分支不夹闭（图8-16）。

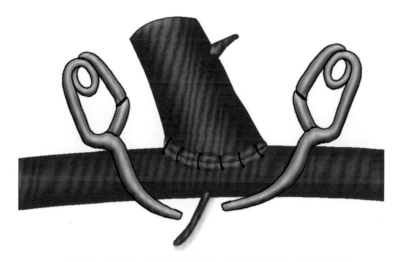

图 8-16 保留小分支以利用反血充盈分开受体的两层管壁

6. 缝合过程

缝线从线板上取下时注意不要有张力，不要太快，避免出现线的打结和由张力造成的卷曲。在缝合过程中，尽量不要把线放在黑色磁板上，以免磁化针头，影响操作。也不要放在骨蜡上，以免影响针头的锋利和顺滑度。

通常先缝合远端的相当于大脚趾的一针，这样做的好处是还有机会调整吻合口使其更为匹配，两个口凑在一起时，如供体端太小可以再剪开一些，受体端太小也可再剪大一些；如果先缝近心端即相当于脚后跟的一针，如果吻合口大小不匹配，就必须剪掉此针重新调整吻合口大小后再次缝合。缝合采用外翻式，使吻合口的部位供体端内膜与受体端内膜紧密贴合，这样形成血栓的概率最低。

穿针引线过程中，左手起到引擎的作用，右手起到刹车的作用。应该像直线开车一样顺畅，拉住针头的手如引擎，另一手掌控的镊尖或持针器尖，如同刹车，在到达合适位置时捏住线尾。线尾到位时，针头多在显微镜下视野外，由于皮质已被吸收性明胶海绵妥善覆盖，不必调整或放大视野再去寻找针头的确切位置，只需管线尾位于合适位置即可。

引线时，线尾尽量悬空，如果线尾有些粘住，可以用显微镊或持针器尖部作为定滑轮，定滑轮可以改变力的方向，其位置在和吻合口垂直位置上即可。

角 1 和角 2 分别是线尾端和头端与虚拟垂直线之间的夹角，夹角越小则分力越小，对血管壁的切割左右越小。镊尖起定滑轮的作用，就是尽量保证角 1 接近 0°，另一只手引线时注意让角 2 尽可能小。在深部吻合时，可以采用一手送线、一手拉线的脉冲式引线方法，确保吻合口处的线处于无张力状态。

打结时，一般用方结，又称水手结即可。除非供体血管修得太短了，或皮质塌陷时，在供受体血管壁上有些许张力时，可以采用外科结，即第一个结绕两圈。需要特别注意的是方结或外科结的第一和第二个结的线尾方向是相反的，这样的结是越抽越紧的。如果打结时先后两个结的线尾方向相同，就是滑结，滑结是很容易松开的（图 8-17）。

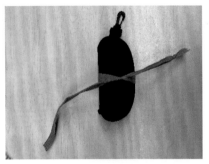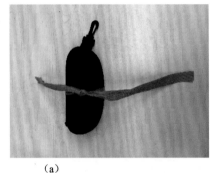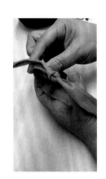

（a）

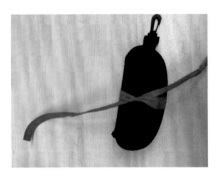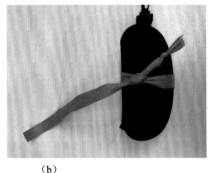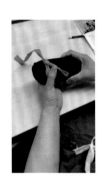

（b）

图 8-17 方结与滑结的结构和稳定性

（a）方结，两个结的方向相反，越拉越紧；（b）滑结，两个结的方向相同，很容易松开

将大脚趾和脚后跟的两针缝好后，再缝合两边，通常每边 4～7 针，一般 5 针，这样共 12 针，针脚要均匀，与钟表表盘点位相似。具体顺序可以根据术者习惯灵活掌握，推荐图 8-18 顺序，一侧缝合时先取中点缝合，即 3、8 的位置，在靠近第 1、2 针的位置，即图中 4～9、6～11 的距离相较 5～10、7～12 的距离更近，更容易缝合到对侧的血管内膜，因此建议在 1～3、2～3、1～8、2～8 的豁口敞开时，相对先缝。第二种是在该 1/4 象限内采用环状缝合的方法，侧边也可以采用全长的环状缝合。环状缝合即连续在吻合口上穿针，引线时形成环，每个环周长在 10 mm 左右，1 个环可以形

成 2 个结，2 个环形成 3 个结，以此类推，最后再剪开环，就形成了一排长端 6～8 mm、短端 3～4 mm 的平行线，最后分别打结即可。环状缝合的好处：①左右手之间的换针动作在显微镜视野内进行，可以进一步减少在视野外重新持针的动作；②在缝合时，该象限内的豁口始终是张开的，血管内膜看得更加清晰。第三种是平行线缝合，即穿过一针后，引线到合适位置后剪断，再穿第二针，引线到合适位置后再剪断，如此重复，形成平行线，最后打结（图 8-19）。

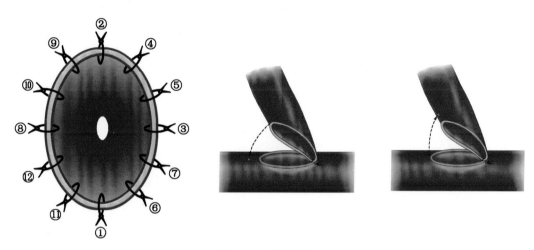

图 8-18　缝合顺序

一般第一针在"大脚趾"位置，第一针固定后，还有调整吻合口使之更为匹配的机会，红色部分为需要进一步剪开的部位和大小。然后缝合第二针，位于脚后跟处

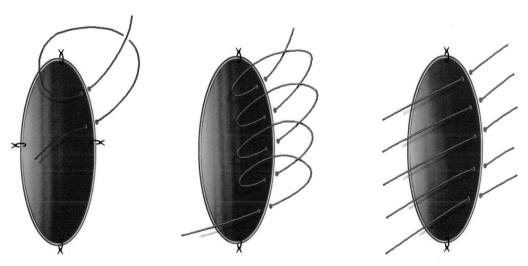

图 8-19　环状缝合和平行线缝合

（a）四分之一象限内部分采用环状缝合；（b）整个一侧均采用环状缝合，"X"处为剪开处；（c）为环剪开后适合打结的线长度，也可以是间断剪开的平行线，最后分别打结即可

放开临时阻断夹的顺序是按血管内压强由低到高的原则，通常先放大脚趾一侧的夹子，再放脚后跟一侧的夹子，通常可见血流返流入供体端，并顺着供体端的细小分支流出，这样就将颞浅动脉盲端内的气体或小栓子一并从这个小分支冲出，再放开颞浅动脉上的临时夹，最后，用小功率的双极电凝将该小分支烫闭（图8-20）。

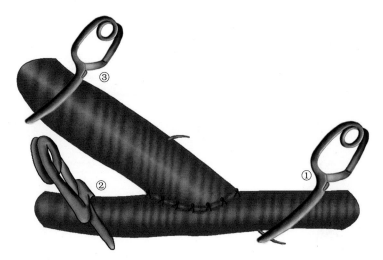

图8-20　松开临时阻断夹的顺序，按血管内压强由低到高的原则

对于受体血管极薄的情况，放开大脚趾侧临时阻断夹后不要急于取掉，让血液返流后可以检测有什么部位需要修补，并看清楚究竟是针孔出血还是某个部位有撕裂。确认没有撕裂仅有针孔出血后，可以用少量吸收性明胶海绵垫在吻合口处，如果出血控制良好，再取出夹子。如果针孔出血相对较多，可以反复多次这种松-夹的动作，以使血小板有足够作用时间将针孔出血封闭。如果某个针脚有撕裂，则可以用部分脂肪组织或蛛网膜条作为补丁修补撕裂处，犹如莲藕捆扎在撕裂处，一般其称为"莲藕式"修补（图8-21）。

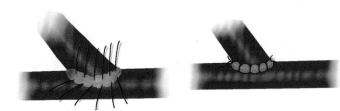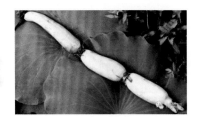

图8-21　"莲藕式"修补方法

如果受体大脑中动脉血管网络良好，可以快速将颞浅动脉的血流引入颅内并沿着大脑中动脉网络重新分配，则可考虑多支血管搭桥。有时可以用单支颞浅分支，在远端部分截取一段，在留下的部分再做一个端侧吻合，可以做成双支搭桥（图8-22）。

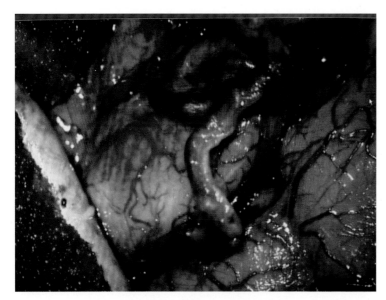
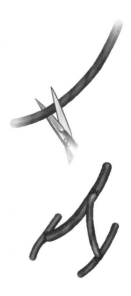

图 8-22 利用一支颞浅动脉制造两支供体进行双支搭桥

（徐 斌）

第三节 微创锁孔 STA-MCA 搭桥术

就烟雾血管病的手术效果而言，虽然总体来说综合手术有其优势，但不容否认，很多患者对大切口和大骨瓣存在畏惧和抗拒心理，抱着能拖则拖的心态，这会导致疾病不断进展，以后甚至丧失直接搭桥的机会。

分析较早期烟雾血管病，铃木分期 1~3 期，少部分 4、5 期及大部分的烟雾综合征患者的 DSA 表现，我们发现，此类患者的大脑中动脉远端网络完整性尚可。分析此类患者的术后结果，我们发现对大脑中动脉远端网络完整性较好的患者，起作用的主要是直接搭桥的颞浅动脉，而脑膜中动脉和颞中深动脉重要性相对较小（图 8-23）。

在美容要求越来越高的时代，对于部分条件合适的患者，需要留头发、小切口、小骨窗的微创入路，以减少患者的畏惧心理，有助于患者及早接受手术治疗。

对于部分 3、4、5 期烟雾血管病患者，采用常规的 DSA 造影设定条件，常因为 MCA 近端流量显著减少及进入远端血管网络后造影剂被快速稀释，远端大脑中动脉网络的显影较差，有时甚至不能清晰显影。因此既往的小骨窗搭桥手术，通常需要直径 3 cm 以上的骨窗，根据解剖定位来制定手术入路，但这种入路存在一定的盲目性，对于部分患者可能会找不到合适的受体血管。我们通过增加造影剂的注射时长，并且采用颈总动脉 3D 重建技术，为制定精准微创入路创造了条件，可以在术前就用充分把握选择好受体血管，并使骨瓣进一步显著缩小。

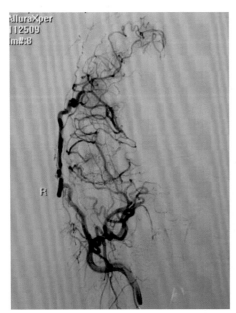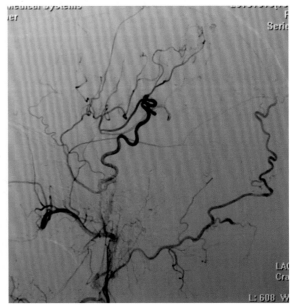

图 8-23　动脉远端网络

1. 选择靶血管

我们可以根据颈总动脉的 3D 重建结果，制定个体化的微创锁孔入路手术计划。选定靶血管的第一个因素是空间上的距离，一般越近越好。第二个因素是受体直径，一般来说越粗越好。第三因素是供受体之间的显影时差，时差越长，表明压强差 ΔP 相差越大，需要术者根据造影结果仔细分析后确定供受体的部位。对于空间距离上有多个直径相似的候选靶血管时，选取显影时差较大者。

在选定供受体血管后，设计头皮切口时有两种情况，第一种是供受体在某个部位空间上距离很近，基本上仅隔着骨瓣的厚度。此时采用直切口即可。第二种是供受体之间存在一定距离，需要移动颞浅动脉的位置，此时需要采用弯曲的切口。（图 8-24～图 8-26）

（1）供受体很近，STA 无须移位。

（2）供受体之间有一定距离，STA 需要在一个扇形区域内移位。

这种情况下，需要设计一个弧形皮瓣，既要暴露出足够长度的 STA 远端部分，又要满足骨窗范围的充分暴露。

2. 手术过程

脑血管造影最好安排在手术前进行，最好在复合手术室进行手术，以便术后立刻进行造影复查。

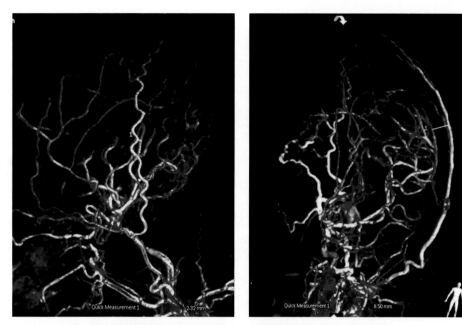

图 8-24　在去除骨质的颈总动脉 3D 重建图上选定供受体及吻合口位置

从侧位二者相距 2～3 mm。切线位，二者相距 8～9 mm。需要供体端留出至少 1.5 cm 的长度，以利修剪和吻合

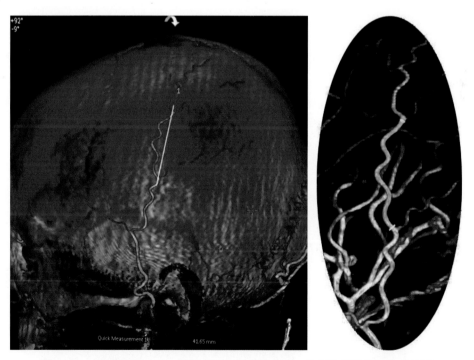

图 8-25　在附带骨质的 3D 造影图上规划切口长度、位置和骨瓣的直径及位置

STA 近端和远端各有一分支，可以作为解剖标志。此例切口长度约 4 cm，骨瓣直径约 2 cm

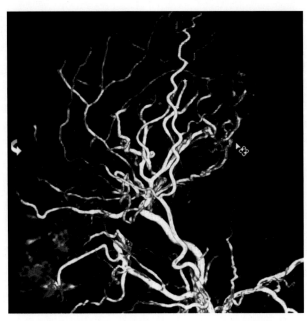

图 8-26　在去除骨质的 3D 图像上选定的受体血管位置及暴露范围（紫色部分）

在 DSA 室规划好手术计划，患者接受全麻后，仰卧位，头偏向一侧，不用头架。进行局部的剃发和标记手术切口。常规消毒铺巾后，套好显微镜。该手术全程在显微镜下操作。头皮切口设计在颞浅动脉一侧 2～3 mm 为宜，以免直接切到。切头皮时先切远端，需要把握好切开的层次。颞浅动脉位于颞浅筋膜与帽状腱膜之间，因此切开时到这一层为宜，然后将远端头皮拎起，在颞浅筋膜浅层与深层之间的疏松结缔组织间隙钝性分离后向近端切开或剪开。这样的顺序可避免损伤颞浅动脉，即使远端不慎损伤颞浅动脉，也可结扎远端，并在近端保留足够的长度用于血管吻合。在瓣状皮瓣时则可在皮瓣远端直接离断颞浅动脉远端。

切开头皮后，以图 8-27 拉钩撑开头皮，并沿颞肌纤维自然走行方向直线型切开颞肌直至骨膜。将骨膜游离后，继续撑开颞肌，即可暴露骨瓣范围。颅骨上的骨缝常可作为辅助解剖标志。以小的磨钻和铣刀形成 1～2 cm 直径的骨窗后，悬吊硬膜后剪开，即可暴露受体血管。确认并暴露好受体血管后，再游离皮瓣下方的颞浅动脉，然后即可进行血管吻合。吻合过程与大骨瓣者差别不大。不同点是骨窗很小的情况下，脑搏动时脑脊液的涌进涌出会造成一定程度的干扰，需要由助手及时吸除术野过多的脑脊液。

吻合结束后，可以用 ICG 或术中 DSA 验证血管通畅性。由于骨瓣很小，可以直接用连接片将小骨瓣复位，或者直接用带缺口的六角形钛片覆盖。显微镜下缝合头皮（无须拆线）。

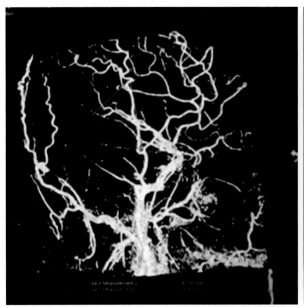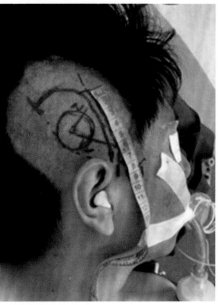

图 8-27 设计弧形皮瓣

参考文献

[1] KURODA S K, HOUKIN.Moyamoya disease:current concepts and future perspectives[J]. Lancet Neurol, 2008, 7(11):1056-1066.

[2] MATSUSHIMA T, INOUE K, KAWASHIMA M, et al. History of the development of surgical treatments for moyamoya disease[J]. Neurol Med Chir(Tokyo), 2012, 52(5): 278-286.

[3] KURODA S, HOUKIN K. Bypass surgery for moyamoya disease-concept and essence of surgical technique[J]. Neurol Med Chir(Tokyo), 2012, 52(5):287-294.

[4] XU B, SONG DL, MAO Y, et al. Superficial temporal artery-middle cerebral artery bypass combined with encephalo-duro-myo-synangiosis in treating moyamoya disease:surgical techniques, indications and midterm follow-up results[J]. Chin Med J(Engl), 2012, 125(24): 4398-4405.

[5] XU B, SONG DL, MAO Y, et al. Use superficial temporal artery-middle cerebral artery bypass combined with encephalo-duro-myo-synangiosis to treat moyamoya disease[J]. Chin J Cerebrovasc Dis(Chin), 2007, 4:445-448.

[6] SHIMIZU S, HAGIWARA H, UTSUKI S, et al. Bony tunnel formation in the middle meningeal groove:an anatomic study for safer pterional craniotomy[J]. Minim Invasive Neurosurg, 2008, 51 (6):329-332.

[7] MA S, BAILLIE LJ, STRINGER MD. Reappraising the surface anatomy of the pterion and its relationship to the middle meningeal artery[J]. Clin Anat, 2012, 25(3): 330-339.

[8] HORI S, KASHIWAZAKI D, AKIOKA N, et al. Surgical anatomy and preservation of the middle meningeal artery during bypass surgery for moyamoya disease[J]. Acta Neurochir(Wien), 2015,

157(1):29-36.

[9] SUZUKI J,TAKAKU A. Cerebrovascular "moyamoya" disease. Disease showing abnormal net-like vessels in base of brain[J]. Arch Neurol,1969,20:288-299.

[10] KURODA S, K HOUKIN. Moyamoya disease:current concepts and future perspectives[J]. Lancet Neurol,2008,7(11):1056-1066.

第九章

多普勒超声在烟雾血管病诊疗中的应用

脑血管造影（DSA）虽然是烟雾血管病（MMD）诊断的"金标准"，但有创性限制了其在长期随诊中的应用。经颅多普勒超声（TCD）和经颅彩色多普勒超声（TCCS）已被证明其在颅内动脉狭窄或闭塞的诊断方面具有很好的敏感性和特异性，且具有无创、价廉、可重复操作等优点。对于 MMD 患者颅内动脉 TCD 改变的研究，已经有作者进行了相关的报道。但目前尚无关于 MMD 患者颅内、外动脉 TCCS 改变的系统性研究。

一、TCD 在 MMD 中的应用

（一）主要动脉狭窄或闭塞的 TCD 改变

双侧颈内动脉末端（SCA）及大脑中动脉（MCA）、大脑前动脉（ACA）起始部检测到高速紊乱频谱。当 MCA 闭塞，烟雾血管不明显时，可检测到低平的 MCA 主干血流，此血流信号从起始部开始一直延续到远端。当 MCA 闭塞而又有大量烟雾血管时，除上述低血流速度的频谱之外，还混杂有不同血流速度和方向的烟雾血流信号。当 ACA 闭塞，而无烟雾血管形成时，ACA 血流信号检测不到。当 ACA 闭塞，但有大量烟雾血管形成时，TCD 无法识别检测到的方向背离探头的血流信号是烟雾血管还是 ACA。

一般认为，随着 DSA 分期的增加，MCA 的血流速度从明显升高至显著降低，ACA 和 SCA 的血流速度均逐渐降低，大脑后动脉（PCA）的血流速度则显著升高，眼动脉（OA）的血流速度无明显变化。

（二）侧支代偿的 TCD 改变

PCA 通过皮质软脑膜吻合或深部穿支吻合时，通过颞窗可检测到 PCA 血流速度明显增快，交通前段或交通后段血流速度均增快。后交通动脉开放，后循环代偿前循环时，双侧椎动脉和基底动脉血流流速增快。眼动脉供应额叶时，眼动脉血流方向正常，频谱颅内化。

（三）MMD 的 TCD 分级

基于主要颅底动脉 MCA、SCA、PCA 及 OA 的血流频谱改变，宋杨等根据韩国学者 Lee 等的研究和高山教授的建议提出了 MMD-TCD 的分级标准（分 5 期）。MCA 和

SCA 是 MMD 主要累及的颅底动脉，而 PCA 和 OA 则代表了主要的侧支代偿。ACA 因为受血管走行和探头角度的影响较大，故未参与分级。具体分级见表 9-1。

MMD 的 TCD 分级与传统 DSA 铃木分期比较，两者具有良好的相关性（$r=0.453$，$P<0.001$），见表 9-2。

表 9-1　MMD-TCD 分级

TCD 分级	TCD 表现
第 1 期	MCA 正常或狭窄，SCA、PCA 和 OA 任意频谱
第 2 期	MCA 闭塞，SCA 无减慢，PCA 不增快而且 OA 不颅内化
第 3 期	MCA 闭塞，SCA 无减慢，PCA 增快和（或）OA 颅内化
第 4 期	MCA 闭塞，SCA 减慢，PCA 增快和（或）OA 颅内化
第 5 期	MCA 闭塞，SCA 减慢，PCA 不增快而且 OA 不颅内化

表 9-2　TCD 分级与 DSA 铃木分期的相关性比较

铃木分期	TCD 分级					合计
	1 期	2 期	3 期	4 期	5 期	
Ⅰ	4	0	0	0	0	4
Ⅱ	12	1	3	0	0	16
Ⅲ	24	5	62	18	1	110
Ⅳ	0	3	25	7	0	35
Ⅴ	0	1	9	5	1	16
Ⅵ	0	1	1	4	1	7
合计	40	11	100	34	3	188

TCD 独特的血流动力学特征可作为评价 MMD 一个有用的指标，使临床医生能更好地判断 MMD 的严重程度或病变血管的程度，故 TCD 可作为 MMD 诊断、判断病变程度及定期随访的首选方式。而且 TCD 对 MMD 患者更重要的价值在于能筛查出临床表现较轻甚至无临床症状的 MMD 病患者。

不过，由于烟雾血管的存在将影响操作者对 MCA 主干闭塞或 ACA 闭塞的判断，通过对低平信号的识别，有经验的操作者能诊断 MCA 主干闭塞，但 ACA 闭塞因烟雾血管的存在，几乎无法识别。而且由于局部大量烟雾血管的干扰，大脑后交通动脉在 TCD 的检测中很难识别和确认，这些均使 TCD 在 MMD 的检测中受到了限制。

二、TCD 在 MMD 术前颅内、外血管评估中的应用

TCD 因其无二维图像显示，在检查中具有一定的盲目性，诊断准确性与操作者的经验直接相关，可重复性较差。近年来随着经颅彩色多普勒超声技术的发展，TCCS 能

直观地观察到颅底各支动脉的形态、空间走向和血流方向。同时，在彩色血流显像的引导下选用频谱多普勒测量各血管的血流频谱参数，可调节取样深度和校正角度，能更准确地反映脑血流动力学变化，弥补了传统 TCD 无二维图像引导取样的不足，其诊断准确性不断提高。因此，TCCS 可作为筛选诊断 MMD 并定期随访首选的影像学检查方法，见图 9-1。

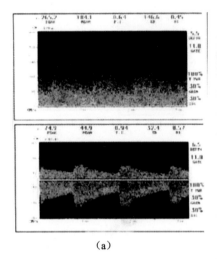
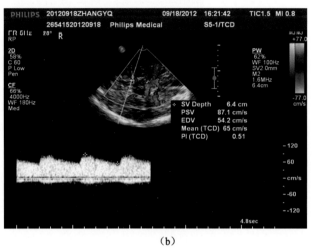

（a）　　　　　　　　　　　　　　　　　　　（b）

图 9-1　TCD 与 TCCS

（a）TCD：无灰阶图像，定位依靠经验，无法行角度纠正；（b）TCCS：定位准确，并依据血管走行，进行角度校正

（一）MMD 颅外颈动脉的超声改变

MMD 颅外颈动脉的超声改变主要是颈内动脉管腔变窄，个别患者病变可累及颈总动脉。MMD 患者颈内动脉管腔变窄与动脉粥样硬化、斑块形成所致的局部管腔狭窄有明显不同，大多表现为自颈动脉球部远端 1 cm 开始呈均匀性的狭窄，内径范围 1～3 mm，CDFI 表现为"线样"血流信号，见图 9-2。随着铃木分期的不断增加，颈总动脉或颈内动脉狭窄的比例不断增高，尤其是铃木分级Ⅳ开始管腔狭窄的比例明显升高（$\chi^2=23.483$，$P=0.00$）（表 9-3）。因此颈内动脉和颈总动脉管腔的均匀性变窄可作为简单区分 MMD 的 TCCS 分级中、晚期的重要指标。

表 9-3　不同铃木分期颈总动脉或颈内动脉内径狭窄改变

	正常	Ⅰ期	Ⅱ期	Ⅲ期	Ⅳ期	Ⅴ期	Ⅵ期
正常	8	2	3	10	4	4	0
狭窄	0	0	2	7	17	10	3
狭窄比例（%）	0	0	40	41.18	80.95	71.43	100

（二）MMD 的 TCCS 改变

典型 MMD-TCCS 表现为颅底 Willis 环失去正常解剖结构，MCA、ACA 主干走行

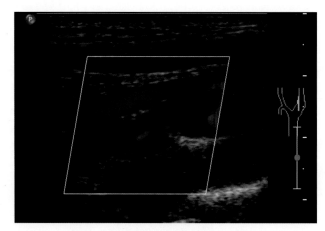

图 9-2 左侧颈内动脉内径明显缩窄

异常或消失，取而代之的是流速、方向不同的短条状或星点状血流信号，双侧 PCA、椎动脉代偿性增粗并见异常分支。

1. MCA 血流信号的异常改变

MMD 的一个主要病理变化是 SCA 和（或）ACA 起始段和（或）MCA 起始段严重狭窄或闭塞。反映在 TCCS 上，MMD 患者的 MCA 彩色血流信号断续或五彩镶嵌或消失（图 9-3）。如表 9-4 所示，从铃木分期 I 期开始，MCA 的血流信号就出现明显异常改变，值得注意的是将铃木各期比较，铃木 III 期 MCA 的异常比例为 70.59%（12/17），明显低于其他分期（$\chi^2 = 9.616$，$P = 0.039$），说明铃木分期 III 期 MCA 的异常比例最低，差别有显著性意义。考虑到铃木分期 III 期是烟雾血管增多期，是烟雾血管生产的顶峰时期，在 TCCS 检查中，可能错把新生的异常烟雾血管当作正常的 MCA。对于这种误判，同侧颈动脉压迫实验可能对鉴别狭窄的 MCA 还是异常的增生血管有帮助，不过压迫颈总动脉根部，能否对位于 SCA 重度狭窄的 MCA 远端血流造成影响，还有待验证。

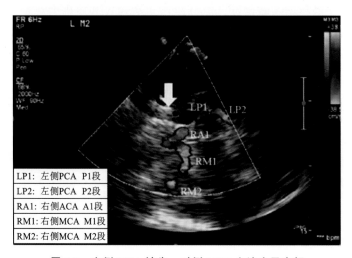

| LP1: 左侧PCA P1段 |
| LP2: 左侧PCA P2段 |
| RA1: 右侧ACA A1段 |
| RM1: 右侧MCA M1段 |
| RM2: 右侧MCA M2段 |

图 9-3 左侧 MCA 缺失，对侧 MCA 血流充盈良好

表 9-4　不同铃木分期 MCA 血流信号异常改变

	正常	Ⅰ期	Ⅱ期	Ⅲ期	Ⅳ期	Ⅴ期	Ⅵ期
正常	8	0	1	5	1	0	0
异常	0	2	4	12	20	14	3
异常比例（%）	0	100	80	70.59	95.24	100	100

2. 颅底 MCA 走行区域杂乱血流信号

按照 DSA 的铃木分期标准，烟雾血管经历从Ⅱ期开始出现，到Ⅲ期达到顶峰，Ⅳ期开始减少，至Ⅵ期消失这样一个动态改变的过程。不过，在 TCCS 检查中，颅底 MCA 走行区域出现杂乱血流（图 9-4）的比例与这一变化应该表现出的曲线并不相符。各铃木分期中，TCCS 颅底 MCA 走行区域出现杂乱血流的比例与 DSA 中烟雾血管的动态变化无明显相关性（$\chi^2 = 9.145$，$P = 0.131$）。对此，我们认为，经颞窗后，声能有较大幅度的衰减，相关文献报道可达 80%，TCCS 对增生的细小烟雾血管的检测并不敏感。TCCS 无法通过检测异常增生的烟雾血管对 MMD 的病程进行分期。

超声造影剂能增加信噪比，改善低速血流和细小血流的显示，因此，TCCS 结合超声造影剂可能会提高烟雾血管的显示率。

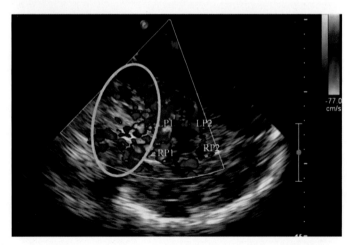

图 9-4　MCA 主干缺失，MCA 走行区可见大量杂乱血流信号

此患者为术后去颞骨患者

3.　PCA-P2 段出现朝向前方的皮质软脑膜侧支血流

在大脑半球和小脑半球表面的皮质软脑膜内存在着丰富的吻合支，随着皮质软脑膜在脑沟回表面起伏蔓延，吻合的血管网分布于脑回表面折入脑沟内。在大脑半球的表面占优势的侧支吻合为 ACA 与 MCA 及 MCA 与 PCA 之间的吻合支，相对较为次要的是 ACA 与 PCA 之间的吻合支。

有研究表明，侧支循环包括一级侧支循环和次级侧支循环，一级侧支循环包括基底动脉环的前交通动脉、后交通动脉，次级侧支循环包括眼动脉、皮质软脑膜血管吻合支、颈外动脉的分支等。当一侧颈内动脉狭窄或闭塞时，由于患侧压力降低，上述某一个通路或几个通路开放，向病变侧提供代偿血流，从而改善患者的临床症状。

MMD 是一种原因不明的、特殊的慢性进展性颅内动脉闭塞性疾病，颈内动脉末端，ACA 最先受累，并影响到前交通动脉，使之不能发挥调节左、右半球脑血流量的功能。随着病变的进展，当病变延伸至后交通动脉远端时，后交通动脉亦失去了后循环向前循环代偿的功能。此时，MCA 和前动脉供血区域的血流只能依靠次级侧支循环包括皮质软脑膜血管吻合支、颈外动脉的分支进行代偿（图 9-5）。

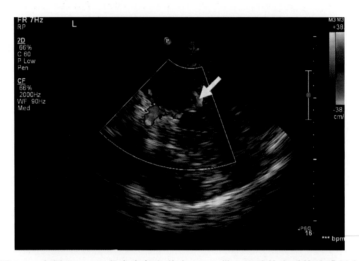

图 9-5 左侧 PCA-P2 段发出朝向前方 MCA 供血区域的皮质软脑膜侧支

8 例正常的大脑半球内，均未见起自于 PCA-P2 段并向前行的皮质软脑膜侧支血流。铃木 I 期患者开始出现皮质软脑膜侧支，并且铃木Ⅲ期患者出现皮质软脑膜侧支的比例明显上升，达 94.12%（16/17）（$\chi^2 = 25.479$，$P = 0.000$）（表 9-5）。铃木Ⅳ、Ⅴ期患者出现皮质软脑膜侧支的比例略有下降，这是否和铃木Ⅳ、Ⅴ期患者出现颈外动脉-上颌动脉-脑膜中动脉侧支代偿有关，需要进一步验证。

表 9-5 不同铃木分期出现皮质软脑膜侧支血流信号

	正常	I 期	Ⅱ 期	Ⅲ 期	Ⅳ 期	Ⅴ 期	Ⅵ 期
正常	8	1	5	1	5	4	0
异常	0	1	0	16	16	10	3
异常比例（%）	0	50	0	94.12	76.19	71.43	100

4. 对于 MMD 和疑似 MMD 患者，超声诊断单侧或双侧发病的准确性

以颈总动脉和颈内动脉内径正常、MCA 主干血流显示清晰，未见断续或五彩镶嵌或消失等异常表现，颅底 MCA 走行区域未见杂乱血流信号、未见皮质软脑膜侧支循环作为 MMD 的阴性诊断标准，仅出现 1 例假阴性，即 1 例左侧半球铃木分期Ⅲ期被误诊为正常半球，超声判断总体准确性、灵敏度、特异度、阳性预测值和阴性预测值分别为 98.57％（69/70）、98.39％（61/62）、100％（8/8）、100％（61/61）和 88.89％（8/9），与国内其他学者的研究相符。因此超声有能力发现 MMD 患者颅内、外血流动力学的异常表现而提出疑似 MMD 的诊断。但是值得注意的是，因为对烟雾血管的显示，TCCS 并不敏感，因此超声并不能用来替代 DSA 确诊 MMD。

5. 颈外动脉分支自发代偿的检测

上颌动脉（MA）也称颌内动脉，是颈外动脉较大的终末支，起于下颌颈后方，先埋于腮腺内，后行于下颌颈内侧，经翼外肌下方的浅面（或深面）到达翼腭窝。上颌动脉第一段的最大分支是脑膜中动脉（MMA），是脑膜动脉中最大的一支。MMA 穿经棘孔进入颅腔，此后沿颞鳞内面前外沟走行，并分为额、顶两支，是脑表面软脑膜血管吻合网的重要供血动脉，脑表面软脑膜血管吻合网代表了 Willis 循环动脉末端的主要侧支系统。代偿血流可来源于 ACA、MCA、PCA 和 MMA，由于 MMD 患者的颈内动脉末端的狭窄或闭塞大多累及 ACA 和 MCA，此时 MMA 的血流对脑表面软脑膜血管吻合网的意义尤为重要。此外对于那些 PCA 起源于后交通动脉的先天性变异患者（占 15％～20％），MMA 的血流成为脑表面软脑膜血管吻合网的主要供血来源。MMA 的位置较深，埋于下颌骨的深面，超声很难直接检测到 MMA，但通过测量 MA 起始段的血流动力学参数，能间接反映 MMA 的血流动力学改变（图 9-6）。

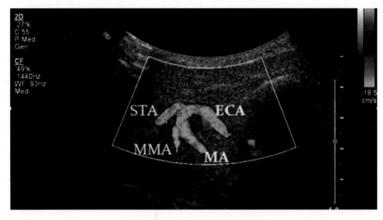

图 9-6　MA 的 CDFI 表现

颈外动脉进入腮腺后，分为颞浅动脉（STA）和 MA 两大终末支，STA 继续向上行走于耳前腮腺内，继分为额支和顶支；MA 向后行于下颌颈内侧，经翼外肌下方的浅面（或深面）到达翼腭窝。MA 第一段的最大分支是脑膜中动脉（MMA），是脑膜动脉中最大的一支。MMA 在下颌角处一般难以测及

MA 的 PSV 在铃木分期 Ⅰ～Ⅱ 期下降，Ⅲ 期上升，Ⅳ～Ⅴ 期下降，Ⅵ 期上升，EDV 在铃木分期 Ⅰ～Ⅱ 期基本与正常侧无明显差别，Ⅲ 期开始有缓慢上升，至 Ⅵ 达到最高。RI 在铃木早期上升，Ⅱ 期达到最大，Ⅲ 期开始下降，Ⅴ 期最低，Ⅵ 期又有上升，见图 9-7。

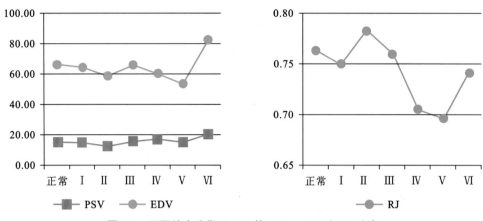

图 9-7　不同铃木分期下 MA 的 PSV、EDV 和 RI 改变

6. 不同铃木分期下椎动脉（VA）的血流动力学改变

不同铃木分期下 VA 的 PSV 和 EDV 基本呈上升趋势，RI 在铃木分期 I 到 VI 期基本呈下降趋势。随着 MMD 患者铃木分期的不断增高，颅脑通过颈内动脉获得的血流量逐渐减少，对颈外动脉形成的自发颅内代偿及椎动脉和基底动脉的后循环到前循环代偿的依赖越来越大，这就是 VA 的 PSV 和 EDV 基本呈上升趋势，RI 基本呈下降趋势的原因（图 9-8）。

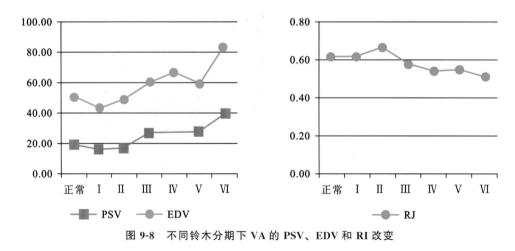

图 9-8　不同铃木分期下 VA 的 PSV、EDV 和 RI 改变

7. 不同铃木分期下眼动脉（OA）的血流动力学改变

除铃木 VI 期之外，不同铃木分期下眼动脉（OA）的 PSV 和 EDV 总体呈上升趋势，RI 呈下降趋势。眼动脉（OA）是 MMD 患者颅外-颅内代偿的另一重要通路。ACA 受累狭窄或闭塞后，OA 血流向前与眶动脉吻合，并逆向供应额叶皮质。随着 MMD 的发展，OA 的 PSV 和 EDV 持续上升，RI 持续下降。MMD 患者这样的侧支循环与颈内动脉起始部闭塞后颈外动脉通过 OA 的反向血流供应 MCA 的代偿通路完全不同（图 9-9）。

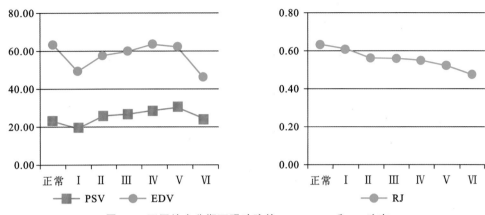

图 9-9　不同铃木分期下眼动脉的 PSV、EDV 和 RI 改变

8. MMD 患者的脑血流动力学改变

MMD 患者的脑血流动力学随着病程的不断发展而改变，是一个动态的变化过程。这一过程因为 MMD 具有相同的病理基础——慢性进展性颅内动脉的闭塞而具有共性，也因为 MMD 的病程和发病部位的不同、大脑基底动脉环个体发育有差异和颈外动脉-颅内个体代偿能力大小有差异而又具有个性。

共性主要表现：①颈总动脉的 RI 增高，即频谱颈外动脉化。②颈内动脉内径均匀性狭窄，但频谱表现为正常范围，此与动脉硬化斑块所致的管腔狭窄的血流动力学改变有明显区别。③中晚期 MMD 患者的颈外动脉流速增高，尤其是 EDV 增高，RI 降低。④双侧 VA 流速增高，尤其是 EDV 增高，RI 降低。并且随病程的进展，椎动脉这种血流动力学的变化愈加明显。⑤ICA 末端的重度狭窄和闭塞导致 MCA、ACA 的低速、低搏动和闭塞。⑥OA 流速增高，尤其是 EDV 增高，RI 降低，此与 ICA 近心端重度狭窄导致的 ECA-ICA 侧支形成，OA 逆向颅内代偿供血的血流动力学改变明显不同，MMD 患者 OA 流速升高大都为正向，通过与眶动脉的吻合，穿过颅底向额叶供血。⑦MMD 由于大都双侧发病，依赖于前交通动脉（AcomA）的左-右半球的代偿少见。中-晚期 MMD 往往累及大脑后交通动脉（PcomA）以远的 MCA，通过 PcomA 的后循环-前循环的代偿亦少见。所以 MMD 患者主要的侧支通路为起自于 PCA-P2 段的软脑膜侧支向 MCA 供血区域的代偿，以及颈外动脉-MA-MMA 的硬脑膜侧支通路。此外还包括上文所述的通过 OA 向额叶的侧支和枕动脉的骨穿支向颅内供血。至于 PCA 与 ACA 的深部吻合、PCA 与 ACA 和 MCA 之间的深部穿支的吻合，如通过胼胝体背侧动脉供应 ACA 供血区、通过脉络膜后动脉及其他穿髓动脉供应 MCA 深部供血区等，目前 TCCS 尚无法检测这些吻合。⑧PCA 血流流速上升，并随病变进展总体流速呈增高趋势。

个性主要表现：

（1）MMD 随病程的发展，血流动力学的改变，目前仍以 DSA 铃木分期为主要参考标准。

（2）MMD 累及具体部位的不同，也会明显影响颅脑血流动力学的改变。有无 ACA 和 PcomA 的累及，将直接影响到颅底动脉环血流的走行方向和侧支代偿途径。

（3）具备完整颅底动脉环结构的正常人仅占 30%，而且研究表明，MMD 患者基底动脉环异常发育的比例高于常人，如 MMD 患者 PCA 直接源自 ICA 的比例就高于常人，这些发育异常的颅底动脉环同样直接影响到颅内血流的走行方向和侧支代偿途径。

（4）不同个体尤其是不同年龄患者的自发代偿能力不同，如在行颞肌-硬脑膜贴敷术后，小儿患者因新生血管的能力明显高于成人，因此术后 MA-MMA-颞中深动脉-蝶额动脉的 PSV 和 EDV 明显高于成人，RI 明显低于成人。

三、TCD 在 MMD 术后疗效中的价值

（一）在 STA-MCA 吻合术术后的血流动力学评价

MMD 的治疗方法主要是外科手术，包括直接血管重建术、间接血管重建术（颞肌-硬脑膜敷贴术）及联合血管重建术。

直接血管重建术中以 STA-MCA 吻合术最为常用。DSA 为评价手术疗效的金标准，但因其有创性及价格昂贵，不适于长期随访研究，因此有学者使用彩色多普勒超声测量 STA 手术前、后的血流动力学改变评价 MMD 手术疗效。王立淑等比较了 25 例 MMD 患者手术前、后 STA 的血流动力学改变，并和 DSA 做了对比，发现术后 STA 的 PSV、EDV 较术前明显增快，PI、RI 较术前显著减低。此外，术后 DSA 所示 STA 向 MCA 分流量越大，STA 的 PSV、EDV 越高，PI、RI 越低。因此彩色多普勒超声可以评价吻合血管通畅性及分流程度，且与 DSA 有较好的一致性，可作为无创性评价 STA-MCA 吻合术手术疗效的方法。

（二）直接血管吻合术＋间接血管重建术脑-硬脑膜-肌肉血管融合术

直接血管吻合术结合间接血管重建术脑-硬脑膜-肌肉血管融合术（encephaloduro-myosynangiosis，EDMS）的联合术式后的血流动力学表现如下。

1. 手术前、后 CCA、ICA、ECA、VA 和 BA 的血流动力学变化

术后短期随访，术侧 CCA、ICA 的 PSV、EDV、ECA 的 PSV 均较术前有明显增高，结合对侧的 CCA、ICA、ECA 流速与术前无显著性差异，表明手术导致了术侧的颅外颈动脉流速的增高，入颅血流量的增加。术侧和对侧 VA 及 BA 的 PSV 和 EDV 较术前无明显变化，但 RI 均较术前有明显增高。分析 RI 增高的原因在于 PSV 的增高较 EDV 增高更明显，而不是 EDV 的降低，因此手术导致的前循环入颅血流的增加，并不导致后循环入颅血流量的减少。

术后长期随访，术侧 ICA 的 PSV、EDV 均较术前有明显增高，ECA 的 RI 较术前有明显降低。主要原因 STA 与 MCA 直接血管吻合术后，STA 的 RI 值下降；同时 EDMS 术 3 个月后，硬脑膜与软脑膜之间、颞肌与软脑膜之间的新生血管充分形成，上颌动脉通过 MMA 和 DTA 向颅内供血，RI 值下降，导致 ECA 的 RI 亦下降。此外，BA 的 RI 值仍较术前有明显增高，但与术后 2 周 BA 的 RI 比较，有明显降低。而对侧

CCA、ICA、ECA 和 VA 的 PSV、EDV 和 RI 值，在手术 3 个月后均较术前无明显变化。

2. STA 和桥血管（BYPASS 血管）术后血流动力学变化

STA 是直接吻合术的供血动脉，其分支如颞中动脉也参与间接吻合的供血。对于直接吻合术后，STA 血流动力学的短期变化，有较多报道。本组病例术后短期随访，STA 的 PSV 和 EDV 较术前明显增高，RI 明显降低。STA 是术后短期影响 ECA 和 CCA 血流动力学改变，PSV 和 EDV 增高，RI 降低的直接原因。有趣的是对侧的 STA 在术后短期随访中，PSV 和 EDV 亦出现了明显增高，但 RI 无明显变化。考虑到其近心端的 ECA 和 CCA 的 PSV 和 EDV 均较术前无明显变化，因此推测对侧 STA 的 PSV 和 EDV 的增高，与双侧 STA 的终末支存在大量吻合相关。血管吻合术后，术侧颈外动脉的部分血流入颅，导致术侧 ECA 供血区域的灌注压下降，对侧血流通过血管吻合流向术侧，导致对侧 STA 的流速亦增高。

术后长期随访，STA 的 EDV 较术前明显增高，PSV 和 RI 较术前无明显差别，虽然 RI 有较明显下降，由术前的 0.65 下降到 0.57，但 P 值为 0.093，无显著性差异，可能是受限于长期随访的有效病例数过少，仅 12 例。对侧 STA 的 PSV 和 EDV 虽然也有较明显增高，分别从 57.4 cm/s 和 15.1 cm/s 增高至 70.3 cm/s 和 19.9 cm/s，但对侧组有效病例数更少，仅 7 例。因此，STA 术后血流动力学的远期改变，仍需要扩大样本量。

术前 STA 与术后桥血管血流动力学的相关性分析见表 9-6。术后短期桥血管的 PSV 与术前 STA 的 PSV 明显正相关。术前 STA 的 PSV 越高，术后桥血管的 PSV 越高。

表 9-6 术前 STA 与术后桥血管血流动力学相关性（35 例）

	相关系数	P 值
PSV（cm/s）	0.439[①]	0.008
EDV（cm/s）	0.270	0.117
RI	0.135	0.440

Pearson 相关性分析，[①]在 0.01 水平（双侧）上显著相关

术后 STA 与术后桥血管血流动力学的相关性分析见表 9-7。术后短期桥血管的 PSV、EDV 和 RI 与术后 STA 的 PSV、EDV 和 RI 明显相关。术后桥血管的 PSV 和 EDV 越高，STA 的 PSV 和 EDV 越高；术后桥血管的 RI 越低，STA 的 RI 越低。有多篇文献报道，直接血管吻合术后 2 周内，超声可以评价吻合血管通畅性及分流程度，且与 DSA 有较好的一致性。但对于直接血管吻合术的长期疗效的评估，尚未见有报道。本组 10 例 MMD 患者，直接血管吻合术 3 个月后，桥血管的 PSV 和 EDV 与 STA 的 PSV、EDV 明显相关。因此，与术后短期随访相同，超声同样可以在长期随访中通过测量 STA 的 PSV 和 EDV 来评估桥血管的通畅性及分流程度。

表 9-7　术后 2 周，STA 与术后桥血管血流动力学相关性（35 例）

	相关系数	P 值
PSV（cm/s）	0.606**	0.000
EDV（cm/s）	0.620**	0.000
RI	0.469**	0.001

Pearson 相关性分析，** 在 0.01 水平（双侧）上显著相关

　　MMD 一经确诊，建议尽早手术，但直接吻合术和间接吻合术及两者结合术式的疗效孰优孰劣，目前尚有争议。正如前文所提及，直接吻合术的远期疗效目前鲜有报道，本组 10 例 MMD 患者，在术后的长期随访中，桥血管 PSV 及 EDV 较术后 2 周有明显降低，分别从 75.6 cm/s 和 39.7 cm/s 下降到 53.7 cm/s 和 31.8 cm/s，其中 PSV 具有显著性差异（$P=0.05$）。其中 1 例术后 2 周桥血管 PSV、EDV 和 RI 分别为 47.0 cm/s、26 cm/s 和 0.44，但在术后 5 个月的随访中，桥血管闭塞。可见直接吻合术存在桥血管流速进行性降低的不足，并且存在闭塞的可能，而这种闭塞更容易发生在儿童患者直接吻合术后 3 个月，儿童 MMD 患者桥血管的闭塞率达 46.4%（13/28），而成人患者桥血管的闭塞率约 5.6%（1/18）。目前尚无随机的、前瞻性的、有询证医学证据的大宗临床研究对各种术式进行优劣的比较。但有多篇较大病例数的报道显示，直接血管吻合术结合间接血管吻合术的联合术式的长期疗效较好，术后再发脑缺血和脑出血并发症的更少。

　　3. 手术前、后 MA、MMA 和 DTA 的血流动力学变化

　　血管间接吻合术 EMDS 的术式为硬脑膜翻转结合颞肌贴敷术，术后硬脑膜血管和颞肌血管与软脑膜血管之间生成新生血管，实现对颅内的供血。MMA 和 DTA 是硬脑膜和颞肌的主要供血动脉，STA 的分支颞中动脉也参与颞肌的供血。术后如新生血管生长良好，MMA 和 DTA 向颅内分流，频谱颅内动脉化，即流速增高，RI 降低。由于 MMA 和 DTA 的位置较深，超声无法直接检测，但正如前文所述，MA 作为 MMA 和 DTA 的上级大血管，MMA 和 DTA 的流速变化，将直接影响 MA 的频谱表现，因此，本研究尝试通过比较手术前、后（短期随访、长期随访）MA 的血流动力学改变，对 EDMS 的手术疗效进行评估。

　　EDMS 术后 2 周内，术侧 MA 的 PSV 和 EDV 均较术前增高，RI 降低，有统计学差异。对侧 MA 仅 EDV 较术前增高，PSV 和 RI 与术前无明显差异。以往认为在术后 3 个月，硬脑膜与软脑膜之间、颞肌与软脑膜之间才能生成新生血管。术后 2 周内术侧 MA 出现流速增高，RI 降低的原因可能与 STA-MCA 直接血管吻合相关，因为 STA 和 MA 之间有较多吻合支，如 STA 的颞中动脉和 MA 的颞深动脉之间就存在广泛吻合，STA-MCA 血管直接吻合术后，STA 的 RI 明显降低，MA 的部分血流通过颞中-深动脉之间的吻合支向颅内供血，导致 MA 的 PSV 和 EDV 较术前增高，RI 降低。

　　EDMS 术后 3 个月，术侧 MA 的 PSV 和 EDV 均较术前增高，有显著性差异，RI 与术前无明显差别。对侧 MA 仅 PSV 较术前增高，EDV 和 RI 与术前无明显差异。术

后 3 个月与术后 2 周比较，PSV 和 EDV 均有增高，RI 降低，但差异无统计学意义。理论上，EDMS 术后，随着新生血管的生成，MMA 和 DTA 对颅内供血，PSV 和 EDV 将增高，RI 下降，频谱颅内动脉化。但本组 10 例 MMD 患者的长期随访结果与预期不符，可能的原因是本研究开展至今的时间过短，仅一年，故长期随访的病例数过少，确切的结果有待累积更大样本量的分析。

EDMS 术后，DTA 走行于颞骨浅面，基本能被超声测及。EDMS 术后 2 周，MA 与 DTA 血流动力学的相关性分析见表 9-8。MA 的 PSV、EDV 和 RI 均与 DTA 显著相关，P 值 0.000。可见超声测量 MA 不仅在术前能对颈外动脉-颅内有无自发代偿的形成做出评估，在术后同样能对新生血管的生成情况、血管间接吻合术的疗效做出评估。

表 9-8　术后二周，MA 和 DTA 血流动力学相关性（43 例）

	相关系数	P 值
PSV（cm/s）	0.544**	0.000
EDV（cm/s）	0.609**	0.000
RI	0.522**	0.000

Pearson 相关性分析，** 在 0.01 水平（双侧）上显著相关

MMD 患者病变后期（铃木 Ⅳ-Ⅵ 期）会自发形成颈外动脉-颅内的代偿，而 EDMS 术是否会影响原本已经生成的自发代偿供血？如前所述，MA 的 RI≤0.7 诊断患者有自发颈外动脉-颅内代偿形成的特异度达 96.88%。因此本研究以 RI≤0.7 作为有自发颈外动脉-颅内代偿形成的诊断标准。EDMS 术对已自发形成的颈外动脉-脑膜中动脉-颅内动脉代偿的影响见表 9-9、表 9-10。自发代偿组 16 例患者术后术侧 MA 的 PSV 和 EDV 均较术前有显著增高，RI 无明显变化，其中 11 例对侧 MA 的 PSV、EDV 和 RI 较术前均无明显变化。可见 EDMS 术短期内并不会影响原本已经生成的自发代偿供血，而且术后 MA 的 PSV 和 EDV 均有显著增高。而且 EMDS 术后生成的新生血管与 STA-MCA 血管直接吻合术不同，并不存在吻合血管流速降低，甚至闭塞的可能。无自发代偿组 19 例患者术后术侧 MA 的 EDV 较术前显著增高，RI 有显著降低，PSV 无明显变化，其中 17 例对侧 MA 的 EDV 较术前显著增高，PSV 和 RI 无明显变化。

表 9-9　MA（RI≤0.7）术前、术后短期随访血流动力学改变

		术前	术后	P 值
术侧（16 例）	PSV（cm/s）	51.6±9.1	67.8±16.2	0.003
	EDV（cm/s）	18.2±4.9	22.6±6.3	0.016
	RI	0.65±0.05	0.66±0.07	0.578
对侧（11 例）	PSV（cm/s）	52.7±7.6	58.7±14.3	0.239
	EDV（cm/s）	17.5±6.4	18.4±4.0	0.382
	RI	0.67±0.09	0.68±0.08	0.887

表 9-10　MA（RI＞0.7）术前、术后短期随访血流动力学改变

		术前	术后	P 值
术侧（19例）	PSV（cm/s）	66.4±20.5	74.1±25.7	0.221
	EDV（cm/s）	14.4±4.9	20.0±5.7	0.002
	RI	0.78±0.05	0.73±0.04	0.000
对侧（17例）	PSV（cm/s）	64.1±19.4	69.6±27.8	0.162
	EDV（cm/s）	15.1±6.0	17.3±8.0	0.032
	RI	0.76±0.05	0.74±0.06	0.133

4. 手术前、后 OA 的血流动力学变化

本组病例，术后 2 周随访，术侧和对侧 OA 的 PSV、EDV 和 RI 均与术前无明显改变。

术后 3 个月随访，术侧和对侧 OA 的 PSV 和 EDV 均较术前有减低，但无统计学意义。血管直接吻合术结合 EDMS 术尽管并不直接影响 OA 的血供，但部分铃木Ⅳ～Ⅵ期 MMD 患者，存在 OA-额叶的自发代偿通路，术后入颅血流量的增加，颅内灌注压的增高，导致自发代偿通路入颅的血流减少，OA 的 PSV 和 EDV 降低。

MMD 颈外动脉-眼动脉-颈内动脉代偿虽然少见，但只要狭窄部位位于 ACA 开口以远，仍可出现。此 MMD 患者，左侧 ICA 起始段重度狭窄，同侧 ACA 流速正常范围，提示有代偿，但对侧 ACA 流速仅 24 cm/s，因此来源于 AcomA 的可能性不大，再检测同侧 OA，为反向血流，PSV 达 93 cm/s，因此是一个 ECA-OA-ICA 的代偿通路，同时同侧 STA 的 RI 明显下降，更加确定确为颈外动脉-颞浅动脉额支-眶动脉-眼动脉-颈内动脉这一代偿通路。

（王　涌　陈　莉）

参考文献

[1] 高山. MMD 的经颅多普勒超声改变[J]. 中国卒中杂志,2008,3(7):502-504.

[2] 袁端华,李清华,吕高萍. MMD 的经颅多普勒超声研究[J]. 临床超声医学杂志,2010,12(9):604-607.

[3] LEEYS,JUNG KH,ROH JK.Diagnosis of moyamoya disease with transcranial Doppler sonography:correlation study with magnetic resonance angiography[J].J Neuroimaging,2004,14:319-323.

[4] PRUNET B,ASENCIO Y,LACROIX G,et al. Noninvasive detection of elevated intracranial pressure using a portable ultrasound system[J]. Am J Emerg Med, 2012, 30(6):936-941.

[5] REINHARD M,MULLER T,GUSCHLBAUER B,et al.Dynamic cerebral autoregula-tion and collateral flow patterns in patients with severe carotid stenosis or occlusion[J].Ultrasound Med Biol,2003,29(8):1105-1113.

[6] HOKSBERGEN AWJ,LEGEMATE DA,UBBINK DT,et al.Collateral variations in circle of Willis in atherosclerotic population assessed by means of transcranial color-coded duplex ultrasonography[J].Stroke,2000,31(12):1656-1660.

[7]　HENDRIKSE J,HARTKAMP MJ,HILLEN B,et al.Collateral ability of the circle of Willis in patients with unilateral internal carotid artery occlusion[J].Stroke,2001,32(12):2768-2773.

[8]　VENIERI F,PASQUALETTI P,MATTEIS M,et al.Effect of collateral blood flow and cerebral vasomotor reactivity on the outcome of carotid artery occlusion[J].Stroke,2001,32(7):1552-1558.

[9]　张小征,莫雪红,华莎,等.经颅多普勒及彩色经颅多普勒超声与DSA对MMD诊断的比较分析[J].中国临床神经外科杂志,2011,16(4):207-208.

[10]　王立淑,何文,孙剑,等.超声在MMD颞浅动脉-大脑中动脉吻合术的应用研究[J].中华超声影像学杂志,2008,17(12):1030-1033.

[11]　SATOH S,SHIBUYA H,MATSUSHIMA Y,et al.Analysis of the angiographic findings in cases of childhood moyamoya disease[J].Neuroradiology.1988,30(2):111-119.

[12]　K.HOUKIN,S.KURODA,T.ISHIKAWA,et al.Neovascularization(Angiogen-esis)after revascularization in moyamoya disease.Which technique is most useful for moyamoya disease[J].Acta Neurochir(Wien),2000,142:269-276.

[13]　REIS C,SAFAVI-ABBASI S,ZAHRAMSKI J,et al.The history of neurosurgical procedures for moyamoya disease[J].Neurosurg Focus,2006,20:1-6.

[14]　MIKI FUJIMURA,TEIJI TOMINAGA.Lessons learned from moyamoya disease:outcome of direct/indirect revascularization surgery for 150 affected hemispheres[J].Neurol Med Chir(Tokyo),2012,52:327-332.

[15]　ROBERT M.STARKE,B.A.,RICARDO J,et al.Optimal surgical treatment for moyamoya disease in adults:direct versus indirect bypass[J].Neurosurg Focus,2009,26(4):E8.

[16]　DAL-SOO KIM,PIL-WOO HUH,HYUNG-SEOK KIM,et al.Surgical treatment of moyamoya disease in adults:combined direct and indirect Vs.indirect bypass surgery[J].Neurol Med Chir(Tokyo),2012,52:333-338.

[17]　孔凡国,王黎明,郭会利.不同脑灌注成像方法的临床应用及其比较[J].中国介入影像与治疗学,2010,7(1):86-90.

[18]　GüNTER SEIDEL,CHRISTIAN ALGERMISSEN,ARND CHRISTOPH,et al.Harmonic imaging of the human brain visualization of brain perfusion with ultrasound[J].Stroke.2000,31:151-154.

[19]　THILO HöLSCHER,WILKO WILKENING,BOGDAN DRAGANSKI,et al.Transcranial ultrasound brain perfusion assessment with a contrast agent-specific imaging mode:results of a two-center trial[J].Stroke.2005,36:2283-2285.

[20]　ROLF KERN,FABIENNE PERREN,KATRIN SCHOENEBERGER,et al.Ultrasound microbubble destruction imaging in acute middle cerebral artery stroke[J].Stroke.2004,35:1665-1670.

[21]　JEFF POWERS,MICHALAKIS AVERKIOU,MATTHEW BRUCE,et al.Principles of cerebral ultrasound contrast imaging[J].Cerebrovasc Dis.2009,27(suppl 2):14-24.

[22]　FEDERLEIN J,POSTERT T,MEVES SH,et al.Ultrasonic evaluation of pathological brain perfusion in acute stroke using second harmonic imaging[J].J Neurol Neurosurg Psychiatry,2000,69:616-622.

[23]　SEIDEL G,ALBERS T,MEYER K,et al.Perfusion harmonic imaging in acute middle cerebral artery infarction[J].Ultrasound Med Biol,2003,29:1245-1251.

[24]　SEIDEL G,MEYER WIETHE K,BERDIEN G,et al.Ultrasound perfusion imaging in acute middle cerebral artery infarction predicts outcome[J].Stroke,2004,35:1107-1111.

［25］ WIESMANN M，MEYER K，ALBERS T，et al.Parametric perfusion imaging with contrast-en-hanced ultrasound in acute ischemic stroke［J］.Stroke，2004，35：508-513.

［26］ MEYER K，WIESMANN M，ALBERS T，et al. Harmonic imaging in acute stroke：detection of a cerebral perfusion deficit with ultrasound and perfusion MRI［J］. J Neuroimaging. 2003，13：166-168.

［27］ KERN R，PERREN F，SCHOENEBERGER K，et al. Ultrasound microbubble destruction imaging in acute middle cerebral artery stroke［J］. Stroke，2004，35：1665-1670.

［28］ 华杨. 如何提高缺血性脑血管病超声检测技术的准确性［J］. 中华医学超声杂志，2006，3（4）：193-195.

第十章

烟雾血管病搭桥手术相关的血流动力学

烟雾血管病的搭桥是一种血流扩增性的搭桥，即术者希望将颈外动脉的血流引入颅内的血管网络，为脑组织补充血流。但是术者所面对的是血流动力学极为纷繁复杂的颅内血管网络，而且几乎每个手术侧的半球血流情况都是不同的，这就为我们提出了很多问题：搭桥适用哪些流体力学原理？受体血管的部位应该选在哪里？供体血管长度对血流影响如何？如何充分利用供体所能提供的血流？应该搭几根血管合适，是不是越多越好？什么样的情况需要考虑多支搭桥，什么样的情况需要放弃搭桥？为何有些血管当时看着挺通畅，过一段时间就闭塞了？扩大的吻合口真的会增加流量吗？桥血管的流量取决于哪些因素？哪些情况下只需要搭桥不需要贴敷？联合贴敷的术式，颈外动脉的各分支之间是否存在竞争和此消彼长的关系？什么情况下术中或术后容易发生出血？供受体血管之间怎样的入射角度会更好些？搭桥后局部的脑血流量、血容量、血管渗透性、摄氧功能、局部脑组织压力、脑脊液分泌、局部脑功能究竟如何变化，何时达到相对稳定？搭桥术后颈内动脉及其分支、颈外动脉及其分支、椎动脉-大脑后动脉内血流如何变化？等等。

有些答案我们根据现有的血流动力学知识加以推导，有些我们可以针对问题进行一些针对性的研究，现总结如下。

一、常用的血流动力学原理

（一）泊肃叶定律

当我们将颞浅动脉介入大脑中动脉系统时，大脑中动脉系统并不是空心的管道系统，而是充满血液的血管，本身是有压强的，只有当颞浅动脉吻合端的压强大于受体处的压强时，血流才能从颈外动脉系统进入到颅内。这个压强差就是泊肃叶定律中的 ΔP。

实验表明，流体在水平圆管中做层流运动时，其体积流量 Q 与管子两端的压强差 ΔP，管的半径 r，长度 L，以及流体的黏滞系数 η 有以下关系：

$$Q = \pi \times r^4 \times \Delta P / (8\eta L)$$

这就是泊肃叶定律（Poiseuille 定律）。令 $R = 8\eta L / (\pi r^4)$，即 $Q = \Delta P / R$，R 称为流阻。

从泊肃叶定律可以看出，血流量与血管半径的四次方成正比，与血管两端的压强差 ΔP 呈正比，与黏滞系数 η 及血管长度 L 呈反比。在这些参数中，只有 ΔP 是与血流运动相关的参数，其他参数都与血流运动不相关。所以，ΔP 是驱动血流流动及决定其流向（从压强高处流往压强低处）的唯一动力。管道本身不论其粗细如何，都只是承载血流，但不决定血流方向。

泊肃叶定律适用于刚性管道，实际上血管是柔性的管道系统，有一定的收缩和舒张特性，管道的半径是可变的，血流速度也是随着心脏搏动而四维变化的，因此实际上更加复杂。

可见 AVM 远端供血动脉栓塞后，远端压强增高，近端血管成为 Nidus 主供血动脉，流速加快，压强减低，$\Delta P = 0$，因此这段血管内血流停滞，没有明显流动。

（二）伯努利定律

泊肃叶定律解决了血流量与压强及管道长度、宽度、黏滞系数之间的关系，可以看出其中并不包括血流速度及能量之间的关系，解决这个问题需要用到伯努利原理。（图 10-1）

$$P + 1/2\rho v + \rho g h = C$$

或 $P_1 + 1/2\rho v_1^2 + \rho g h_1 = P_2 + 1/2\ v_2^2 + \rho g h_2$

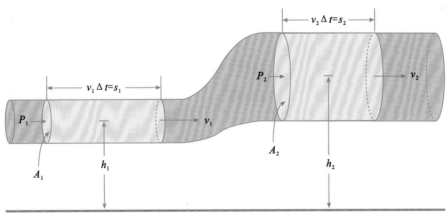

图 10-1　伯努利定律

在水流或气流里，如果速度小，压强就大，如果速度大，压强就小

P 为理想流体中某点的压强，v 为流体该点的流速，ρ 为流体密度，g 为重力加速度，h 为该点所在高度，C 是一个常量。伯努利原理的实质是流体的机械能守恒，即动能＋重力势能＋压力势能＝常数。根据以上原理可以推论出等高流动时，流速越大，压强就越小。伯努利原理应用极其广泛，包括工业、农业、交通、气象等，可以说适用于地球上包括空气、水、油等所有流体。但伯努利原理适用于黏度可忽略、不被压缩的理想流体，实际上血液是富含细胞成分及蛋白质的胶体，血流是由心脏搏出的，流进血管这样受神经支配、具有一定自动调节功能的柔性"智能化"管道。并且血流存在与管壁的摩擦力、管壁横向搏动等，均会造成不可忽视的能量损耗。动脉端血流

经过毛细血管网再到静脉端，实际上能量是不断损失的。因此实际情况比伯努利方程更加复杂。但是在搭桥所牵涉的短段动脉内，伯努利方程还是基本适用的。

从图 10-2 可以看出，在刚性管道中，局部的狭窄并没有影响流量 Q，而可以利用局部压强的变化来测定流量 Q。同理，局部扩张的管道，会造成流速减慢、压强增高，但与流量 Q 无关，因此扩大局部管道并不能增加血流量 Q。

在脑血管病中，动脉壁内膜掀起引起夹层改变后的血流动力学改变与文丘里管的局部血流加速、压强减低类似。内膜掀起后，在内膜的内侧（主要血流侧）流速增高、压强减低，而内膜外侧则是低速高压状态，这样可以进一步使内膜掀起（与大风掀起屋顶的流体力学原理相似），形成长段的夹层改变，严重时甚至引起动脉闭塞。

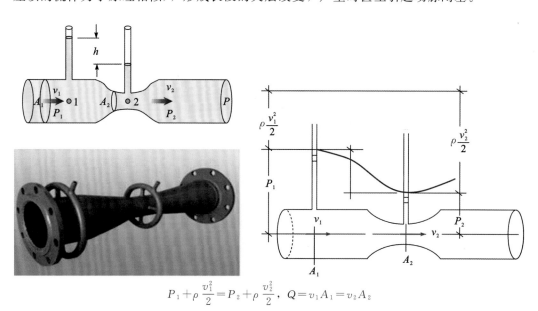

$$P_1 + \rho\,\frac{v_1^2}{2} = P_2 + \rho\,\frac{v_2^2}{2}, \quad Q = v_1 A_1 = v_2 A_2$$

图 10-2　文丘里管及文丘里效应

1797 年意大利物理学家文丘里通过对变截面管道实验，发现最小截面处速度增大、压强减小（文丘里效应），提出利用这一效应和连续条件测量管道流体流量的收缩扩张型管道，即文丘里管。其基本原理：对于通过理想不可压缩流体的水平管道，如果在管道中插入一段先收缩后扩张的管段，根据文丘里效应，建立管道收缩前 1 断面和收缩后 2 断面之间的伯努利方程，并利用连续性条件，可得管道通过的体积流量 Q

1. 血流的流动阻力与能量损失

血液属于黏性流体。血管内的血流可以看作分成了无数个平行于管壁的同心圆流体层，层与层之间存在着速度差，正中间最快，管壁处最慢。由于流体分子间存在吸引力，速度较快的流体层会拖着慢层向前运动。速度较快的流体层中的流体，其在 x 方向的动量也大，该层流体分子中的一部分由于无规则热运动进入速度较慢的流体层，通过碰撞将动量传递给后者，使其产生一个加速力。同时，运动较慢的流体层亦有同样数量分子进入运动较快的流体层，而对后者产生一个大小相等、方向相反的减速力。这种传递一层一层进行，直至壁面。流体向壁面传递动量的结果是产生了壁面处的摩擦力，引起能量消耗。黏滞系数 η 是反映流体黏滞性大小的系数，单位：$N \cdot s/m^2$

（Pa·s）。（图 10-3～图 10-6）

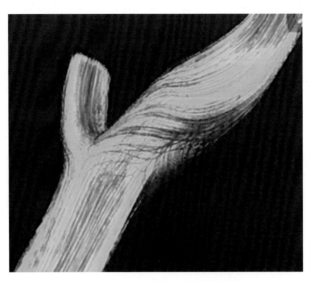

图 10-3　颈动脉分叉部的血流线图

暖色表示流速快，冷色表示血流慢，可以看出血流从较粗的颈总动脉流经较细的颈外和颈内远端时，血流均快于颈总动脉，但在流经局部扩大的壶腹部时，血流最慢，并且出现紊流，产生与血流垂直方向的分速度，损耗了部分血流方向上的动能

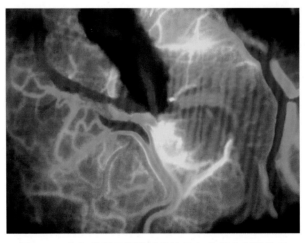

图 10-4　伯努利原理所涉及的流速与直径之间的关系

这段静脉有一段与动脉并行，因为压力低，被两边充盈的动脉推挤导致管腔变窄，可见这个狭窄段内血流明显快于两端粗的部分。动脉端，可见局部桥血管远端的受体动脉局部扩张，该扩张段内血流慢于双侧相对狭窄部分的血流

　　黏性流体有层流和紊流两种流态。层流指流体质点做规则运动，相互不干扰，流体质点的运动轨迹与流向平行。紊流指流体质点在流动过程中发生相互混掺，流体质点的轨迹与其流向不平行。紊流状态时，能量损耗会显著增加。血流两种流态都会有。生理状态下，流

过剧烈转弯处，如颈内动脉虹吸弯，或管径有突发改变，如颈内动脉起始的壶腹部等就是常见的紊流形成处。病理状态下紊流更是常见，如动脉瘤、AVM、DAVF 等。

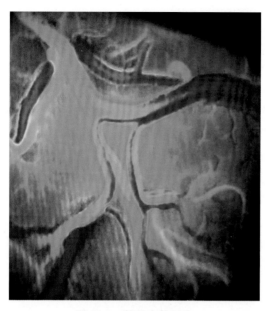

图 10-5　静脉内的层次

　　血流并不是理论中的理想流体，ICG flow800 图像中，可见静脉内血流为层流，与管壁有摩擦力，沿着血管壁的层流速度较慢，中间较快。不同流层之间也有摩擦力，并存在对流，最终流速趋同（右侧粗的静脉）

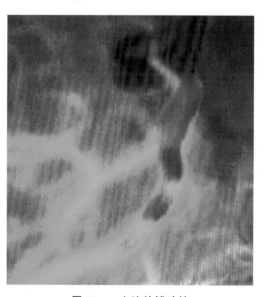

图 10-6　血流的搏动性

　　血流是搏动性的，伴随着能量消耗，ICG flow800 图像中可见静脉内血流速度随着搏动而呈脉冲式变化

伯努利方程是建立在理想流体基础上的能量守恒原理，血流是富含细胞和蛋白质大分子的黏性流体，流经的又是软性的管道，因此在流动过程中能量是一直处于丢失过程中的。

这种血流能量丢失比经典的流体力学中黏性流体流过刚性管道时的能量损失又额外增加了血管搏动过程中损耗的机械能。其他部分的能量损耗可以借用经典的流体力学原理来分析。流入时的总能量减去流程中所有损耗的能量，最终决定了流出时的血流压强和流速。

血流与血管壁存在附着力，血流各质点间存在内摩擦力（黏性力），这些力对血流具有阻滞作用，构成血流的流动阻力。流体能量损失在流体力学中称为水头损失。

血流的流动阻力分为沿程阻力 h_f 和局部阻力 h_j 两类。

搭桥手术中，端侧吻合与侧侧吻合在局部能量损失上的计算略有不同，主要的区别在流出方式。对端侧吻合手术而言，相当于流体力学中的短管-有压-非恒定-淹没-管嘴出流，侧侧吻合则是有压-非恒定-淹没-孔口出流。短管是指局部能量损失与其他形式的能量损失之和超过沿程能量损失 5% 的管道系统。有压是指流体充满管道，管道内没有暴露于大气的自由水面，管壁上各点承受的压强高于大气压。非恒定流是指流体压强、速度随时间而变化。淹没出流指液体经孔口或管道流入下游液体中。端侧吻合是孔口出流，其沿程能量损失远小于局部能量损失，可以忽略不计，只计算局部能量损失即可。将颞浅动脉一端开放测得的单位时间血流量（Cut flow）是让血液流入大气中，称为自由出流。沿程阻力 h_f 和局部阻力 h_j 的计算如下。

（1）沿程阻力：指在边壁形状、尺寸、过流方向沿程无变化的均匀流流段上产生的流动阻力。沿程阻力 h_f 来源于沿血流方向上的各血流微元或血流层之间及血流与沿程血管壁与之间的摩擦力，由沿程阻力所引起的能量损失称为沿程损失。单位重力流体的沿程损失，用符号 h_f 表示，适用达西-魏斯巴赫公式。

达西-魏斯巴赫公式：

$$h_f = \lambda \ (l/d) \ v^2/2g$$
$$P_f = \lambda \ (l/d) \ \rho v^2/2$$

λ 为沿程阻力系数，d 为管径，v 为断面平均流速，ρ 为流体密度，g 为重力加速度。

根据该公式可见沿程损失均匀分布在整个流段上，与流段的长度成正比，与直径呈反比（血管越细，阻力越大），与均速的平方呈正比。对于搭桥手术来说，意味着颞浅动脉等供体血管越往远心端，沿程损失就越大，末端压强及流速就会越小。

（2）局部阻力：由固体边壁发生改变所产生的阻碍流体运动的力。在边壁沿程急剧变化，流速分布发生变化的局部区段上，如管道入口、异径管、弯管、三通、阀门等处集中产生的局部流动阻力。血流遇到管道边界的局部突变时由于流体存在惯性，不能随边壁发生突变，故在主流与边壁之间形成大量的旋涡，加剧紊流的脉动，这是引起损失的主要原因。示颈总动脉血流经过颈内动脉壶腹部（异径管）时，会使血流分离形成剪切层（蓝色部分），剪切层流动不稳定，引起流动结构的重新调整，并产生旋涡，导致部分流动能量转化成紊流能量，造成不可逆的能量损耗。由局部阻力所引起的能量损失称为局部损失（也称局部水头损失）。单位重力流体的局部损失，用符号 h_j 表示。

$$h_j = \zeta v^2 / 2g$$
$$P_j = \zeta \rho v^2 / 2$$

在脑血管病中这种局部能量损失很常见，如巨大动脉瘤远端流出是血流速度明显减慢；高流量的颅内动静脉瘘与脑动静脉畸形、硬脑膜动静脉瘘流腔在静脉端突然扩大时，或横窦乙状窦有突发狭窄时，患者经常可以听到血流搏动性杂音，就是因为血流漩涡交替脱落形成声响效应，或者说是一部分的局部能量损失转化为了声能。

2. 血管弯曲造成的额外水头损失

血流进入局部急拐的血管处时，由于曲率的关系，血流受到离心惯性力的作用，使弯管外侧的压力高于内侧的压力。AB 区域的流体压力升高，其速度相应减小，BC 则为增速减压区。在弯道内侧，ab 段流动是减压增速的，bc 段流动是升压减速。这样在 Aa 截面与 Cc 截面之间出现了两次的升压减速区，使液体脱离壁面，在壁面附近形成涡流区，形成涡流损失。（图 10-7）

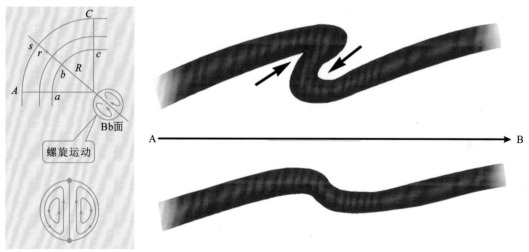

图 10-7　弯管处的阻力的成因

管道弯曲处流体流动方向的改变和二次流的形成，造成局部能耗增加

在颞浅动脉上，也常见局部的血管急转弯，假设要将 STA 从 A 点搭到 B 点，如果在其急弯部分将结缔组织剪开使其变得更直，一方面可以减低弯管局部能耗 h_j，另一方面可以缩短流程，h_f 也减小。

从文丘里管的渐缩（19°～23°）及渐扩（5°～15°）的设计可以看出，采用这种小角度的渐扩设计可以减少能量损耗，这又是什么道理呢？

从血流的流动特征分析，局部阻力分为：①过流断面的扩大和缩小；②流动方向的改变；③流量的汇入与分出；④以上几种形式的组合等。从血管壁大小变化角度分析，局部阻力分为急变与渐变。管径急遽变化的称为突扩管或突缩管。管径渐变的称为渐扩管或渐缩管。渐扩管或渐缩管的局部能量损耗小。局部水头损失主要发生在突扩管或突缩管，其特点是能耗大、能耗集中而且主要为旋涡紊动损失。

有些术者主张在吻合口处要在60°斜角的基础上进一步剪开以形成鱼口状。笔者更主张模拟生理状态下的血管分叉部位。生理状态下粗血管到细血管的分叉口，管壁的夹角就是流线型圆弧角，因此我们做血管吻合时也应该模拟自然血管分叉，适度外翻吻合，形成一个符合流线的圆弧角。

根据供体修剪成鱼口样，受体血管不剪除血管壁的缝合方式（d 为直径，C 为周长，A 为血流法线截面积），在吻合口处形成一个渐扩管结构。假设供受体弹性系数一致，在压力作用下，吻合口最宽处大致位于吻合口中点处，截面形成一个类圆形（最宽处两侧会形成突出，此处最易形成紊流），其直径 d_3 约等于 $d_1 + d_2$，最宽处血管壁周长 C_3 为供受体血管的全部周长之和 $C_1 + C_2$。θ_1 为供体到该最宽处的渐扩角，θ_2 为受体从最宽处移行到正常管径的渐缩角。根据公式中所示，A_3/A_1 的比值越大，即吻合口处过流面积与供体血管截面积比值越大，阻力系数越高，局部水头损失越大。A_3/A_1 的比值越接近1，阻力系数越小。（图10-8～图10-9）

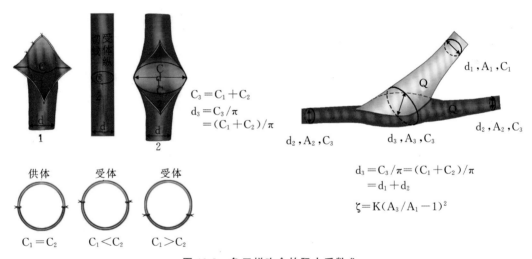

$$C_3 = C_1 + C_2$$
$$d_3 = C_3/\pi = (C_1 + C_2)/\pi$$

供体　受体　受体

$$C_1 = C_2 \quad C_1 < C_2 \quad C_1 > C_2$$

$$d_3 = C_3/\pi = (C_1 + C_2)/\pi = d_1 + d_2$$
$$\zeta = K(A_3/A_1 - 1)^2$$

图10-8　鱼口样吻合的阻力系数 ζ

扩大吻合口 A_3/A_1 的比值越大，阻力系数越大。阻力系数与 $A_3/A_1 - 1$ 的平方呈正比

根据局部阻力系数 ζ 计算可以看出大角度的急扩角出口并非首选。首选的吻合口形态应该模拟血管的自然分叉，流线型圆弧角出入口损失的能量最小。

因此理想的吻合口应当尽量模拟自然的血管分叉，既不造成局部狭窄，也不造成局部膨隆，A_3/A_1 的比值更接近1，减少额外的紊流，才能尽可能减少局部能量损耗。

同样，对于侧侧吻合口而言，吻合口也没有扩大的必要，截面积与供体端相仿的吻合口就足够了。过于扩大反而会增加局部阻力指数。自然条件下的范例就是前交通复合体，有时前交通动脉极短，类似于侧侧吻合，但极少见到其自然吻合处截面积超大的情况，超大时就接近于被认为是动脉瘤了。

局部过多的能耗不可等闲视之，由于血管是软性管道，此处耗损的能量需要由局

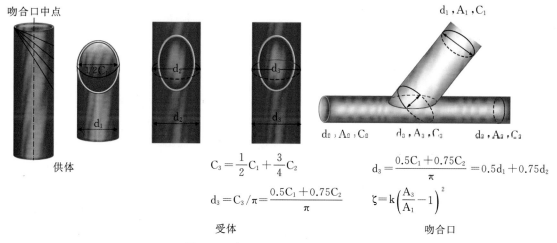

$$C_3 = \frac{1}{2}C_1 + \frac{3}{4}C_2$$

$$d_3 = \frac{0.5C_1 + 0.75C_2}{\pi} = 0.5d_1 + 0.75d_2$$

$$d_3 = C_3/\pi = \frac{0.5C_1 + 0.75C_2}{\pi}$$

$$\zeta = k\left(\frac{A_3}{A_1} - 1\right)^2$$

受体　　　　　　　　　　　　　　吻合口

图 10-9　卵圆形吻合口的阻力系数 ζ

供体末端任意角度修剪出的卵圆形口，其吻合口中点最宽处，供体血管壁占据的都是周长 C_1 的一半，此处受体血管壁剪出一个与供体末端形状相似的卵圆形切口，一般剪除此处周长的 $1/4$，不超过 $1/2$，所以其最宽处截面的直径为 $0.5d_1 + 0.75d_2$，吻合口周围的渐扩和渐缩角都明显较前种方式减小，同等条件下，A_3/A_1 的比值更接近 1，局部阻力系数 ζ 较上例明显小，局部能耗减低

部的血管壁承受。局部扩张造成血流局部升压减速区，增加了形成吻合口动脉瘤的可能性。

对于烟雾血管病搭桥而言，多数情况下供体的直径大于受体，在纵向上会自然形成一个渐扩角，而在横向上会形成一个渐缩角，即从一个圆形管道过渡为一个椭圆管。术者有意识地减小这个渐扩和渐缩的角度可以减少局部水头损失。

3. 节流器原理

节流器原理也适用伯努利原理，只是利用节流器造成紊流，导致额外的局部能量损失，使其远端的能量明显减少。节流孔板（图 10-10）的作用，就是在管道的局部地方将孔径变小，当液体经过缩口，流束会变细或收缩。流束的最小横断面出现在实际缩口的下游，称为缩流断面。根据伯努利原理，在缩流断面处，流速是最大的，流速的增加伴随着缩流断面处压强的大大降低。当流束扩展进入更大的区域（进入 M_2），速度下降，压强增加，但下游（M_2）压强不会完全恢复到上游（M_1）的压强，这是由于较大内部紊流和能量消耗的结果。对烟雾血管病而言，M_1 血流流经烟雾血管再进入 M_2 类似于流经节流孔管的流体力学变化。

节流器原理同样也是斑块造成血管较严重狭窄及脑血管痉挛导致远端缺血的主要原理。也是脑血管自动调节功能的主要原理。脑血管自动调节功能主要在动脉端调节，是在动脉血压（arterial blood pressure，ABP）或脑灌注压（cerebral perfusion pressure，CPP）发生改变时保持脑血流动力学稳定性的能力，也是一种用于预防继发性缺血损伤的内在保护机制。脑血管反应性则是指脑血管平滑肌张力在血管跨壁压或血液中二氧化碳浓度发生改变时产生调节反应的能力。脑血管压力反应性则专指平滑

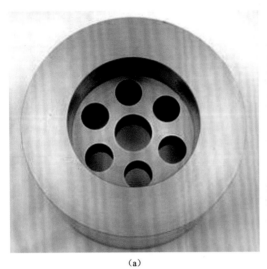
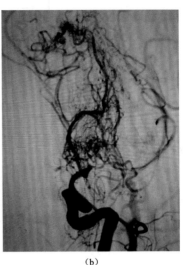

（a）　　　　　　　　　　　　　　（b）

图 10-10　节流孔板

（a）节流孔板，在工业上，会用到节流孔板，增加其厚度，就相当于节流孔管，如果需要，可以多级使用；（b）虚线处局部血管壁的结构相当于节流孔板

肌张力在跨壁压发生改变时做出相应反应的能力。可见，脑血管的自动调节功能主要就是通过调整多级脑动脉血管舒缩直径的变化，相当于多级使用可调控孔径的节流器来调整血流能量损耗程度，进而调整远端血流量。但是这种调整有一定范围，超出了这个范围，就会引起远端缺血缺氧，诱发烟雾血管新生。因此铃木分期二期以后的烟雾血管病的血管，已经超出了脑血管的自动调节功能范围。

4. 血流速度与流量计算

血流在血管内并不是匀速前进的，而是搏动性前行的，因此存在速度的峰值 PSV（最高值）和谷值 EDV（最低值），这在超声多普勒和磁共振的 NOVA 序列均可测得这两个值。根据目前这些检测的技术原理，相对是比较准确的。

目前在生理状态下测定血管血流量方法不多，一般都是根据测定血流速度取平均值后乘以截面积计算出来的，但血管的横径在搏动时其实是个变量。可用的数据主要来自超声和磁共振 NOVA 序列。以前的文献中流量的计算多是根据 DSA 中测得的血流速度乘以血管的横截面积得出的，但 DSA 中测得的速度都是峰值速度，会高估流量。NOVA 所测得的血流量是采用微积分原理，根据曲线下面积推算得出平均速度，再乘以血管横截面积由计算机自动得出的结果。横截面计算与半径的平方成正比。但实际上根据泊肃叶定律，黏性流体的流量是与直径的四次方成正比的，此处存在系统误差。在磁共振检测中，如何确定血管直径也是由计算机自动设定的阈值决定的，因此在不同压强状态下，其搏动中横径的测定也是难点所在，这是产生系统性误差的另一个原因。但不论其绝对值是否有系统误差，只要测定与计算方法前后一致，还是具有比较意义的。

二、烟雾血管的血流动力学改变

烟雾血管病变，随着 M1 段的逐渐狭窄和闭塞，存在烟雾样血管新生，细小血管开口增多并有所扩大，但总体上血流截面积是明显减少的，部分或全部血流需要经过细小的烟雾样血管再进入远端的 M2 或 M3 段血管，因此，血流动力学上有点类似于流经节流器后的改变。其能量传递主要由烟雾血管承担，效能是明显减低的。

有文献报道，采用支架形成术治疗烟雾血管病，将严重狭窄或闭塞的大脑中动脉 MI 段开放后，可以非常直观地观察到这种血流动力学的变化。

由于 M1 段的重度狭窄或闭塞，来自近端的血流能量需要由这些节流孔管样的烟雾状血管网络来承受和传递，因此这些烟雾样血管一直到脉络膜动脉远端都处于明显怒张的状态。血流完全在这些细小血管网内流动时，流速更高。血管越细，单位流量所流经的血管表面积（面积体积比）越大，沿程摩擦耗能就越多，在远端突然进入 M2 段显著扩大的管腔时易形成紊流，从而进一步增加能耗。总体能量传递效能显著减低，因此远端脑血流量明显减低。而随着 M1 段的开通，重新恢复了其能量传递的功能，烟雾样血管网络所需要分配承受的能量显著降低，不再处于怒张状态。同时，整体而言，能量传递的效能基本恢复至生理状态，脑血流量得以恢复。（图 10-11）

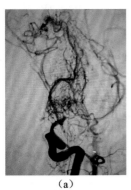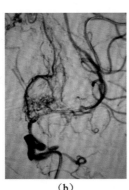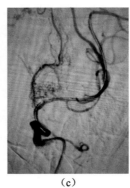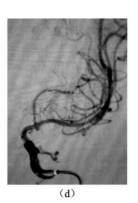

(a) (b) (c) (d)

图 10-11　烟雾血管病 M1 段支架成形术前后血流变化

(a) 术前造影可见大脑中动脉 M1 段闭塞，其远端 M2 段的血流主要来自烟雾样血管，显影延迟明显；(b)
(c) (d) M1 段支架成形术后，大脑中动脉 M1 段重新开放，M2 及其远端血管网显影不再延迟，传递能量的功能随之恢复；同时由于 M1 段内血流速度明显增加，压强下降，流入烟雾样血管的血流明显减少，以致其基本不再显影

颅内外血管搭桥后，颈外动脉远端的压强变化，会引起颈内、颈外动脉之间血流分配的变化，这是由泊肃叶定律和伯努利定律共同决定的。随着桥动脉的建立，颈外动脉介入远端压强较低的颅内血管网，压强差增大后可驱动血流加速，使颈外动脉分配到更多血流。但由于负反馈调节机制的存在，管径会自动增粗，使流速倾向于下降，最终颈内、外动脉系统的各级其他分支间取得一定的动态平衡（图 10-12）。

大脑皮质与颞肌、硬脑膜接触区两侧的氧分压差。由于烟雾血管病皮质血流的下降，超出了脑血管自动调节的阈值，因此脑组织的摄氧分数会提高，如果依然不能解

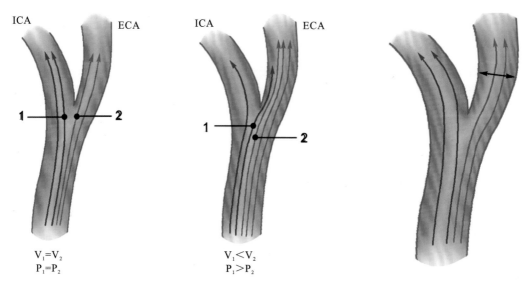

图 10-12　颅内外搭桥术后颈内、外动脉之间的血流重分配

位于图中位置的两个点，高度相同，原先的速度和压强基本相同，分别将流入颈内和颈外动脉，搭桥术后，流速 v_2 加快超过 v_1，同时 P_2 减低，导致 P_1 与 P_2 之间产生了压强差，该处的血流流向 ECA，ECA 的血流增多，而流入 ICA 的血流比例减少

决为皮质供血供氧，则会诱导血管新生机制，产生新生血管，所以除了脑底部会有烟雾血管增多，大脑皮质的血管密度也会增高，尤其是三、四期的烟雾血管病。因此我们在烟雾患者的皮质暴露后，可以看到皮质静脉颜色是明显普通人深、暗。摄氧分数的增高可以由 PET 检查直接测得。而颈外动脉的组织氧分压一般处于正常状态，所以皮质与由颈外动脉分支供血的颞肌、硬脑膜贴敷后，在接触面两侧就产生了氧分压差，会诱导 MMA、DTA 与 MCA 网络之间形成自发吻合。

三、搭桥手术中血流量的瓶颈问题

根据泊肃叶定律可知，血流量与血管半径的四次方成正比，先假设血管为刚性管道，并且不考虑受体内压强的话，如果供体内的血管直径 D_1 和受体血管 D_2 的比值为 $\sqrt[4]{2}$（1.189）那么血流进入受体后一分为二，可以将供体内的血流等速引入受体，流量 $Q_1 = 2Q_2$。所以我们看到的血管的自然分叉，如 M_1 分为较为均等的 M_2，上级血管和下级血管的直径比一般在 1.2∶1 左右，这样可以保持匀速稳定地运送血流而不明显损失能量。

但是搭桥手术时，血管的条件不取决于术者，尤其在烟雾血管病手术中，经常会遇到供体明显大于受体的情况，当然有时也会有供体太细的问题。如果受体血管细，受体血管就相当于节流器，吻合口远端的血流承载能力明显小于供体所能提供的最大血流，血流量的瓶颈就是受体血管，受体血管的运能决定了入颅血流量。同样，如果供体血管太细，那么供体血管本身就相当于节流器，血流量的瓶颈就是供体血管，供体血管的运能决定了入颅血流量。这两种情况下，都会造成能量的额外丢失，影响进入颅内的血流量。

根据泊肃叶定律，ΔP 是驱动血流的唯一动力。因此必须确保 ΔP 为正值，即供体末端的压强大于受体的压强，才能确保血流进入颅内。而我们所面对的受体血管网络存在压力梯度，靠近高压强的部位，ΔP 小或接近 0 时，吻合口容易闭塞。如果 ΔP 为负值，即表明供体末端的压强小于受体的压强，那么压强的平衡点会出现在供体血管中，血流无法进入颅内，不能增加颅内血流。

如何最大化地利用供体血流及选择合适的受体部位需要仔细考量。（图 10-13～图 10-15）

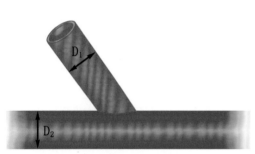
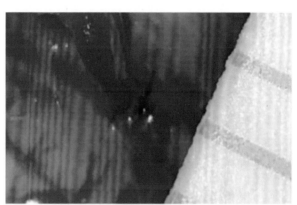

$$D_1/D_2 < 1.189\,(\sqrt[4]{2})$$

图 10-13 血流瓶颈问题 1

根据泊肃叶定律 $Q = \pi \times r^4 \times \Delta P / (8\eta L)$ 的计算可知，供体直径与受体直径的比 D_1/D_2 小于 1.189（即 $\sqrt[4]{2}$），受体血管的载荷超过供体血管能提供的最大血流，血流的瓶颈来自供体动脉，供体血管本身就相当于节流器

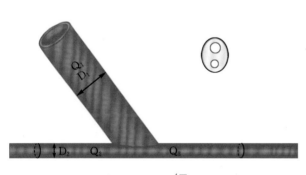
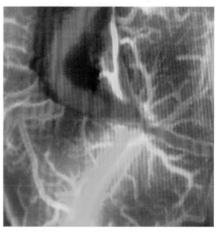

$$D_1/D_2 > 1.189\,(\sqrt[4]{2})$$
$$Q_2 + Q_3 = Q_1 \ll Q_1\ \text{Cut flow}$$

图 10-14 血流瓶颈问题 2

根据泊肃叶定律的计算可知，供体直径与受体直径的比 D_1/D_2 明显大于 1.189（即 $\sqrt[4]{2}$），受体血管的载荷小于供体血管能提供的最大血流，供体内的血流等于两支受体血流量之和，小于供体的载荷能力（Cut flow），Q_1 的流量决定于远端血流 $Q_2 + Q_3$，而远端的受体血管本身就相当于节流器，血流的瓶颈来自受体动脉 Q_2 和 Q_3

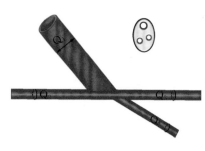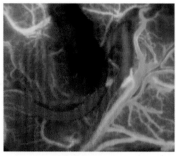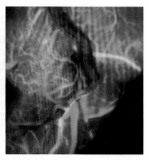

图 10-15 血流瓶颈问题 3

如何减少浪费？当供体直径与受体直径的比 D_1/D_2 明显大于 1.189（即$\sqrt[4]{2}$），受体血管的载荷小于供体血管能提供的最大血流（Cut flow），此时在压强差等参数与上图相同的情况下，Q_2 与 Q_3 与上图中相同，将吻合口选择在受体血管的分叉部位，可以提供另一支血管将血流引入颅内，$Q_1=Q_2+Q_3+Q_4$，Q_4 为相比上图的增量，相当于在节流器上增加了一个孔道，将减少供体血管载荷的浪费

Cut flow 是指颞浅动脉远端开放时的血流量，即末端 $P=0$（大气压），这种出流方式称为自由出流，其出口处的阻力系数 ζ 为 0，生理情况下的血流是在密闭管道系统内流动，称为淹没出流，阻力系数 $\zeta=1$。但 Cut flow 提供了有一定参考作用的供体血流最大值。

但是血管不是刚性管道，具有舒缩性，这种情况下，血管的自动调节会使供体血管逐渐增粗，受体血管内由于注入了高压强的血流，也会有一定扩张。因此我们要用发展的眼光看问题，要给吻合口在血管管径扩大后的匹配度上扩大留下一定的余地。所以这种情况下，供体侧的吻合口可以适当剪开扩大。

同样因为血管具有舒缩性，自动调节机制倾向于使受体血管变粗而供体血管变细，直到二者较为匹配。前面已经计算过，其血流近端吻合口的扩大并不能使血流量增加，反而增加了局部阻力。

四、供受体血管的选择

烟雾血管病的搭桥均选用头皮动脉即可，高流量搭桥没有必要，而且血流量太高反而容易引起出血。另外已在上节中谈到，过粗的血管吻合后，受体血管运能有限，起到了节流器的作用，因此再粗也不能起到扩大入颅血流的作用。可供选择的供体血管包括颞浅动脉（STA）、耳后动脉（PAA）和枕动脉（OA）。

烟雾血管病手术中，通常受体位于 $M_3 \sim M_5$。我们所面对的受体血管，与其说是一根受体血管，不如说是一个有着相互吻合的受体血管网络，这个网络本身有其不同的压强梯度，并且其完整度也不相同。在铃木高分期的患者，有时找遍整个术野都无法发现一根合适的受体血管。有时可见中动脉网络极差，很多分支已经闭塞，仅有少量来自细血管的返流血注入，有时可发现一支在技术上可以完成搭桥的受体，但考虑到

压强差大，受体网络完整性太差，搭桥后血流无法快速分流到其他血管，易引起血流
淤滞在受体血管及其附近小分支，压强变化太大而引起出血，也应放弃直接搭桥。

一般而言，烟雾血管病的受体血管有两种情况：第一种是因为压强太低，本身较
粗的血管呈萎缩状态，从而引起血管较细，但这种血管壁较厚，呈苍白或粉红色，可
以承受相对较大的血流。第二种是由本身较细的血管扩张而来，这种血管壁是极薄的，
呈深红色，由于本身已处于扩张状态，不能承受很多的血流注入，因此选为受体时要
极为小心。(图 10-16)

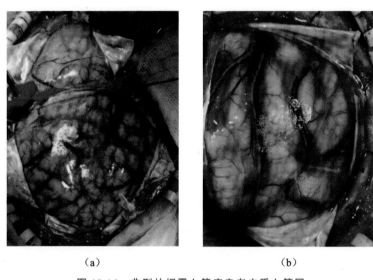

(a)　　　　　　　　　　　(b)

图 10-16　典型的烟雾血管病患者皮质血管网

（a）烟雾血管病高分期的患者，有时整个术野都无法找到一根合适的受体血管；（b）有的患者中动脉网
络极差，很多分支已经闭塞，仅有少量来自细血管的返流血注入，有一支血管，虽然技术上可以完成搭桥，
但考虑到压强差大，受体网络完整性太差，搭桥后血流无法快速分流到其他血管，易引起血流淤滞并导致出
血而放弃直接搭桥

根据中国医大佟智勇教授的实际测量，颞浅动脉末端的平均动脉压一般在 $60\sim$
$80\,\mathrm{mmHg}$，而烟雾血管病皮质血管的平均动脉压一般在 $10\sim30\,\mathrm{mmHg}$。假设颞浅动脉
末端压为 $80\,\mathrm{mmHg}$，直径为 $1.2\,\mathrm{mm}$，术野中有两支皮质动脉供选择，一支较粗，直
径为 $1.1\,\mathrm{mm}$，压力为 $30\,\mathrm{mmHg}$，在 ICG 上先显影，另一支直径 $1.0\,\mathrm{mm}$，压力为
$20\,\mathrm{mmHg}$，在 ICG 上后显影，选哪一支更为合适呢，根据计算可知，较粗的那一支作
为受体的话，虽然 ΔP 较小，但其血流量将比较细的一支作为受体多出 22%。因此应
该选较粗的一支。如果受体血管直径达到 $1.2\,\mathrm{mm}$，压强差与此例一样的情况下，血流
将比 $1\,\mathrm{mm}$ 的血管多出 72.8%。受体的承载能力与血管半径的四次方成正比，权重最
大，所以粗而早显的受体通常更好。(图 10-17)

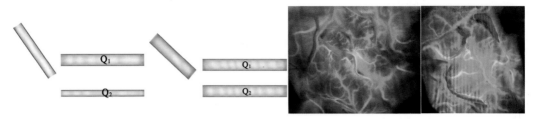

图 10-17 受体动脉的选择

受体的承载能力与血管半径的四次方成正比，权重最大，所以粗而早显的受体通常更好

（徐 斌）

参考文献

[1] FUJIMURA M,SHIMIZU H,INOUE T,et al. Significance of focal cerebral hyperperfusion as a cause of transient neurologic deterioration after EC-IC bypass for moyamoya disease:comparative study with non-moyamoya patients using 123I-IMP-SPECT[J].Neurosurgery,2011,68:957-964.

[2] FUJIMURA M,MUGIKURA S,KANETA T,et al. Incidence and risk factors for symptomatic cerebral hyperperfusion after superficial temporal artery-middle cerebral artery anastomosis in patients with moyamoya disease[J]. Surg Neurol,2009,71:442-447.

[3] HAYASHI T,SHIRANE R,FUJIMURA M,et al. Postoperative neurological deterioration in pediatric moyamoya disease:watershed shift and hyperperfusion[J]. J Neurosurg Pediatr,2010,6:73-81.

[4] FUJIMURA M,TOMINAGA T.Significance of Cerebral Blood Flow Analysis in the Acute Stage after Revascularization Surgery forMoyamoya Disease[J]. Neurol Med Chir(Tokyo),2015,55(10):775-781.

[5] KOHAMA M,FUJIMURA M,MUGIKURA S,et al. Temporal change of 3-T magnetic resonance imaging/angiography during symptomatic cerebral hyperperfusion following superficial temporal artery-middle cerebral artery anastomosis in a patient with adult-onset moyamoya disease[J]. Neurosurg Rev,2008,31:451-455.

第十一章

烟雾血管病手术治疗的麻醉处理

一、概述

烟雾血管病（moyamoya disease，MMD）是一种病因不明的，以双侧颈内动脉末端及大脑前动脉、大脑中动脉起始部慢性进行性狭窄或闭塞为特征，同时继发颅底异常血管网形成的一种脑血管疾病。手术治疗是迄今为止治疗烟雾血管病的主要方法，直接和（或）间接搭桥术可明显改善这类患者的远期预后。由于烟雾血管病患者的颅内血流动力学存在明显异常，这就要求麻醉医生对这类患者的颅内循环生理和病理生理、麻醉药物对脑血流、颅内压和脑代谢的影响有较深的认识，并在此基础上制定合理的麻醉和围术期管理计划。麻醉医生的围术期目标包括：维持足够的脑灌注压和脑血流量，适当地降低脑代谢率和颅内压，维持患者的内环境稳定等，这些原则应在整个围术期得到确切的贯彻和落实，以期有效地降低患者的围术期并发症，改善他们的预后。

二、脑循环生理及烟雾血管病患者的循环生理改变

（一）脑循环生理

1. 脑代谢

人脑的重量仅占全身体重的 2%，而脑氧耗可达全身氧耗的 20%，其葡萄糖消耗则占全身的 25%，60% 的脑氧耗被用于维持脑的神经电活动，脑代谢率（cerebral metabolic rate，CMR）常用脑氧耗（$CMRO_2$）或脑葡萄糖消耗（CMR_{Glu}）来衡量，成年人的平均脑氧耗为 3～3.8 ml/（100 g·min），不同的脑组织间的脑氧耗存在差异，其中以大脑皮质的脑氧耗最大。由于中枢神经系统缺乏氧和能量代谢底物（葡萄糖）的储备，且正常脑功能的维持主要依赖高效的葡萄糖有氧代谢（无氧代谢不能长时间维持），正常脑功能的维持需要持续且稳定脑血流以提供氧和代谢底物，大多数情况下，如果脑血流停止并在 3～8 min 得不到恢复，脑细胞将产生不可逆损伤。

2. 脑血流

脑血流（cerebral blood flow，CBF）占心排量的 12%～15%，成人的平均脑血流量为 50 ml/（100 g·min），灰质同白质的血流量存在差异，灰质约为 80 ml/（100 g·

min），而白质约为 20 ml/（100 g·min）。许多方法可被用来对脑血流量进行测量，基于正电子发射断层扫描（SPECT）的温度稀释法是最为经典的评估 CBF 的方法，其他评估脑血流的方法还包括氙增强的计算机断层扫描、OPET、脑灌注 CT（PCT）等，但这些方法均无法在床旁对脑血流进行实时的测量，因此在围手术期，麻醉医生只能依赖一些间接的方法对 CBF 进行评估，这些方法包括激光多普勒技术、经颅多普勒、基于近红外技术的局部无创脑氧饱和度（rScO$_2$）测量。经颅多普勒监测通过置于颞窗的超声探头发射 2MHz 的超声波，可获得大脑中动脉血流的流速（CBFV），从而间接反映脑的血流量；近红外局部脑氧饱和度（rScO$_2$）评估脑血流量的原理：假设在脑的代谢率不变的情况下，rScO$_2$ 同脑的血流量呈正相关，因此可以从一定程度上反映脑血流的大小。

3. 脑血流的调节

许多内在和外在的因素可对脑血流产生影响，正常的脑有一套精确的机制可维持其血流的稳定，以保证其代谢所需的氧和葡萄糖的供应。

（1）脑血流-代谢耦联：当神经元的活动增加导致局部的脑代谢增加时，该部位的脑血流量也相应成比例地增加，反之亦然，这被称为脑的血流-代谢耦联。这种关系已被许多影像学研究所证实，如当一侧的上肢运动时，对侧大脑相应的运动皮质的代谢会随之增加，该区域的局部血流也几乎同时发生上升。脑的血流-代谢耦联是一个复杂的生理过程，其机制尚未完全被解释清楚，有多个信号传导通路参与其中，并受到代谢、神经胶质、神经、血管等多种因素的影响。对于颅内的大多数血管，这种耦联作用的正常发挥对机体应对某些应激和极端情况（如缺氧）具有重要意义。一般情况下，人体在清醒和麻醉状态下，这种耦联均能得到维持。而许多麻醉药物也正是通过降低脑代谢而发挥降低脑血流，进而降低脑血管容量，最终达到降低颅内压和脑保护的作用。

（2）脑血管压力自身调节功能：人体的脑血管存在压力自身调节机制。脑血管自身调节（cerebral autoregulation，CA）的定义为脑脉管系统在灌注压变化时通过改变脑血管阻力以维持脑血流稳定的能力，其包含 3 个组分：自身调节平台，灌注压下限（lower limit autoregulation，LLA）和上限（upper limit autoregulation，ULA），见图 12-1。传统的观点认为当脑灌注压（cerebral perfusion pressure，CPP）处于 50～150 mmHg 时，CBF 便可保持相对稳定，而当脑灌注压超出上述范围时，脑血流量可随着血压的变化而出现成比例的变化，从而导致脑的充血或缺血。现在的观点认为：脑自身调节机制非常复杂，在生理上有多种机制（肌源性、神经源性和代谢性）参与其形成。肌源性理论认为：当血管壁因血压升高受到牵拉时，血管平滑肌会因此发生收缩，使血管阻力上升，从而减少血流量；而当 CPP 下降时，则出现阻力血管的扩张，血流速度加快，CBF 增加。代谢理论则认为：当脑组织代谢增加，可引起脑的氧耗上升和二氧化碳、腺苷等代谢产物生成增加，最终导致 CBF 的上升，以利于机体尽快将代谢产物带走；反之，脑代谢率的降低则引起脑阻力血管的收缩，CBF 下降。不同的机制在 CA 中发挥的作用有所不同，肌源性机制和神经源性机制在 CA 中就发挥着不同的作用，肌源性作用更多地在中度的血压波动中起作用，而神经源性机制可能在更大的血压波动范围内发挥作用。就脑的不同区域而言，支配脑干区血管的自身调节作用比支配大脑的血管要更为有效。此外，脑灌注压的上限和下限并非固定不变，其在不同的个体间及同一个体的不同阶段也可能存在差异，Joshi 等人的研究发现在拟行心脏手术的一些高龄、高风险的人群中，LLA 值分布的范围很广（40～90 mmHg），且同术前的基线平均动脉压水平并无相关性。

（3）代谢和化学因素对脑血流的影响：除脑血管的压力自身调节机制以外，一些代谢和化学因素也可以对脑血流量产生影响，这些因素包括血二氧化碳分压（$PaCO_2$）、血氧分压（PaO_2）及体温等。

CO_2是脑血管阻力的强效调节剂，它可迅速通过血脑屏障，调节细胞外液的 pH 值并影响颅内小动脉的血管阻力。当血压正常时，在 20～80 mmHg，CBF 与 $PaCO_2$ 几乎呈线性关系（$PaCO_2$ 每变化 1 mmHg，CBF 改变 2%～4%），而当超出上述范围时，这种线性关系消失了。在神经外科患者的围术期管理中，降低 $PaCO_2$ 的方法常被用于颅内压的控制，其原理：麻醉医生通过降低 $PaCO_2$ 的水平，降低 CBF，进而可导致脑血容量的下降，达到降低颅内压的效果。此外过低的 $PaCO_2$ 可引起脑动脉的过度收缩和脑血流的不恰当的下降，因此对于存在脑缺血风险的患者（如脑自身调节机制受损的患者），不建议对其实施中度以上的过度通气（$PaCO_2 < 30$ mmHg）。事实上，CO_2降低引起的脑血管收缩效应在 6～10h 便开始减弱，这是由于脑脊液对 CO_2 弥散引起的pH 值改变进行了自身缓冲。此外，脑血管压力自身调节和脑血管对 CO_2 的反应之间也存在着相互作用，在中度低血压时，脑循环对 $PaCO_2$ 变化的反应能力减弱，而随着$PaCO_2$ 从 20 mmHg 上升至 60 mmHg，脑血管自身调节的压力平台范围越来越窄。

在一定范围内（60～300 mmHg），PaO_2不会影响CBF。低氧血症则可引起小动脉的扩张，其机制可能与外周与中枢的化学感受器启动的神经源性作用相关，当 PaO_2 约50 mmHg 时，CBF 开始增加，PaO_2 降至 30 mmHg 时，CBF 达到正常的 2 倍。反之，高氧血症可使 CBF 降低，在 1 个大气压下吸纯氧时，CBF 可下降12%。

脑代谢随着温度的降低而降低，体温每降低 1℃，$CMRO_2$ 约降低 7%，这种关系也可用代谢温度系数 Q_{10} 来表示，Q_{10} 指温度为 T 和 T－10 时，$CMRO_2$ 的比值，体温 27～37℃时，大脑的 Q_{10} 在 2～3，而在 27℃以下时，Q_{10} 升高至接近 4.5。如前所述，脑代谢率的降低可导致脑血流的相应降低，在体外循环过程中，当体温降低至 26℃时，$CMRO_2$ 可降低 56%，CBF的降低幅度可达 55%，在这一过程中，脑血管的压力自身调节功能和对 CO_2 的反应仍能得以保存。（图 11-1）

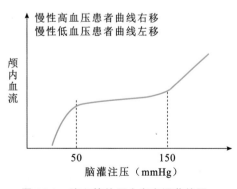

慢性高血压患者曲线右移
慢性低血压患者曲线左移

颅内血流

50　　　　150

脑灌注压（mmHg）

图 11-1　脑血管的压力自身调节简图

（二）烟雾血管病患者的脑循环生理改变

1. 低灌注和缺血

脑的低灌注可以导致脑缺血，机体对脑灌注压下降的代偿反应有 2 种，其一为通过脑血管自身调节功能扩张远端小动脉和微动脉，降低脑血管阻力（cerebral vescular resistance，CVR），从而增加脑血流量，保证脑组织代谢的需求；其二为通过增加氧摄取率（oxygen extraction fraction，OEF）来保障脑组织的氧供。在自身调节平台范围内（A－B），脑灌注压的下降可引起脑血流量（CBF）的缓慢下降，脑血容量（cerebral blood volume，CBV）、血流平均通过时间（MTT）和氧摄取率（OEF）的缓慢上升，而当 CPP 进一步下降超过了 LLA，则可引起 CBF 的显著下降，脑血容量、血流平均通过时间和氧摄取率的急剧上升，当 CPP 的下降超过了 C 点，则将导致脑组织缺血（图 11-2）。

缺血、缺氧最先影响的是神经元的突触传递，最终可导致突触传递功能完全受损，这时神经元已不能工作，但仍能存活，当脑缺血状态继续维持或脑血流继续下降就会导致膜衰竭（细胞内外的离子梯度不能维持），如不加以纠正就会发展为脑梗死。脑梗死的发展取决于血流降低至缺血水平的程度和持续时间（图 11-3），Drummond 和 Branston 将缺血的脑组织分为缺血性透明带和缺血半暗带，它们的差别在于透明带组织不需干预也能存活，而缺血半暗带组织在一定的时间内如不进行干预（恢复血流）就会发展到脑梗死。对于透明带的脑组织［血流：18～23 ml/（100 g·min）］，组织在功能上暂时无活性，但只要灌注增加，组织的功能就会恢复；而对于缺血半暗带的脑组织，由于血流水平更低，只有在发生梗死前恢复充足的灌注，脑组织的功能才能恢复。

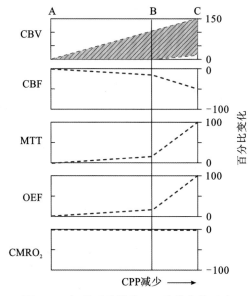

图 11-2　机体对脑灌注压下降的代偿反应

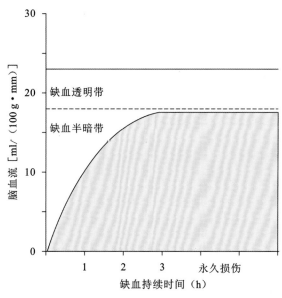

图 11-3　脑血流的下降程度和持续时间对脑组织功能的影响

2. 烟雾血管病患者的循环病理生理

烟雾血管病的患者在颈内动脉的末端及大脑中动脉，大脑前动脉起始段存在狭窄甚至阻塞，该病理改变可导致狭窄远端的脑组织出现慢性脑灌注压下降，脑组织处于慢性缺血缺氧状态。但是，由于存在上述的代偿机制，罹患烟雾血管病的患者并不总是伴有前循环灌注区域的脑血流下降。事实上，一些经典的对烟雾血管病患者的脑血流动力学研究发现：相对于健康人，尽管平均血流通过时间明显延长了，但成人烟雾血管病患者的脑血流量并未明显下降；一些研究提示：小儿患者的脑血流量可出现下降，但主要血流动力学改变为局部脑血容量，氧摄取率和血流通过时间的明显增加，这部分解释了为何小儿烟雾血管病患者的临床表现更多地以脑缺血为主。由于单纯地测量脑血流量并不能很好地反映烟雾血管病患者的脑循环病理生理变化，神经外科医生和神经麻醉医生更为关注烟雾血管病患者的脑血管调节功能的受损情况，当患者的脑血管自身调节功能受损时，机体对血压的波动及其他应激事件的应对能力明显下降，这也是导致烟雾血管病患者围术期缺血和出血并发症明显增高的重要原因。Chen 等人通过分析经颅多普勒所测得的大脑中动脉的血流速度（CBFV）与动脉血压之间的相关性来对脑血管自身调节功能进行评估发现：相对于正常人，烟雾血管病患者的脑血管压力自身调节明显受损，且受损的程度同烟雾血管病的疾病分级相关。Lee 等人用近红外光谱（NIRS）技术对 15 名行间接血管重建的患儿术中及术后的脑血管反应性进行评估并对优化的平均动脉压进行测量，发现：对于双侧病变的患儿，术中脑血管自身调节机制受损同术后短暂脑缺血发作相关。

3. 搭桥手术对脑循环生理的急性影响

无论是直接还是间接的血管重建术均可改善烟雾血管病患者的远期预后，降低烟雾血管病患者缺血和出血的风险。相对于间接血管重建术，直接搭桥手术可更迅速地增加受体血管区域的血流量，但是，慢性缺血脑组织 CBF 的迅速增加也可带来一些问题，如因脑组织过度灌注而导致的充血和血管源性水肿；因搭桥部位附近的分水岭转移（watershed shift）效应（血流对冲）而引发的脑缺血和梗死；以及血栓栓塞或水肿的颞肌瓣压迫引起的脑缺血等。

三、常用麻醉药物及其对脑循环生理的影响

(一) 吸入麻醉药

吸入麻醉药根据其在常温下的状态可分为常温下为液态的挥发性吸入麻醉药和常温下为气态的气体麻醉药。在介绍吸入麻醉药物之前，有必要先引入一个吸入麻醉药的最常用概念：最低肺泡有效浓度（minimal alveoli concentration，MAC）。它指的是在 1 个大气压下，50% 的患者对标准刺激（如切皮、气管插管）没有体动反应时的最低肺泡药物浓度。MAC 是一个有价值的指标，在临床上我们可以通过麻醉气体监测装置监测呼气末的吸入麻醉药浓度，而吸入麻醉药的呼末浓度值近似于其肺泡浓度。通过观察吸入麻醉药的呼末浓度及其同 MAC 的比值，麻醉医师可以方便地评价患者的麻醉深度。此外，MAC 提供了一个标准，使我们能对不同的吸入麻醉药的效能进行比较。

1. 挥发性吸入麻醉药

(1) 对脑血流（CBF）的影响：吸入麻醉药从两方面对脑血流产生影响。一方面，它以剂量依赖性的方式降低脑代谢率，进而产生脑血管收缩效应；另一方面，它通过直接作用于血管平滑肌而扩张脑血管。因此，挥发性吸入麻醉剂对脑血流的最终影响取决于上述两种效应的总和。当吸入麻醉药剂量在 0.5MAC 时，其效应以降低脑代谢率为主，终效应表现为脑血流降低；剂量为 1MAC 左右时，脑代谢率降低引发的血管收缩同其直接扩血管作用达到平衡，脑血流无明显变化；当剂量超过 1MAC 时，直接扩张脑血管的效应占主导地位，最终表现为脑血流显著增加。过去认为这一现象的机制是由于高浓度吸入麻醉药（大于 1MAC）使脑血流与脑代谢产生脱耦联，而现在被普遍接受的观点：吸入麻醉期间这种耦联现象并未被破坏，即 CBF 的变化与 CMR 变化仍呈正相关，被改变的是 CBF/CMR 的比值，在脑生理功能稳定的状态下，CBF/CMR 的比值同 MAC 呈正相关，即高 MAC 水平可产生脑的过度灌注。在临床上，吸入麻醉药增加 CBF 进而增加 CBV 的结果是导致颅内压的升高，常用的挥发性吸入麻醉药扩张脑血管的效力由强至弱为：氟烷＞恩氟烷＞地氟烷≈异氟烷＞七氟烷。

在人体研究中，评价吸入麻醉药对脑血管的效应受到众多因素的影响。①吸入麻醉药对平均动脉压的影响：吸入药本身具有血管扩张的活性，能以剂量依赖的方式降低全身循环血压。因此，只有将动脉血压维持在正常水平，才能判断吸入麻醉药对 CBF 及 CMR 的影响。②其他作用于 CNS 的药物对脑血流和脑代谢影响。③患者基础的意识状态：清醒、镇静还是麻醉状态，其中以清醒状态作为对照是最佳的。④测量脑血流量的方法：相对于经典的 Kety-Schmidt 法，惰性气体（Xe）技术主要测定的是

脑皮质 CBF。⑤研究指标的差异：在研究有关挥发性麻醉药对 CBF 影响幅度的文献报道结果间存在差异，这在很大程度上是因为这些实验选择区域性 CBF 作为研究指标，而挥发性麻醉药对脑血流的影响呈现脑区异质性。

现在临床上比较常用的吸入麻醉药有异氟烷、七氟烷和地氟烷。人体研究表明：当全身血压维持在正常范围内时，1.1 MAC 异氟烷增加 CBF 约 19%，减少 CMR 约 45%；与清醒、非麻醉状态的患者相比，七氟烷和地氟烷可以明显减少人的 CBF。在 1.0 MAC 浓度，七氟烷和地氟烷分别使脑血流量下降 38% 及 22%，而 CMR 下降 39% 和 35%。结果提示异氟烷的脑血管扩张效应超过七氟烷和地氟烷的这一效应。

（2）对脑氧代谢率（cerebral metabolic rate of oxygen，$CMRO_2$）的影响：所有挥发性麻醉药均能导致 $CMRO_2$ 降低，其降低 CMR 呈剂量依赖性，当达到抑制脑电图的剂量时（临床相关浓度 1.5～2.0 MAC），其对脑代谢率的降低程度最大。在同一个 MAC 水平下，氟烷降低 $CMRO_2$ 的效应较其他四个吸入麻醉药弱。七氟烷对 $CMRO_2$ 的影响与异氟烷相似，而地氟烷对 $CMRO_2$ 的抑制比异氟烷略弱，这一现象在地氟烷浓度高于 1.0 MAC 时尤为突出。虽然没有人体研究直接比较上述几种吸入麻醉药对 $CMRO_2$ 影响在程度上的差异，但一些数据提示：在剂量为 1.0 MAC 时，异氟烷、七氟烷及氟烷分别减少 $CMRO_2$（Kety-Schmidt 法）25%、38% 及 22%。PET 对人体的研究也显示，氟烷（0.9 MAC）和异氟烷（0.5 MAC）分别减少 $CMRO_2$ 40% 和 46%。

（3）脑血流量/脑代谢率比值（CBF/CMR）：氟烷和异氟烷所诱发的 CBF 和 CMR 变化在不同脑区间的分布存在差异。氟烷对整个大脑产生相对均匀的变化，即全脑 CBF 增加而全脑 CMR 降低。异氟烷引起的变化呈现异质性特征，表现为它引起皮质下区和后脑结构区域脑血流量的增加要多于新皮质。而它对 CMR 的影响则与之相反，即大脑新皮质的 CMR 降低幅度较皮质下结构大。在人体中，1.0 MAC 七氟烷能够使大脑皮质 CBF 减少，却使小脑 CBF 增加。这一效应与异氟烷相似。

（4）对 CO_2 反应及脑血管自身调节的影响：在所有的挥发性吸入麻醉药麻醉过程中，脑血管对 CO_2 的反应仍然存在，但可使脑血管的自身调节机制受损，此现象在脑血管扩张效应最大的麻醉药中似乎最为明显，并呈剂量相关性。七氟烷与其他挥发性麻醉药相比，其对脑血管自身调节机制的影响最为轻微。研究表明，在吸入 1.2～1.5 MAC 七氟烷麻醉的情况下，给予去氧肾上腺素增加平均动脉压后，CBF 或 CBV 并无明显变化。

2. 气体吸入麻醉药

（1）氙气：在现代麻醉实践中，惰性气体氙气的应用引起了人们相当大的兴趣。氙气的麻醉性能在几十年前就被确认，但直到近期其临床应用价值才被关注。氙气的 MAC 值预计为 63%～71%，女性具有显著较低的 MAC 值（51%）。它主要是通过非竞争性拮抗 N-甲基-D-天门冬氨酸（NMDA）受体而发挥其麻醉效果。另外，激活 TREK two-pore K+ 通道可能也在其麻醉效应中发挥了一定作用。给予健康人 1 MAC 氙气可以使皮质及小脑 CBF 分别减少约 15% 和 35%，但却使白质的 CBF 增加了 22%。CBF 降低的同时伴有葡萄糖 CMR（CMR_G）的减少（26%）。动物实验发现氙气麻醉时，脑血管自身调节功能和对 CO_2 反应得以保留。在戊巴比妥麻醉下建立 ICP 增高的实验模型中给予氙气并没有增加 ICP，表明脑对低碳酸血症和高碳酸血症的反应得以保留。氙气能够扩散到含有空气的空腔中（如肠道），虽然其空气膨胀的程度较 N_2O 轻。因此，对于颅内积气的患者应该慎用氙气。虽然目前尚未评估氙气在神经外科患者中的应用价值，但已有的数据表明氙气具有适用于神经外科麻醉的一些优势。

（2）N_2O：N_2O 可能会导致 CBF、CMR 和 ICP 的增加，其增加 CBF 和 CMR 的效应至少部分是由于其兴奋交感神经的结果。这一效应的强弱程度同与之合用的其他麻醉药物密切相关。当 N_2O 单独使用时，CBF 和 ICP 均大幅升高；而当它与巴比妥类、苯二氮䓬类药物、麻醉镇痛药及异丙酚这些麻醉药联合使用时，其脑血管扩张作用减弱，甚至完全受到抑制。与之相反，N_2O 与挥发性麻醉药合用时却使脑代谢和脑血流量呈中度增加。鉴于 N_2O 已被广泛应用于神经外科手术麻醉，就目前的证据来看，是否完全弃用 N_2O 还存在争议。但是，如果患者的 ICP 持续升高，N_2O 应视为一个潜在的危险因素。最后，N_2O 可以迅速进入一个封闭的气体空间，当存在颅内气体空腔或血管内气栓时，应该避免使用 N_2O。

（二）静脉麻醉药物

通常意义上的静脉麻醉药物是指那些通过静脉注射后使患者保持安静、入睡、对外界刺激反应淡漠并产生遗忘的药物，其范畴不包括麻醉性镇痛药。虽然静脉麻醉药物本身不具备血管收缩作用，大多数静脉麻醉药可在降低脑代谢率（CMR）的同时引起继发性的脑血流量降低。氯胺酮是个例外，它可以引起 CBF 和 CMR 的增加。静脉麻醉药对脑生理的影响见表 11-1。

表 11-1　常用静脉麻醉药对脑生理的影响

麻醉药	脑代谢率	脑血流	脑脊液产生	脑脊液吸收	脑血容量	颅内压
巴比妥	↓↓↓↓	↓↓↓	±	↑	↓↓	↓↓↓
依托咪酯	↓↓↓	↓↓	±	↑	↓↓	↓↓
丙泊酚	↓↓↓	↓↓↓↓	？	？	↓↓	↓↓
苯二氮䓬	↓↓	↓	±	↑	↓	↓
氯胺酮	±	↑↑	±	↓	↑↑	↑↑

↑增加；↓减少；±无改变；？尚不明确

1. 巴比妥类药物

巴比妥类药物通过增强 GABA（γ-氨基丁酸）受体的作用而对中枢神经系统发挥作用，表现为镇静、催眠、抗惊厥、降低 CBF 和 CMR。临床最常用的巴比妥类药物是硫喷妥钠（thiopental），它起效迅速，但消除半衰期较长，反复应用可有蓄积作用。硫喷妥钠降低 CBF 和 $CMRO_2$ 的作用呈剂量依赖性，即随着剂量的增大，它对 CBF 和 CMR 的降低作用也越大。当脑电图（EEG）呈等电位（完全抑制）时，这种作用达到最大，脑代谢活动度为清醒时的 50%。而暴发抑制（burst-suppression）剂量的硫喷妥钠对 CBF 和 CMR 的降低效应可接近完全抑制（40％）。

巴比妥类药物对局部缺血灶的神经保护作用已被广泛证明。在动物实验中，中等剂量的戊巴比妥可明显减少脑梗死面积。低于暴发抑制剂量的巴比妥类药物用量也具有一定的脑保护作用，提示可能存在脑代谢抑制以外的脑保护机制发挥作用。

2. 丙泊酚

丙泊酚是现今临床上被使用最广泛的静脉麻醉药之一。丙泊酚降低 CBF 和 CMR 的作用与剂量相关，对 CMR 的降低幅度可达对照的 40％～60％。在正电子发射断层扫描（PET）研究中，丙泊酚被证实能降低局部脑血流。与巴比妥类药物类似，丙泊酚降低 CBF 的作用继发于它对脑代谢的抑制作用。丙泊酚对于 CBF 和 CMR 的降低作用存在脑区域性差异，它对大脑皮质代谢率的抑制作用超过对大脑白质的抑制；在大脑皮质区，额叶、顶叶及枕叶 CMR 的下降更为显著。多个研究证明：丙泊酚对 CBF 的作用强于它对 CMR 的作用，这表明丙泊酚可能对脑血管有直接的收缩作用，它的这种收缩血管的作用使其更适用于颈动脉内膜剥脱术及烟雾血管病血管成形术的麻醉，因为这有助于防止脑出血的发生。

动物实验证实：爆发性抑制剂量的丙泊酚具有一定的脑保护作用。其可能机制包括脑代谢率的降低、抗氧化作用、活化 GABA 受体的效应、减弱谷氨酸介导的兴奋性中毒、预防线粒体肿胀等。尽管没有临床证据显示在急性脑损伤的患者中使用丙泊酚后能改善其预后，但由于丙泊酚起效和恢复迅速、对神经电生理学监测（包括皮质诱发电位）的影响轻微，它非常适用于神经麻醉。

3. 依托咪酯

与巴比妥类药物类似，依托咪酯可降低 CMR 和 CBF。它对 CBF 最大降幅的出现早于 CMR 的最大降幅。这一发现可能提示：依托咪酯的血管收缩机制与巴比妥类药物是不同的（可能存在直接缩血管作用）。临床剂量的依托咪酯可降低 CBF 和 CMR 约 30％～50％。对于术中电生理检测，依托咪酯具有别的麻醉药物所不具备的特点：在癫痫患者中，依托咪酯可产生惊厥样脑电波；依托咪酯还可增加体感诱发电位的波幅，因此对于术中 SEP 信号质量不佳的病例，给予适量的依托咪酯可有助于对 SEP 结果的解释。

在不同的动物实验中，依托咪酯的脑保护效应存在差异。在小鼠前脑局部缺血的模型中（双侧颈动脉夹毕伴低血压），依托咪酯显示出轻度的脑保护作用。而对于大脑中动脉闭塞的模型中，依托咪酯几乎没有作用。因此，对于依托咪酯是否具有脑神经保护作用，有待进一步的研究。

4. 苯二氮䓬类

苯二氮䓬类药联合芬太尼和一氧化二氮可使正常人的 CBF 和 CMR 出现平行下降；在人类 PET 研究中，证实苯二氮䓬类药物引起的局部脑血流降低发生在觉醒、注意力和记忆等功能区，如脑岛、扣回带、前额叶皮质。苯二氮䓬的效应能够被特异性苯二氮䓬受体拮抗药氟马西尼完全对抗。氟马西尼在拮抗苯二氮䓬类药的镇静催眠作用的同时也会拮抗它们对 CBF、$CMRO_2$ 和 ICP 的作用。所以对于颅内顺应性受损的患者，使用氟马西尼逆转苯二氮䓬类药物镇静效应时需持谨慎的态度。

咪达唑仑是苯二氮䓬类药中水溶性较强的药物，咪达唑仑比硫喷妥钠有更稳定的血流动力学表现；它对脑缺氧缺血有一定的保护作用，这种效应与巴比妥类药物类似或者稍弱。

5. 氯胺酮

同其他静脉麻醉药不同，氯胺酮可引起 CBF 和 CMR 的升高，它对不同脑区 $CMRO_2$ 的影响存在差异，额叶和顶枕叶的 rCMR（局部代谢率）增加最为显著，这可能和氯胺酮引起噩梦和谵妄有关。在动物实验中，海马区和锥体外束的 CMR_{GL}（脑葡萄糖代谢率）明显增加。在人类的正电子发射断层扫描术（PET）研究中显示：给予亚麻醉剂量的氯胺酮可在不影响全脑代谢率的情况下增加局部脑代谢率，其中以前扣带回、丘脑、壳核和额叶皮质区的局部脑代谢率增加最为显著，而 CMR_{GL} 增加最多的区域是丘脑、额叶和顶叶的皮质。亚麻醉剂量的氯胺酮在不影响全脑 CMR 的情况下，增加全脑 CBF 达 14%；麻醉剂量的氯胺酮在不影响全脑 $CMRO_2$ 和 CMR_{GL} 的情况下，增加全脑 CBF 可达 36%。

一些动物实验证实氯胺酮在某些颅内病理情况下具有脑保护作用，这种作用可能与其阻滞 NMDA 受体有关。然而也有临床研究发现：对于颅脑创伤的患者，使用氯胺酮和舒芬太尼镇静并不能改善患者的预后。

（三）阿片类药物

麻醉性镇痛药作为平衡麻醉中不可缺少的一个组成部分常同静脉麻醉药或（和）吸入麻醉药复合用于各种手术的麻醉，它主要指阿片受体激动剂，阿片受体是一类 G 蛋白耦联受体，包括 μ、δ、κ、σ 等受体，同镇痛相关的主要是 μ 和 κ 受体，围手术期常用的阿片类药物主要是 μ 受体激动剂，现在临床常用的阿片类药物有芬太尼、阿芬太尼、舒芬太尼和瑞芬太尼。

关于阿片类药物对脑血流量、脑氧代谢率的影响在不同报道间差异很大，其差异性似乎同阿片类药联合使用的麻醉药物相关。当同具有血管舒张作用的药物联用时，阿片类药物的效应通常是使脑血管收缩；相反，当血管收缩药物作为背景麻醉药，或者没有给予麻醉药物时，阿片类药物表现为对脑血流没有影响或使脑血流量增多。

（四）肌肉松弛药

神经肌肉阻滞药（肌肉松弛药）并不产生意识消失、镇静和镇痛作用。肌肉松弛药在神经外科手术中的主要作用是使气管插管或控制通气更容易，在麻醉维持期，肌肉松弛药可发挥有效的制动作用。根据其作用机制，肌肉松弛药物可分为非去极化肌松药和去极化肌松药。

1. 非去极化肌松药

某些非去极化松弛药具有组胺释放的药理特性并因此可以对脑血管产生影响。组胺可以在降低平均动脉压（median arterial pressure，MAP）的同时升高 ICP（脑血管扩张引起），这两种效应可导致 CPP 的明显降低。D-筒箭毒碱是最强的组胺释放剂，而甲筒箭毒和顺式阿曲库铵和米库氯铵也具有释放组胺的作用，只是程度较弱，其中顺式阿曲库铵的组胺释放作用最轻微。在临床剂量范围内，上述几种药物的组胺释放效应不会对 CBF、CMR 造成影响。泮库溴铵、维库溴铵和罗库溴铵没有组胺释放作用，因此对脑循环生理的影响很小。但给予负荷剂量的泮库溴铵可以引起动脉压的突然增加，这可能会使颅内顺应性下降或在脑血管自动调节机制有缺陷患者中导致 ICP 升高。

2. 去极化肌肉松弛药

琥珀胆碱在浅麻醉状态下可以产生适度 ICP 增加（$0 \sim 5$ mmHg）。这种效应由肌梭感受器传入活动增加引发的脑激活现象。值得注意的是，琥珀胆碱引起的肌束震颤与 ICP 增加之间并无确切的联系。虽然琥珀胆碱可增加 ICP，但它仍是迄今为止起效最快的肌松药。在需要实现快速肌松作用的情况下（如饱胃的脑外伤患者），琥珀胆碱是恰当的选择。

（五）右美托咪定

右美托咪啶是一种新型高选择性的中枢肾上腺素 α_2 受体激动剂（α_2 与 α_1 效能比为 1 620：1）。右美托咪啶作用于脑和脊髓的 α_2 受体，有抑制神经元放电，产生镇静、镇痛、抑制交感神经活动的效应。由于右美托咪啶具有剂量依赖性镇静、抗焦虑和镇痛作用，且其镇静作用易于被唤醒，它作为一种辅助用药在麻醉实践中尤其是功能神经外科手术中的应用也越来越广。研究认为：右美托咪啶可减少麻醉药的用量，因其具抗交感神经作用，能维持血流动力学稳定，无呼吸抑制。此外，右美托嘧啶镇静对神经电生理监测影响也较小。

右美托咪定通过中枢 α_2 肾上腺受体产生对血管平滑肌的直接收缩作用，它也可通过对内源性神经通路的作用引起间接的脑血管收缩。动物实验的结果证实：右美托咪定可使脑血流量降低，但同时不伴有成比例的脑代谢率下降，这使大家对其是否能在降低脑血流的同时满足脑的代谢需求产生顾虑。人的正电子断层扫描的研究结果发现：临床剂量的右美托咪定可使 CBF 下降约 30%，对脑的 TCD 研究提示右美托咪定可使大脑中动脉的血流速度下降，但此时脑的自身调节功能和脑血管对 CO_2 的反应得以维持。一些小样本的研究证实：右美托咪定对脑的氧合无损害作用，近期，Laaksonen 团队采用 PET 的方法比较了等效剂量的右美托咪定、丙泊酚、七氟烷和右旋氯胺酮对人的 CMR_{glu} 的影响，发现右美托咪定可使几乎所有脑区域的脑葡萄糖代谢产生下降，其下降的程度要大于丙泊酚和七氟烷，该研究从一定程度上缓解了人们对右美可能引起脑缺血的顾虑。右美托咪定同不同的麻醉药物合用时可能对脑血管产生不同的效应，同吸入麻醉药合用时，吸入药物的脑血管扩张作用可发生减弱。其脑保护作用也在脑缺血模型上得到了证实。

四、术前评估

（一）术前病史、体格检查

术前应对 MMD 患者进行全面而详尽的个体评估，术前一些因素可能增加患者的术后并发症发生率，麻醉医生在术前评估中的目标：如何在术前发现这些危险因素，识别那些高危的患者并在围术期给予他们更多的关注。这些因素包括：患者的一般特征（年龄，性别），疾病的严重程度（基于 DSA 的疾病分级、症状的严重程度），拟进行的手术术式，以及患者术前的脑血管储备功能等。针对烟雾血管病患者的术前病史和体格检查，应关注脑灌注不稳定的证据和任何先前存在的神经系统缺陷。烟雾血管病患者的临床症状通常表现为短暂性脑缺血发作或缺血性卒中，较少的情况下，患者也会出现颅内出血（通常为成人）、头痛或癫痫等症状。有研究将 MMD 快速进展或反复发作卒中的病例定义为不稳定型烟雾血管病，不稳定型烟雾血管病是围术期缺血并发症的危险因素。

（二）影像学评估

如前所述，患者的脑血管储备功能也同围术期预后相关。一些影像学的方法可用来评估术前患者的脑血流水平和脑血管反应性及储备功能，基于 SPECT 的温度稀释法是最为经典的评估 CBF 的方法，脑灌注 CT（PCT）也可被用来评估脑血流，磁共振技术的发展使无创评估脑血流和脑血管反应性成为可能，ACL 和 DSC 技术是近期被研究较多的技术，其价值还有待进一步的证实。单纯评估脑血流的绝对值并不能反映患者脑血管的储备功能。使用脑血管扩张剂（如乙酰唑胺）后测量获得激发状态下的 CBF，与基础的 CBF 进行比较，如果 2 者无明显差别，则提示患者的脑血管已处于最大的扩张状态，其储备功能已耗竭，当面临应激状态时，远端脑血管将不能进一步扩张以满足脑代谢增加的需求，这类患者的围术期缺血风险可能会更高。

（三）烟雾综合征的相关问题

烟雾综合征指的是那些继发于其他疾病的颈内动脉末端和大脑中动脉，大脑前动脉起始段的狭窄或闭塞，其表现类似于烟雾血管病，外科治疗（直接或间接血管重建）对这些患者同样有效。烟雾综合征所继发的疾病包括：血液系统疾病（多种原因引起的贫血、球形红细胞增生症等）、先天性疾病、代谢性疾病（高脂血症、糖原贮积症等）、自身免疫性疾病（红斑狼疮、甲亢等）、肿瘤和感染性疾病等。此外，头颅放疗后也可能导致脑血管出现烟雾血管病样改变。这些患者所罹患的合并疾病可能对围术期管理产生影响，术前对可能影响围术期预后的因素应予以纠正。术前有贫血的患者应将其血色素水平调整至正常；红细胞增多症患者所伴有的血液黏滞度增加是 MMD 患者发生脑梗死的危险因素，也应予以改善；头和颈部放射治疗相关的结缔组织改变可能使气道管理变得困难，气道管理同样可受到一些先天性综合征的影响，麻醉医生应在术前准备好困难气道的应急预案。对于甲状腺功能异常的患者，在术前应将其甲状腺功能调整至正常；对于那些因自身免疫性疾病而长期使用类固醇激素的患者，围术期应补充糖皮质激素；全身性血管疾病可能使血管通路的开放面临困难，也可增加这些患者围术期心脏并发症的风险。

（四）心、肺、肾等重要器官的评估

所有存在心脏病危险因素的患者都应该进行心电图检查，必要时应完善 24 h 动态

心电图及心脏超声，积极纠正严重的心律失常等基础状况。实验室检查应至少包括血常规、尿常规、肝肾功能和电解质。所有具有急性或慢性呼吸道疾病的患者术前应积极进行抗感染、肺部理疗等治疗，从而为围术期良好的氧合及术后顺利拔管做好充分的准备。

（五）心理安慰

术前应该主动告知患者在术后会发生什么，包括需要反复实施神经功能评估、术后疼痛的性质和强度、残余低温的影响，与导尿管相关的不适感等。

（六）术前内科治疗及术前用药

大多数慢性疾病的药物治疗应该持续到手术当天。这些药物包括：抗高血压药，抗癫痫药物等。氯吡格雷和其他抗血小板药物（如阿司匹林）应在手术前 5～7 d 停用。对于那些反复发作 TIA 的高危患者，阿司匹林可以用至术前，也有医疗中心建议术前 7～10 d 停用阿司匹林，改用低分子肝素 0.5 mg/kg 皮下注射，每日两次；术后立即恢复阿司匹林治疗。成人术前用药通常包括 1～2 mg 的咪达唑仑静脉注射，儿童可于麻醉诱导前 30～45 min 给予含咪达唑仑（0.5 mg/kg；最大剂量 20 mg 口服）的口服糖浆镇静。在任何年龄的烟雾血管病患者中，术前应避免低血压、呼吸抑制或由焦虑引起的过度通气。

（七）禁饮禁食

术前禁食规则：术前 8 h 可进食清淡食物，术前 2 h 前可饮用清亮的液体。术前禁饮禁食易导致患者的循环容量不足并进而引起脑血流量的降低，一些医疗中心建议术前一晚就开始给予患者静脉内补液，以降低上述风险。

五、术中麻醉管理

（一）术中一般监测

烟雾血管病患者如无急性出血一般不伴有颅内高压，一般术中监测除常规的体温、无创血压、脉搏氧饱和度、心电图、呼末二氧化碳等外，还须行有创动脉血压监测，通过对控制通气下有创动脉波形的分析和计算，可以获得脉压变异度（pulse pressure variation，PPV）的指标，PPV 的监测有助于评估患者的容量状态，其结果要优于静态的反映容量状态的指标（如中心静脉压）。

（二）特殊监测

脑电图和体感诱发电位的监测有助于发现术中脑缺血事件。EEG 和 SSEP 的改变同局部脑血流下降之间的关系已被证实，Lopez 的团队对 45 例小儿烟雾血管病患者进行术中脑电图和 SSEP 监测，发现术中发生电生理监测异常的比例为 4.4%，表现为脑电监测上出现明显的慢波，尽管采取了干预措施，这些患儿在术后均发生了新发的同侧脑梗。

此外，吲哚菁绿（indocyanine，ICG）试验通过静脉注射吲哚菁绿（常用剂量为 5～25 mg），用带有能显影 ICG 的特殊摄像头的显微镜观察手术野，可在术中评估桥血管的有效性，由于 ICG 较多地吸收 660nm 的红光，静脉注射后可引起短时间的氧饱和度下降，此外，应注意有无 ICG 引发的过敏反应和过敏样反应。

术中通过 clark 电极对受体血管附近的脑组织氧分压（PbO_2）进行测量能更好地反应烟雾血管病患者的病理生理，评估直接血运重建的有效性，Arikan 等人评估了 10 例行颞浅动脉-大脑中动脉搭桥手术的烟雾血管病患者的术中受体血管附近的脑组织氧分压，发现：相对于搭桥前的脑组织氧分压（中位值：7.9 mmHg），搭桥后的相同部位的脑组织氧分压迅速得到提升（中位值：34.7 mmHg），作者还认为相对于 PbO_2 的绝对值，PbO_2/PaO_2 的比值能更好地反映脑组织的氧合情况，PbO_2/PaO_2 的正常范围为 0.1～0.35，当 $PbO_2/PaO_2 < 0.1$ 时，提示脑组织存在缺氧，而当 $PbO_2/PaO_2 > 0.35$ 时，脑组织可能存在过度灌注的风险。10 例患者中有 1 例出现了搭桥后桥血管的阻塞，其 PbO_2/PaO_2 值在搭桥后出现升高，而后再次下降，而当外科医生实行再次搭桥后，PbO_2/PaO_2 比值重新上升并持续处于正常范围，这一病例也从另一方面证实了 PbO_2 监测的有效性。

如前所述，正常的脑血管自身调节机制在防止脑缺血的发生和正常脑功能的维持中发挥重要作用。烟雾血管病患者往往伴有显著的脑血管自身调节机制受损，这些患者的脑血管自身调节平台可能更窄，这种异常可能同术后不良预后相关。对于烟雾血管病患者的围术期血压管理，现在的策略是以术前的基线血压为参考，由于优化的脑灌注压（CPP_{opt}）在不同患者中存在差异，相对于以术前基线值作为术中平均动脉压控制的参考，术中对脑血管自身调节水平进行动态的监测并确定优化的脑灌注压水平似乎更为合理。适合对脑血管自身调节功能进行无创实时评估的方法以经颅多普勒和近红外脑氧饱和度最为常用。经颅多普勒监测通过置于颞窗的超声探头发射 2MHz 的超声波，可获得大脑中动脉内血流流速（CBFV）的指标，而近红外脑氧饱和度通过放置于头部的近红外探头可获得局部脑组织氧饱和度（$rScO_2$）和相对组织血红蛋白（relative tissue hemoglobin，rTHb，）的参数，通过将 CBFV 或基于近红外脑氧饱和度监测所测得的参数代入一定的数学模型（ICM＋software、Cambridge Enterprises、Cambridge、UK），计算脑灌注压同上述参数间的相关性，可对脑血管自身调节功能进行评估并获得优化的脑灌注压的信息。

（三）麻醉方案和药物的选择

麻醉的维持可以选择全凭静脉麻醉（total intravenous anesthesia，TIVA）或吸入麻醉为主的方案。就 TIVA 和吸入麻醉哪种更适合烟雾血管病患者的搭桥手术，迄今尚无定论。Adachi 比较了丙泊酚全凭静脉麻醉和吸入麻醉对烟雾血管病搭桥患者预后的影响，发现二者在术后 2 周内的 TIA 和脑梗死的发生率没有差别。一项基于激光多普勒的脑皮质血流量测定的研究发现：相对于吸入麻醉药，在丙泊酚麻醉下，额叶皮质脑血流量更高，作者推测其原因为吸入麻醉药物可引起烟雾血管病患者的局部脑出血现象。近期的另一项小样本自身对照试验，用 ASL 磁共振显像技术比较了丙泊酚和七氟烷对 MMD 患者皮质脑血流的影响，却得出七氟烷麻醉下，整体和局部的脑血流更高的结果。二者结果存在矛盾的原因可能为二者脑血流的测量手段存在差异和测量当时患者全身和局部状况有所不同。

（四）诱导和维持

全身麻醉的诱导（induction）一般指通过药物使患者从清醒状态过渡到麻醉状态的过程，通常在诱导过程中需完成人工气道的建立（如气管插管、喉罩）。神经麻醉的诱导要求做到迅速平稳、避免呛咳、缺氧及高二氧化碳血症。诱导的一般顺序：给予患者吸入纯氧去氮，增加其氧储备以应对此后的无通气状态（置入咽喉镜和插管的过程）；应用快速起效的静脉麻醉剂如硫喷妥钠或丙泊酚，使患者迅速、平稳地进入无意识状态，同时麻醉医师有效控制患者的气道，通过面罩对其实施通气；再给予适量的麻醉性镇痛药物如芬太尼（fentanyl）或瑞芬太尼（remifentanyl）以抑制气管插管过程中可能发生的血流动力学反应，最后给予肌肉松弛药使患者的肌肉松弛以便于实施气管插管，气管插管一旦进入气管，予以良好固定并接麻醉机行控制通气。插管前静脉注射利多卡因或艾司洛尔有助于减轻插管引起的心血管反应和 ICP 升高。对于烟雾血管病患者，麻醉诱导前应进行充分扩容，诱导用药尽量采取滴定法给药，以避免诱导后的血流动力学的剧烈波动。对于小儿患者，也可采用七氟烷进行诱导，以避免因开放静脉通路所引发的哭闹。在整个诱导过程中，应竭力避免缺氧、高碳酸血症、低碳酸血症和呛咳。

麻醉维持常采用吸入麻醉结合肌松药和麻醉性镇痛药的方法；也可采用全凭静脉麻醉。丙泊酚复合瑞芬太尼的静脉麻醉方案有助于维持更稳定的血流动力学和颅内压水平。靶控输注（TCI）通过调节靶位（血浆或效应室）的药物浓度来控制麻醉深度，在神经外科手术中逐渐得到更多的应用。手术中应根据不同手术步骤的刺激强度及时调节麻醉深度，在放置体位、上头架、开颅和关颅时适当加深麻醉。

（五）通气

如前所述，CO_2 可迅速调节脑血管张力，进而影响脑血流的水平。全麻插管后一般行控制通气，因此可有效地对患者的动脉血 CO_2 水平进行控制。在神经麻醉实施过程中，麻醉医生常通过过度通气的方法来降低患者的 $PaCO_2$ 水平，从而达到降低颅内压的目的。过度通气尤其是中度以上的过度通气（$PaCO_2 < 30$ mmHg）也会降低患者的脑血流量，增加缺血的风险。对于烟雾血管病患者，这一点的危害尤其明显，比如，小儿患者麻醉诱导前的哭闹引发的过度通气，就可促发脑缺血。事实上，烟雾血管病患者如不伴有急性脑出血和水肿，其颅内压一般在正常范围，而烟雾血管病患者的搭桥手术对颅内压的要求并不高，术中外科医生还可通过释放侧裂池等脑池内的脑脊液来降低颅内压。同样，高碳酸血症也会对烟雾血管病患者的脑血流产生不良的影响。MMD 患者的受累血管对 CO_2 的反应性为单向性，即在高碳酸血症时受累血管呈微弱扩张，病变血管供血区域 CBF 增加有限或减少，正常脑区的血管在高碳酸血症时扩张，此时可产生局部脑血流向正常脑组织的转移，导致脑内出血。Kurehara 等人用激光多普勒的方法评估了高碳酸血症（$PaCO_2 = 47.1 \pm 2.5$ mmHg）对脑血流的影响，发现高碳酸血症的患者的皮质脑血流明显低于正常 CO_2 水平的患者；低碳酸血症时，病变血

管保持对 CO_2 的反应，可导致其供血区域的 CBF 明显减少。一项回顾性研究的结果也证实：与那些术中 $ETCO_2$ 低于 31 mmHg 或高于 35 mmHg 的患者相比，将术中 $ETCO_2$ 维持在 31～35 mmHg 可能与住院时间短有关。因此，MMD 患者术中应维持 CO_2 在接近正常水平（37～42 mmHg）。

（六）循环控制

MMD 患者的围术期血流动力学波动与脑缺血的发生密切相关。相对于成人，小儿患者由于其代谢率更高，侧支循环尚未完全建立，其自身调节机制受损更为明显，围术期血压的下降对他们影响更大。有研究表明：术中血压剧烈波动和急剧下降是预测接受血运重建手术的 MMD 患者术后脑梗死的独立危险因素，过高的血压还可能导致吻合口出血。因此，对于烟雾血管病患者，术中血流动力学控制的目标：尽量维持术中血压平稳，平均动脉压水平宜维持在优化的平均动脉压附近，如无相应的监测手段来确定患者的优化平均动脉压，可根据经验，将患者收缩压和平均动脉压保持在基础血压值的 90％～120％。导致围术期低血压的原因包括：术前抗高血压的药物的影响；容量不足；失血和麻醉药物的抑制作用，应尽可能对这些因素予以纠正。在对受体血管实施临时阻断期间，可将血压提升至基线的 110％～120％ 并持续至血流开放，在此期间，还可给予额外剂量的丙泊酚或硫喷妥钠使脑电图出现暴发抑制，以尽可能降低脑代谢率。控制循环的具体措施包括诱导期采用滴定法给药；积极治疗低血压和高血压，可使用去氧肾上腺素、去甲肾上腺素、多巴胺、麻黄碱，拉贝洛尔等血管活性药对循环进行控制。

（七）其他

围术期液体治疗需要包括：患者的生理需要量和禁食量；麻醉和手术所导致的液体丢失量及失血量。Smith 和 Scottu 建议 MMD 患者在围术期应保持适当的高容状态，以预防低血压和低灌注压。甘露醇、呋塞米或高渗性液体等可导致患者脱水、低血容量和低血压，MMD 患者围术期应尽量避免使用这类药物来获取脑松弛状态。红细胞比容过低将影响大脑的携氧能力，诱发脑缺血；过高则可引起血液黏滞和脑血管阻力增加。对于理想的 Hct 值应维持在多少，目前仍有争议，一般认为：需尽量将 Hct 维持在 30％～42％。此外，高温会增加脑的氧耗，诱发脑缺血；低体温虽然能够降低脑氧代谢率，提高脑对缺血缺氧的耐受能力，但体温的降低也可能引起脑血管痉挛，低温引发的寒战则可能在术后导致患者的脑代谢率急剧上升，因此，MMD 患者在围术期应予以保温并维持其体温于正常范围。

六、术后相关问题和围术期并发症

（一）一般管理

术后仍应延续术中的血压管理策略，有必要进行持续的血压及二氧化碳分压监测，限制平均动脉压的波动、维持脑灌注的稳定；竭力避免术后低血压、低血容量、低体温、高碳酸血症、低碳酸血症或其他代谢紊乱。麻醉的苏醒力求迅速、平稳，从而有利于神经外科医生对患者进行神经功能评估。在上述原则中，在患者的苏醒期维持平均动脉压的稳定十分重要，麻醉医生可在手术结束后给予患者小剂量瑞芬太尼［0.05 $\mu g/$（kg·min）］静脉输注，待其自主呼吸及气道保护性反射恢复，苏醒并拔除气管导管后再停用瑞芬太尼。适当增加术后的补液量（100%～150%）可能是有益的，有关术后恶心、呕吐的预防和处理同其他神经外科手术没有太大差异。

（二）术后疼痛控制

良好的术后镇痛是烟雾血管病患者术后管理的重要组分，疼痛引发的神经内分泌反应及其诱发的过度通气和低碳酸血症会加重脑血管收缩，增加卒中的风险。围术期可采用多模式、超前镇痛等方式完善镇痛，术后的所有有创操作都应尽可能减少对患者的疼痛刺激，缓解其情绪波动，这一点对于小儿 MMD 患者尤其重要，在拆线和换药时，可考虑同时给予镇静药物（口服咪达唑仑等）。

（三）术后并发症

MMD 患者行血管重建术的术后并发症主要包括脑缺血、脑出血和感染，对于直接血管重建术，术后患者还可能发生过度灌注综合征。

围术期短暂性脑缺血发作（transient ischemic attack，TIA）和脑梗死的发生在术后 30 天内较高（约为 4%），此后明显下降。其促发因素包括：呼吸抑制，过度通气（哭闹、紧张、疼痛、导尿管刺激等），血压下降（低血容量、全身麻醉）。缺血性并发症的临床表现取决于梗死部位（单侧或双侧感觉或运动功能障碍、语言障碍、空间忽视、视野缺损和吞咽困难）。影像学检查有时可发现无症状梗死灶。既往的研究认为：近期伴有脑缺血发作是术后脑梗死的独立风险因素，而一项对于术中血压变异度指标——平均实际变异（average real variability，ARV）的研究发现：术中血压变异度越高及术中血压的急剧下降，都是 MMD 患者在血流重建术术后发生脑梗死的独立危险因素。

脑出血包括脑实质内出血和蛛网膜下腔出血，脑实质出血的症状主要取决于出血量和部位，蛛网膜下腔出血主要表现为脑膜刺激征，有时可伴意识水平改变。

过度灌注综合征（cerebral hyperperfusion syndrome，CHS）也是 MMD 患者行血流重建术后的并发症之一，1998 年，Uno 首次对 MMD 患者在搭桥术后发生的 CHS 进行了报道，CHS 的临床症状包括头痛、癫痫及继发于脑水肿和颅内出血的局灶性神经功能障碍。由于其较难同其他并发症（如缺血）进行区分，其实际发生率可能高于以往的预计，一项研究的结果提示其发生率可达到 21.5%。由于其处置同缺血性并发症的处置相反，鉴别诊断显得尤为重要，影像学检查包括 CT，MRI 等可提供与 CHS 相关的形态学异常，SPECT 和 PCT 对发现受体血管支配的区域是否存在充血具有价值，术中激光多普勒对搭桥前后的脑血流量进行监测和比较有助于发现可能发生 CHS 的高危患者。对于已经诊断 CHS 的患者，将收缩压控制在正常范围甚至稍低范围，绝大多数的 CHS 可得到缓解。此外，也有研究认为自由基清除剂的应用对 CHS 的治疗有所帮助。

（车薛华　梁伟民）

参考文献

［1］ HORI D，BROWN C，ONO M，et al. Arterial pressure above the upper cerebral autoregulation limit during cardiopulmonary bypass is associated with postoperative delirium［J］. Br J Anaesth，2014，113(6)：1009-1017.

［2］ XIONG L，LIN XY，SHANG T，et al. Impaired cerebral autoregulation：measurement and application to stroke［J］. J neurol neurosurg psychiatry，2017，88：520-531.

［3］ HAMNER JW，TAN CO. Relative contributions of sympathetic，cholinergic，and myogenic mechanisms to cerebral autoregulation［J］. Stroke，2014，45：1771-1777.

［4］ CHEN J，LIU J，DUAN L，et al. Impaired dynamic cerebral autoregulation in moyamoya disease［J］. CNS neuroscience & therapeutics，2013，19：638-640.

［5］ LEE JK，WILLIAMS M，REYES M，et al. Cerebrovascular blood pressure autoregulation monitoring and postoperative transient ischemic attack in pediatric moyamoya vasculopathy［J］. Paediatr Anaesth，2018，28(2)：94-102.

［6］ DUFFY CM，MATTA BF. Sevoflurane and anesthesia for neurosurgery：a review［J］. J Neurosurg Anesthesiol，2000，12(2)：128-140.

［7］ BAUGHMAN VL. Brain protection during neurosurgery［J］. Anesthesiol Clin North Am，2002，20：315-327.

［8］ KOCHS E，HOFFMAN WE，WERNER C，et al. The effects of propofol on brain electrical activity，neurologic outcome，and neuronal damage following incomplete ischemia in rats［J］. Anesthesiology，1992，76：245-252.

［9］ HERBERT BAG，RAMACIOTTI PMG，FERRARI F，et al. The Use of Dexmedetomidine in Neurosurgery［J］. Rev Bras Anestesiol，2007，57(2)：223-231.

［10］ LAAKSONEN L，KALLIOINEN M，LANGSJö J. Comparative effects of dexmedetomidine，propofol，sevoflurane，and S-ketamine on regional cerebral glucose metabolism in humans：a positron emission tomography study［J］. Br J Anaesth，2018，121(1)：281-290.

［11］ SMITH ER. Moyamoya arteriopathy［J］. Curr Treat Options Neurol，2012，14(6)：549-556.

［12］ PARRAY T，MARTIN TW，SIDDIQUI S. Moyamoya disease：a review of the disease and anesthetic management［J］. J Neurosurg Anesthesiol，2011，23(2)：100-109.

［13］ KUREHARA K，OHNISHI H，TOUHO H，et al. Cortical blood flow response to hypercapnia during anaesthesia in moyamoya disease［J］. Can J Anaesth，1993，40：709-713.

［14］ SAMAGH N，BHAGAT H，GROVER VK，et al. Retrospective analysis of perioperative factors on outcome of patients undergoing surgery for Moyamoya disease［J］. J Neurosci Rural Pract，2015，6(2)：262-265.

［15］ SMITH ER，SCOTT RM. Surgical management of moyamoya syndrome［J］. Skull Base，2005，15(1)：15-26.

［16］ CHUI J，MANNINEN P，SACHO RH，et al. Anesthetic Management of Patients Undergoing Intracranial Bypass Procedures［J］. Anesth Analg，2015，120：193-203.

［17］ LóPEZ JR. Neurophysiologic intraoperative monitoring of pediatric cerebrovascular surgery［J］. J Clin Neurophysiol，2009，26：85-94.

[18] VENTATRAGHAVAN LV，POUBLANC J，BHARADWAJ S，et al. Noninvasive Measurement of Cerebral Blood Flow Under Anesthesia Using Arterial Spin Labeling MRI：A Pilot Study[J]. J Neurosurg Anesthesiol，2016，28：331-336.

[19] ADACHI K，YAMAMOTO Y，KAMEYAMA E，et al. Early postoperative complications in patients with moyamoya diseaseFa comparison of inhaled anesthesia with total intravenous anesthesia(TIVA)[J]. Masui，2005，54：653-657.

[20] KIKUTA K，TAKAGI Y，NOZAKI K，et al. Effects of intravenous anesthesia with propofol on regional cortical blood flow and intracranial pressure in surgery for moyamoya disease[J]. Surgical Neurol，2007，68：421-424.

[21] SUN H，WILSON C，OZPINAR A，et al.Perioperative Complications and Long-Term Outcomes After Bypasses in Adults with Moyamoya Disease：A Systematic Review and Meta-Analysis[J]. World Neurosurg，2016，92：179-188.

[22] LI JX，ZHAO YH，ZHAO M，et al.High variance of intraoperative blood pressure predicts early cerebral infarction after revascularization surgery in patients with Moyamoya disease[J]. British Journal of Neurosurgery，2013，27(3)：321-325.

第十二章

围手术期处理和注意事项

在烟雾血管病（MMD）患者中，脑血管反应性和脑血流动力学储备能力受损，容易导致短暂性脑缺血发作（TIA）或卒中。因此，血管重建手术麻醉管理的首要目标是确保大脑的充分灌注和氧合，以避免缺血发作。对术前没有高血压的患者而言，围手术期需将收缩压保持在 $120\sim140\ mmHg$，以避免低血压和高血压，并确保正常血氧、正常呼吸和晶体正常血容量。但对于术前就有顽固高血压，并且降压后就会有 TIA 发作的患者，还是建议术中保持原有血压水平。异丙酚麻醉和吸入麻醉这两个概念，或者与短效镇痛剂联合使用，都是为烟雾血管病患者的手术而建立的。一般使用全静脉麻醉，因为术后恶心和呕吐的发生率较低，并且更好地保护了额叶的局部皮质血流。通常尝试术后早期拔管以立即进行神经病学评估。它需要足够的镇痛，并经常使用 α 或 β 阻滞剂来确保平稳、无压力和血流动力学控制的觉醒。

一、生理学

（一）脑血流的基本生理学

正常脑血流（CBF）大约为 $50\ ml/（100\ g \cdot min）$，取决于正常的脑灌注压（CPP），即平均动脉压和颅内压之间的差值。调节 CBF 的 3 个因素：①流量-代谢耦合；②自动调节；③二氧化碳（CO_2）反应性。在代谢活动增加的阶段和区域，通过小动脉的血管舒张来增加局部 CBF，以输送更多的氧气和葡萄糖，而在活动减少的阶段和区域则会发生血管收缩。

在健康成人中，大脑自动调节机制可以将 CBF 常数保持在 $50\sim150\ mmHg$ 的血压范围内，从而防止脑缺血。脑血管对动脉二氧化碳分压（$PaCO_2$）的反应性是指通过血管舒张来应对高碳酸血症的反应，反之亦然。正如门罗-凯利学说所描述的，颅内容积是脑组织、颅内血容量和脑脊液的总和，并受到不可扩张颅骨的限制。颅内压-容积曲线是非线性的，显示了颅内容积和颅内压之间的关系。当初始颅内容积较低且代偿机制未用尽时，颅内容积的增加会导致颅内压的微小变化。在曲线的陡峭部分，颅内容积的类似增加导致颅内压的大幅度增加，从而导致 CPP 和 CBF 的降低。

（二）烟雾血管病患者的特殊性

烟雾血管病的特征是在颅内颈内动脉的末梢部分和大脑前动脉和大脑中动脉的近

端部分发生慢性进行性狭窄乃至闭塞性改变，并形成了一个代偿性的细小血管网。典型烟雾血管病（MMD）存在于双侧，但也可能为单侧。在这些部位的脑血管反应性和脑血流动力学储备能力受损，导致短暂性脑缺血发作或卒中。对儿科患者脑血管自身调节功能受损的风险可能更高。

此外，脆弱的薄壁的烟雾血管容易出血。烟雾血管病患者的 CBF 调节表现出对血管扩张刺激的矛盾反应。病变部位的烟雾血管本已最大限度地扩张，以提供足够的氧气供应和灌注脑组织。这些超负荷的烟雾血管不能再像正常血管那样对高碳酸血症等刺激做出反应。因此，在脑部高碳酸状态下，流向相对正常血管的大脑区域的血流增加，烟雾血管所分配到的血流反而减少，导致灌注不足。这种脑血流更多地流向相对健康区域而病变区域反而减少的区域性再分布被称为"盗流现象"，临床上可能表现为新发的神经功能缺损，并可诱发新的脑梗死。

二、麻醉

（一）麻醉技术的选择

血管重建手术麻醉的首要目的是确保大脑的充分灌注和氧合并避免缺血发作，维持正常脑灌注压、自动调节功能和 CO_2 反应性。理想的麻醉剂应该提供平稳的和血流动力学稳定的麻醉，良好的操作条件（"松弛的大脑"），以及平稳和快速的复苏以允许早期神经学评估。

（二）术前评估和术前用药

MMD 病患者通常会出现许多其他疾病，这些疾病可能会影响麻醉管理。因此，应进行详尽的术前麻醉评估，特别留意已经存在的神经功能缺损。

运动功能受损或癫痫是慢性缺血的信号。有频繁短暂性脑缺血发作、间歇性的可逆性神经功能障碍或卒中史是这些患者已存在脑供血不足的证据，并且是围手术期并发症的重要危险因素。

术前评估还必须包括患者的基线血压，手术前应多次测量。建议双侧手臂测量以排除因锁骨下动脉狭窄等原因引起的血压测量偏低的错误。

一些患者出现高血压是脑血管功能不全的一种代偿机制。试图对此类患者进行降压治疗时必须十分小心，以免引发脑缺血。

患者术前的长期用药也要注意，术前应继续服用抗惊厥和抗高血压药物。

关于 MMD 患者的抗血小板药物治疗，各中心继续用药的做法各不相同。围手术期阿司匹林的应用和术后抗血小板治疗是有争议的。

术前用药应该谨慎。对儿童患者来说，哭吵容易诱发脑梗死，因此用药物消除焦虑是必要而有益的。咪达唑仑最常用于术前用药，也可以使用其他药物。

（三）术中监测

监测包括有创动脉血压监测和尿量测量。麻醉医生可考虑在诱导前放置动脉导管。

术中和术后持续的动脉血压监测是将血压保持在预定范围内的关键。

充足的静脉通路是必不可少的，可考虑建立两条静脉通路。中心静脉导管并非必需，但对于静脉通路非常差或严重并存疾病的患者应予以考虑。

大脑功能可以通过各种方式进行监测。最可靠的技术是经颅运动诱发电位（MEP）和感觉诱发电位（SEP）监测。脑功能监测对儿科患者或神经功能不稳定的成年患者至关重要，因为即使是短期血压下降后也可能诱发此类患者的卒中。近红外光谱（NIRS）仅用于测量大脑前额叶的氧饱和度，持续下降的区域氧饱和度与手术后缺血事件的发生是密切相关的。脑电图对确定 CBF 减慢和下降的部位也有所帮助。

在搭桥手术中，麻醉医生可能会被要求静脉注射吲哚菁绿（ICG）以验证桥血管的通畅性。在静脉注射 ICG 后，由于染料的原因，预计会出现短时间的"假低"脉搏血氧测定值。ICG 通过运行良好的静脉管路或中心管路进行给药并用 20 ml 氯化钠溶液冲洗。ICG 通常是一种安全的药物，尽管如此，仍有病例报告患者对 ICG 注射液出现不良反应，尤其是低血压。

围手术期液体管理的目的是维持正常血容量。所需输的红细胞或血浆取决于该手术对输血的平均需求。术中需要检查血红蛋白水平和红细胞比容，如有严重贫血需要及时处理。

三、烟雾血管病患者的术后护理

患者在手术室的持续监控和护理下被转移到重症监护室或麻醉后监护室，在那里接受通宵监控。术后应密切监测血压、氧饱和度、红细胞比容、容量状态和尿量。维持等容性和避免血压波动至关重要。必须经常进行神经检查，以便在早期识别缺血或出血事件。

良好的镇痛是降低术后脑缺血或脑梗死风险的重要因素。对儿童来说，疼痛缓解也有助于避免哭泣及过度换气和低碳酸血症的相关负面影响。

（徐　斌）

参考文献

[1] GANESAN V. Moyamoya：to cut or not to cut is not the only question. A paediatric neurologist's perspective[J]. Dev Med Child Neurol，2010，52：10-13.

[2] SORIANO SG，SETHNA NF，SCOTT RM. Anesthetic management of children with moyamoya syndrome. Anesth Analg，1993，77：1066-1070.

[3] VENDRAME M，KALEYIAS J，LODDENKEMPER T，et al. Electroencephalogram monitoring during intracranial surgery for moyamoya disease[J]. Pediatr Neurol，2011，44：427-432.

[4] FUJIMURA M，SHIMIZU H，INOUE T，et al. Significance of focal cerebral hyperperfusion as a cause of transient neurologic deterioration after EC-IC bypass for moyamoya disease：comparative study with non-moyamoya patients using 123I-IMP-SPECT[J]. Neurosurgery，2011，68：957-964.

[5] FUJIMURA M，MUGIKURA S，KANETA T，et al. Incidence and risk factors for symptomatic cerebral hyperperfusion after superficial temporal artery-middle cerebral artery anastomosis in pa-

tients with moyamoya disease[J]. Surg Neurol，2009，71：442-447.

［6］　HAYASHI T，SHIRANE R，FUJIMURA M，et al. Postoperative neurological deterioration in pediatric moyamoya disease：watershed shift and hyperperfusion[J]. J Neurosurg Pediatr，2010，6：73-81.

［7］　FUJIMURA M，TOMINAGA T. Significance of Cerebral Blood Flow Analysis in the Acute Stage after Revascularization Surgery forMoyamoya Disease[J]. Neurol Med Chir(Tokyo)，2015，55(10)：775-881.

［8］　KOHAMA M，FUJIMURA M，MUGIKURA S，et al. Temporal change of 3-T magnetic resonance imaging/angiography during symptomatic cerebral hyperperfusion following superficial temporal artery-middle cerebral artery anastomosis in a patient with adult-onset moyamoya disease[J]. Neurosurg Rev，2008，31：451-455.